作業療法管理学 第3版

編著 大庭 潤平

医歯薬出版株式会社

●編著

大庭　潤平　神戸学院大学総合リハビリテーション学部作業療法学科

●執筆者一覧（執筆順）

大庭　潤平　前掲

早坂　友成　杏林大学保健学部リハビリテーション学科作業療法学専攻

岩谷　清一　医社）心愛会 TOWN 訪問診療所

稲富　宏之　京都大学大学院医学研究科人間健康科学系専攻先端リハビリテーション科学コース先端作業療法学講座

柴田八衣子　兵庫県立リハビリテーション中央病院リハビリ療法部

高畑　進一　京都橘大学健康科学部

長尾　徹　神戸大学大学院保健学研究科リハビリテーション科学領域

井澤　幸子　神戸市立医療センター中央市民病院

淺井　康紀　神戸市立西神戸医療センター

東川　哲朗　恵寿金沢病院診療部リハビリテーション科作業療法課

山下　剛正　ヒロシマ平松病院リハビリテーション部

宇田　薫　医療法人おもと会統括リハビリテーション部

峯下　隆守　船橋市立リハビリテーション病院

西上　忠臣　若者活動スペースちゃんくす

高橋　明子　明石市役所福祉局地域共生社会室地域総合支援担当

内田　正剛　熊本託麻台リハビリテーション病院

苅山　和生　社会福祉法人和来原会やっさ工房にしまち

藤原　瑞穂　神戸学院大学総合リハビリテーション学部作業療法学科

加藤　雅子　神戸学院大学総合リハビリテーション学部作業療法学科

梶原　幸信　伊東市民病院医療技術部リハビリテーション室

佐藤　孝臣　株式会社ライフリー

遠藤　千冬　日本作業療法士協会事務局

吉川ひろみ　県立広島大学保健福祉学部作業療法学コース

丹羽　敦　福岡国際医療福祉大学医療学部作業療法学科

西出　康晴　公益財団法人大原記念倉敷中央医療機構倉敷中央病院リハビリテーション部

竹中佐江子　株式会社リニエ R

高橋香代子　北里大学医療衛生学部リハビリテーション学科作業療法学専攻

上　梓　日本作業療法士協会事務局

大浦　由紀　株式会社セラビット

＜コラム＞

淺井　康紀　前掲

花谷明日香　有馬病院

見須　裕香　国立長寿医療研究センター

末吉　謙斗　明石仁十病院

浦田　康平　順心神戸病院

井上　紳也　神戸リハビリテーション病院

崎本　史生　国立長寿医療研究センター

澤　晃平　神戸リハビリテーション病院

長田佑里絵　あさがお福祉会 KAGOYA Resort

菊地　理仁　神戸リハビリテーション病院

This book is originally published in Japanese under the title of :

SAGYOURYOUHOUKANRIGAKU DAI 3 HAN
(Occupational Therapy Management 3rd ed)

Editor :

OBA, Jumpei
Professor, Department of Occupational Therapy,
The Faculty of Rehabilitation, Kobe-Gakuin University

©2018 1st ed, 2024 3rd ed

ISHIYAKU PUBLISHERS, INC.
7-10, Honkomagome 1 chome, Bunkyo-ku,
Tokyo 113-8612, Japan

●●● 第3版の序 ●●●

　現代社会には，多様なニーズと多様なサービスが存在する．そして，人々は自らの人生が豊かになることを望んでいる．本書の目的は，作業療法における対象者の人生を豊かにするために，質の高い作業療法が提供できるようになることである．そして，臨床実践および作業療法教育に役立つ作業療法管理学の入門書として，その理念を「作業療法管理学があって，はじめて質の高い作業療法が提供できる」として作らせていただいた．以上は，初版と第2版の序文で述べた内容の一部である．今回，第3版を作成させていただくことになったが，本書の目的と理念は変わらない．本書が作成された背景については初版の序文で述べているので確認されたい．

　それでは，なぜ第3版を作成することになったかである．冒頭にも述べたが，現代社会には多様なニーズとサービスが存在する．さらには多様な価値観をもつ人々が共存・共生しなければならない．大切なことは自身の存在価値を認め，相手を思いやることである．そして，作業療法管理学は，作業療法士自身のキャリアマネジメントや人生設計にも関係することを知ってほしい．

　第2版を作成したときは，新型コロナウイルス感染症によるパンデミックの影響で，人と人との接触は遮断・制限され，さまざまな行事が中止・延期された未曾有の状況であった．そのために国や自治体，さらには病院や学校などのさまざまな組織では，リーダーシップのあるリーダーが求められ，リスクマネジメントが遂行できるチームが求められた．現在は，パンデミック後の新たなる時代の入り口である．これまで普通と考えられていた終身雇用の働き方が変化し，AIやIoTを始めとするデジタル技術を活用して仕事を行うことが当たり前となり，どこでも誰とでもつながる仮想空間環境があり，国際的競争にも巻き込まれるグローバル社会の時代である．これからは，組織に属する個人は，つねに自身のキャリア形成を考え，自らの人生を豊かにすることも忘れてはならないし，そのための正確な情報入手とその分析に基づく行動が求められるだろう．第3版では，作業療法士のキャリアマネジメントに関する内容を充実させ，さらに最新の社会保障制度についてアップデートした．

　振り返ると，初版では作業療法管理学で基本となる組織マネジメント，医療安全，医療サービスなどを解説し，さらに作業療法業務に関連する職業倫理，諸制度，臨床実習などについて解説した．そして，第2版では感染対策，ハラスメント防止などを加えて，作業療法の臨床現場に必要かつ役立つ内容とした．さらに，第3版では作業療法における教育，作業療法士の大学院進学，国際貢献，社会保障制度改定の最新情報，介護予防，就労・就学支援関連の充実などを，その分野のエキスパートの執筆者を迎えて完成させた．

　ぜひ，本書を作業療法業務や作業療法教育にご活用いただきたい．そして，作業療法士の皆様に「作業療法管理学があって，はじめて質の高い作業療法が提供できる」が少しでも浸透すれば幸いである．本書に協力いただきました皆様，ご助言・ご指導をいただきました皆様に深謝申し上げます．

2024年9月

編者　大庭潤平

●●● 第2版の序 ●●●

現代社会には，多様なニーズと多様なサービスが存在する．そして，人々は自らの人生が豊かになることを望んでいる．本書の目的は，作業療法対象者の人生を豊かにするために質の高い作業療法が提供できるようになることである．そして，臨床実践および作業療法教育に役立つ作業療法管理学の入門書として，その理念を「作業療法管理学があって，はじめて質の高い作業療法が提供できる」として作らせていただいた．以上は，初版の序文で述べた内容の一部である．今回，第2版を作成させていただくことになったが，本書の目的と理念は変わらない．本書が作成された背景については初版の序文で述べているので確認されたい．

それでは，なぜ第2版を作成することになったかである．冒頭にも述べたが，現代社会は多様なニーズとサービスが存在する．さらには多様な価値観をもつ人々が共存共生しなければならない．大切なことは自身の存在価値を認め，相手を思いやることである．2019年12月以降，中国で原因不明の肺炎患者が確認され，その後WHOが新型コロナウィルスを確認し，瞬く間に世界中に広がった．日本でも2020年1月に国内初めての新型コロナウイルス感染症患者が確認された．その影響で，人と人との接触は遮断・制限され，さまざまな行事は中止・延期された．東京オリンピック・パラリンピック2020も延期された．2021年には変異型ウイルスが猛威を振るい始め，賛否両論はあったが東京オリンピック・パラリンピック2020は開催された．パラリンピックでは，障害のある人もない人も一緒にスポーツを楽しみ，競い合った．私たちは，人のもつ可能性とスポーツという作業のすばらしさをあらためて思い知らされ，感動した．

そんななか，国や自治体，さらには病院や学校などのさまざまな組織では，リーダーシップのあるリーダーが求められ，リスクマネジメントが遂行できるチームが求められている．これを作業療法士の業務に当てはめれば，まさに作業療法管理学の必要性を感じざるを得ない．

初版では，管理学で基本となる組織マネジメント，医療安全，医療サービスなどを解説し，さらに作業療法業務に関連する職業倫理，諸制度，臨床実習，キャリア開発などについて解説した．そして第2版では，感染対策，ハラスメント防止等を加えて，現代の作業療法現場に必要かつ役立つ内容とした．また初版の目次や内容を見直し，読みやすくわかりやすい文章にアップデートした．ぜひ本書を作業療法業務や作業療法教育にご活用いただきたい．そして，作業療法士の皆様に「作業療法管理学があって，はじめて質の高い作業療法が提供できる」が少しでも浸透すれば幸いである．

最後に，本書に協力いただきました皆様，ご助言・ご指導をいただきました皆様に深謝申し上げます．

2021年10月

編者　大庭潤平

●●● 序文 ●●●

　現代社会には，多様なニーズと多様なサービスが存在する．そして，人々は自らの人生が豊かになることを望んでいる．本書の目的は，作業療法対象者の人生を豊かにするために，個々の作業療法士が質の高い作業療法を提供できるようになることである．

　わが国で1965年に『理学療法士及び作業療法士法』が制定されてから53年が経過し，作業療法士免許取得者は80,000人を超えた．現在，作業療法士の養成校は190校を超え，入学定員数は約7,500人となっている．また，社会保障制度変革をはじめとする社会情勢の変化や対象者のニーズや権利に対する意識の変化に伴い，作業療法の現場では，人材育成，医療安全管理，経営管理などの必要性が高まり，これまで療法に専念していた作業療法士らも組織の管理運営に責任を負う時代になっている．そのようななか，2017年に厚生労働省の「理学療法士・作業療法士養成施設カリキュラム等改善検討会」において，組織や業務の管理運営に関する科目として「作業療法管理学」の設置が検討され，2020年から「作業療法管理学」が作業療法養成教育課程に位置付けられることが決まった．

　本書は，臨床実践および作業療法教育に役立つ作業療法管理学の入門書として，「作業療法管理学があって，はじめて質の高い作業療法が提供できる」という理念のもと編集させていただいた．第1〜5章では，作業療法における管理学の位置づけ，組織マネジメント，医療安全，医療サービスなどの作業療法の管理運営に関するポイントを解説した．第6〜8章では，作業療法業務の実際について解説した．第9〜13章では，作業療法の職域や職業倫理，作業療法を取り巻く諸制度，作業療法臨床実習，作業療法士のキャリア開発等について解説した．また，各章に学習のねらいと学習課題を設けることで作業療法管理学の教本として活用しやすいようにした．コラムは，臨床経験10年未満（コラム執筆時）の作業療法士の方々にお願いして，作業療法を学ぶ学生や経験の浅い作業療法士の作業療法実践に役立つ体験談を執筆していただいたので，ぜひご一読いただきたい．

　本書の出版にあたって，作業療法における臨床・管理運営・教育の経験豊かな作業療法士の方々にご協力いただいた．作業療法学生はもとより，新人作業療法士教育や指導者養成など，作業療法の実務の管理・運営に役立てば幸いである．

　最後に，本書に協力いただきました皆様，ご助言・ご指導をいただきました皆様に深謝申し上げます．

　2018年7月

編者　大庭潤平

目 次

第1章　作業療法におけるマネジメント

Ⅰ　作業療法とマネジメント ·········· 大庭潤平　2
1. 作業療法マネジメント／2. 作業療法管理学とは／3. 作業療法管理のシステムアプローチ

Ⅱ　マネジメントとは ·········· 大庭潤平　4
1. マネジメントとは／2. マネジメントに必要な資源／3. マネジメントを推進する4つの力

Ⅲ　マネジメントプロセスの機能とPDCAサイクル ·········· 大庭潤平　6
1. マネジメントプロセスの機能／2. PDCAサイクルとは

Ⅳ　作業療法における目標管理 ·········· 大庭潤平　8
1. 目標管理とは／2. 目標管理のねらい／3. 目標設定の原則／4. 作業療法における目標管理

学習課題 ·········· 10
コラム①　"やってみる"の大切さ ·········· 淺井康紀　10

第2章　組織の成り立ちとマネジメント

Ⅰ　組織とは ·········· 早坂友成　12
1. 作業療法と組織／2. 組織マネジメント／3. 組織管理者の心得

Ⅱ　組織と個人 ·········· 早坂友成　14
1. 働く場の環境設定／2. 意欲と機会／3. 組織と集団

Ⅲ　病院組織の特徴と組織のなかでの作業療法士の役割 ·········· 岩谷清一　16
1. 病院組織の主な特徴／2. 病院組織の部門・委員会／3. 作業療法士の役割

Ⅳ　作業療法部門組織 ·········· 岩谷清一　20
1. 作業療法部門の労務管理とは／2. 作業療法部門における管理者とスタッフの役割

学習課題 ·········· 22
コラム②　頼りになる先輩 ·········· 花谷明日香　22
Topics　作業療法の質の評価ツール（QUEST） ·········· 大庭潤平　23

第3章　情報のマネジメント

Ⅰ　情報とは ·········· 稲富宏之　26
1. 情報という身近な言葉／2. 情報という言葉の広い意味と狭い意味／3. 情報で行動が変わる

Ⅱ　情報の取り扱いの注意事項 ……………………………………… 稲富宏之　28
1．医療施設で扱う情報の実情／2．守秘義務／3．個人情報／4．権利尊重

Ⅲ　チーム医療・多職種連携とコミュニケーション ……………… 稲富宏之　30
1．チーム医療・多職種連携とその目的／2．コミュニケーションのエラーを防ぐには／3．他職種への伝え方

Ⅳ　診療情報と記録の仕方 ……………………………………………… 柴田八衣子　32
1．診療情報と診療記録／2．作業療法士の診療記録の法的根拠／3．診療記録の意義と基本原則・注意点／4．診療記録の構成要素と記載すべき内容／5．SOAP記録を書く

学習課題 ………………………………………………………………………………… 36

第4章　作業療法と医療サービス
Ⅰ　サービスとは何か ………………………………………………… 高畑進一　38
1．サービスという言葉の意味と定義／2．サービスを提供する仕事／3．具体的に提供されるサービス

Ⅱ　サービスの基本的特性と構成 …………………………………… 高畑進一　40
1．サービスの基本的特性／2．サービスの構成要素と構造

Ⅲ　医療におけるサービスの特徴 …………………………………… 高畑進一　44
1．専門職（プロ）チームによって提供される／2．社会保障制度として提供される／3．医療サービスは，提供機関の連携によって提供される／4．医療サービスの利用者と結果が影響する範囲は広い

Ⅳ　作業療法におけるサービスのマネジメント
　－質の高い医療サービス提供のためにー ……………………… 高畑進一　46
1．医療の質を左右する要因と医療の質の評価／2．作業療法におけるサービスのマネジメント／3．作業療法におけるサービスは，何をマネジメントするのか

学習課題 ………………………………………………………………………………… 48
コラム③　作業療法が人生を変える！？ ……………………………… 見須裕香　48

第5章　医療安全のマネジメント
Ⅰ　医療におけるリスクマネジメントと医療事故 ………………… 長尾　徹　50
1．医療安全は入学時から継続するテーマ／2．医療安全における4つのキーワード／3．ハインリッヒの法則／4．日本作業療法士協会が記すもの

Ⅱ　ヒューマンエラー（危険予知トレーニングの方法）…………… 長尾　徹　52
1．ヒューマンエラーという厄介者／2．失敗学の活用／3．危険予知トレーニング

Ⅲ　作業療法におけるリスクマネジメント ………………………… 長尾　徹　54
1．医療法に示されている事故の報告内容と作業療法士が関わった事故／2．訪問活動中の事故／3．事故防止マニュアルの活用

vii

Ⅳ インシデント・アクシデント報告書の書き方 ···················· 長尾 徹 56

1. インシデント・アクシデント報告書の必要性／2. インシデント (ヒヤリハット) 報告／
3. 報告内容

Ⅴ 感染対策 ······················ 井澤幸子・淺井康紀 58

1. 感染対策の必要性／2. 感染対策の基礎知識／3. 標準予防策 (Standard Precaution) ／
4. 感染経路別予防策 (transmission-based precaution) ／5. 感染を拡大させないために

学習課題 ··· 64

コラム④ まずは「ほう・れん・そう」 ···················· 末吉謙斗 65

第6章 作業療法業務のマネジメント①
人・物・経済性のマネジメント

Ⅰ 人のマネジメント－新人教育と人材育成－ ···················· 東川哲朗 68

1. 新人教育／2. 新人教育のグループでの担当／3. 学びの場 (事例検討会・研修会など) ／
4. 作業療法部門におけるサービス提供／5. 実際の現場－作業療法技術編－／6. 実際の現場
－社会人教育編－／7. リーダーシップの段階性

Ⅱ モノ (物) のマネジメント－環境整備と物品管理－ ···················· 山下剛正 72

1. 「モノ」のマネジメントとは／2. 施設・設備管理のポイント／3. 物品管理のポイント／
4. 環境管理のポイント (5S活動の紹介)

Ⅲ 経済性のマネジメント ···················· 山下剛正 76

1. 作業療法業務の経済性／2. 収入のポイント／3. 支出のポイント／4. 収支のバランスと組
織の方針や目標

学習課題 ··· 78

コラム⑤ 他職種との＋αなコミュニケーション ···················· 浦田康平 78

第7章 作業療法業務のマネジメント②
情報・時間・ストレスのマネジメント

Ⅰ 情報のマネジメント ···················· 宇田 薫 80

1. 情報は動かすことを意識する／2. 情報を「収集する (得る)」ための準備／3. 情報を「収集す
る (得る)」から「把握 (理解) する」へ／4. 情報を「提供・発信する」／5. 情報を「共有する」／
6. 情報を少しでも精度高く扱う／7. 臨床現場での例

Ⅱ タイムマネジメントとストレスマネジメント ···················· 柴田八衣子 84

1. タイムマネジメントとストレスマネジメント／2. ストレッサーとストレス反応／3. ストレ
スの受け止め方と対処方法／4. タイムマネジメントの必要性／5. 作業療法業務のタイムマネジ
メント

学習課題 ··· 90

コラム⑥ 私の休日の過ごし方 ···················· 井上紳也 90

第8章　作業療法業務のマネジメント③
実践からの学び

Ⅰ　作業療法部門の業務管理 ……………………………………………………… 峯下隆守　92
1. ある作業療法部門の業務管理のための組織／2. 目標設定について／3. 人事考課について／
4. 臨床業務のマネジメント－OJTを参考として－

Ⅱ　人材育成のマネジメント－新人作業療法士が知っておきたい心得－ ……… 東川哲朗　96
1. 新卒者・若年者に必要な態度／2. 人件費とコスト意識／3. 作業療法士はサービス業／
4. リスク管理／5. 作業療法士の付加価値

Ⅲ　連携のマネジメント ……………………………………………………………… 宇田　薫　98
1. 「連携」と「連絡」の違い／2. 「作業療法の専門性を発揮する連携」と「チームの一員としての
連携」／3. つねにマネジメントを心がける

Ⅳ　地域で活動する作業療法士のマネジメント ………………………………… 西上忠臣　100
1. 若者活動スペースちゃんくすの対象者／2. 市の委託事業：財源と活動の対象者と目的を明
確にすること／3. まちづくりの活動：当事者の作業がまちづくりの視点にも有効だと根づかせ
る活動／4. 地域のなかで作業に焦点を当てて活動するために

Ⅴ　行政機関で働く作業療法士の地域住民の生活を支えるマネジメント ……… 高橋明子　102
1. 行政職員として働く作業療法士／2. 地域住民を支える≒すべての領域に関わる／3. さまざ
まな支援・アプローチのかたち／4. 作業療法士だからできること

Ⅵ　災害時の作業療法士の役割 …………………………………………………… 内田正剛　104
1. 災害が人々に及ぼす影響／2. 災害時の作業療法士の役割／3. 作業療法マネジメントとして

`学習課題` …………………………………………………………………………………………… 106
コラム⑦　作業療法士はアイデアマン ………………………………………………… 淺井康紀　106

第9章　作業療法の役割と職域

Ⅰ　作業療法の法律と定義 ………………………………………………………… 大庭潤平　108
1. 作業療法の法的根拠（法律）／2. 作業療法の定義

Ⅱ　作業療法士数と職域 …………………………………………………………… 大庭潤平　110
1. わが国における作業療法士数の推移／2. 作業療法士の職域（就業状況）

Ⅲ　職能団体の意義と役割 ………………………………………………………… 苅山和生　112
1. 日本作業療法士協会・都道府県作業療法士会・日本作業療法士連盟／2. 職能団体の役割

Ⅳ　これから期待される作業療法の領域 ………………………………………… 大庭潤平　114
1. 『作業療法ガイドライン』からみた作業療法の領域／2. これから期待される作業療法の領域

`学習課題` …………………………………………………………………………………………… 116
コラム⑧　ともに成長できる仲間の「存在」 ………………………………………… 崎本史生　116

第10章　作業療法士の職業倫理

Ⅰ　倫理とは ── 藤原瑞穂　118

　　1．倫理（ethic）とは／2．倫理的課題／3．倫理的課題の検討に向けて

Ⅱ　作業療法士の職業倫理と研究倫理 ─────────────────── 藤原瑞穂　120

　　1．職業倫理／2．作業療法士の法的責任／3．研究倫理

Ⅲ　患者・対象者（児）の権利と尊厳 ───────────────────── 加藤雅子　122

　　1．医療の提供者として／2．歴史的背景／3．患者の利益

Ⅳ　ハラスメントとハラスメント防止 ───────────────────── 大庭潤平　124

　　1．ハラスメント／2．ハラスメントの種類／3．パワー・ハラスメントの6類型／4．ハラスメント防止のために講ずるべき措置

　　> 学習課題 ── 127

第11章　作業療法を取り巻く諸制度①

Ⅰ　社会保障制度 ──────────────────────────────────── 梶原幸信　130

　　1．日本の社会保障制度／2．社会保障制度の財源

Ⅱ　医療保険制度 ──────────────────────────────────── 梶原幸信　132

　　1．保険医療機関／2．病院の種類／3．施設基準／4．診療報酬

Ⅲ　介護保険制度 ──────────────────────────────────── 梶原幸信　136

　　1．介護保険の概要／2．介護保険サービスの種類／3．介護保険下におけるリハビリテーション

Ⅳ　障害者福祉制度 ────────────────────────────────── 梶原幸信　140

　　1．障害者福祉制度の概要／2．障害者福祉サービスの種類／3．障害者福祉サービスとリハビリテーション

　　> 学習課題 ── 145

　　コラム⑨　作業療法士になって考える「臨床の疑問」との向き合い方 ──────── 崎本史生　145

第12章　作業療法を取り巻く諸制度②

Ⅰ　地域包括ケアシステム ────────────────────────────── 佐藤孝臣　148

　　1．地域包括ケアシステムとは／2．地域包括ケアシステムでの作業療法士の役割／3．これからの作業療法士に求められる技術

Ⅱ　介護予防 ── 遠藤千冬　150

　　1．介護予防の目的／2．地域支援事業／3．介護予防・日常生活支援総合事業

Ⅲ　就労支援 ── 遠藤千冬　152

　　1．働くことの意義とディーセント・ワーク／2．障害者就労の現状／3．就労支援に関係する制度／4．医療機関で行う就労支援

　　コラム⑩　産業保健における作業療法士の可能性 ──────────────── 遠藤千冬　155

Ⅳ　就学支援 ……………………………………………………………………… 遠藤千冬　156

　　1．インクルーシブ教育／2．学校教育と作業療法／3．作業療法士の学校教育への関与／
　　4．保育所等訪問／5．学校を理解して支援する

　　学習課題 ……………………………………………………………………………………… 158

第13章　教育学－作業療法教育－

Ⅰ　教育の原理と教育心理 …………………………………………………………… 藤原瑞穂　160

　　1．教育の原理：教育から学習への視点／2．教育心理：発達の概念を中心に

Ⅱ　教育方法論と教育評価 …………………………………………………………… 藤原瑞穂　162

　　1．教育方法／2．教育評価

Ⅲ　作業療法教育 ……………………………………………………………………… 吉川ひろみ　164

　　1．作業療法士教育に必要不可欠な内容／2．作業療法の教育観／3．継続的専門能力開発

　　学習課題 ……………………………………………………………………………………… 167

第14章　作業療法臨床実習の理解と管理体制

Ⅰ　作業療法教育課程の理解－基礎・専門科目と臨床実習の関係－ ……………… 丹羽　敦　170

　　1．作業療法教育課程の変遷にみる「臨床実習」／2．教育課程の流れと「臨床実習」

Ⅱ　作業療法臨床実習の目的と到達目標および評価 ………………………………… 丹羽　敦　172

　　1．作業療法教育における教育目標と「臨床実習」／2．作業療法臨床実習の目的と到達目標／
　　3．作業療法臨床実習の学生評価と方法

Ⅲ　作業療法臨床実習の指導体制（管理・運営）と指導方法 ……………………… 丹羽　敦　174

　　1．作業療法臨床実習の指導体制（管理・運営）／2．診療参加型臨床実習の指導方法

Ⅳ　作業療法臨床実習で求められる学生の資質（態度） …………………………… 丹羽　敦　178

　　学習課題 ……………………………………………………………………………………… 180
　　コラム⑪　今の私を支える臨床実習での経験 ………………………………… 澤　晃平　180

第15章　作業療法士のキャリア開発

Ⅰ　臨床と実践知と研究 ……………………………………………………………… 藤原瑞穂　182

　　1．専門職の学び／2．実践と研究

Ⅱ　作業療法士の資格認定制度（認定作業療法士・専門作業療法士） …………… 西出康晴　184

　　1．資格認定制度：認定作業療法士と専門作業療法士／2．自己研鑽・資格取得の勧め

Ⅲ　新しい生涯学修制度－登録作業療法士について－ …………………………… 竹中佐江子　186

　　1．新しい生涯学修制度／2．登録作業療法士制度と今後の展望

Ⅳ　大学院進学 ………………………………………………………………………… 高橋香代子　188

　　1．大学院の種類／2．大学院進学のタイミング／3．大学院の選び方／4．大学院での過ごし方
　　／5．大学院の先に

Ⅴ 国際貢献－作業療法士として活躍する－ ······················· 上 梓 190
1. 世界作業療法士連盟（WFOT）の活動に参加する／2. 海外の作業療法士免許の取得を目指す／3. JICA海外協力隊に参加する／4. 障害分野NGO連絡会（JANNET）・国際医療技術財団（JIMTEF）などのNGOの活動を知る

Ⅵ 学会・研修会 ·· 淺井康紀 192
1. 学会とは／2. 研修会とは／3. 学会に参加しよう／4. 学会で発表してみよう

Ⅶ ワークライフバランス ·· 大浦由紀 194
1. ライフステージに合わせた働き方の選択／2. 個々の希望に合ったワークライフバランスを実現するために／3. 豊かな生活を実現するためのキャリア発達

学習課題 ·· 196
コラム⑫　作業療法士としての自分，母としての自分 ··················· 長田佑里絵 197
コラム⑬　家族ができて変わった，私の作業療法観 ····················· 菊地理仁 197

巻末表 ·· 198
索　引 ·· 206

第1章

作業療法におけるマネジメント

学習のねらい

- マネジメントの資源とその特性を理解する．
- PDCAサイクルの各要素と考え方を理解する．
- 目標設定の重要性を理解する．
- 作業療法におけるマネジメントを考察する．

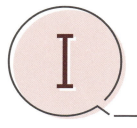

作業療法とマネジメント

1. 作業療法マネジメント

※1 Peter Ferdinand Drucker（1909-2005）：オーストリア・ウィーン生まれ．経営学者．1943年に米国国籍を取得．1966年には「産業経営の近代化および日米親善への寄与」が認められ勲三等瑞宝章を受勲．2002年，米国政府から大統領自由勲章を授与された．

マネジメントの創始者といわれる**ドラッカー**（Drucker PF）[※1]は，著書のなかでマネジメントを「組織に成果をあげさせるための道具，機能，機関」と述べ，①自らの組織に特有の使命を果たす，②仕事を通じて働く人たちを活かす，③社会の問題について貢献する，などの役割をもつことが示されている[1]．

作業療法でも同じことがいえる．作業療法マネジメントは，作業療法におけるさまざまな事柄をマネジメントすることで，質の高い作業療法を対象者に提供し，その家族や支援者にもよい影響を及ぼして，結果として社会への貢献につなげることである．また，作業療法士自身が良質な作業療法を実践できる環境を整えることも含まれる．

作業療法におけるマネジメントでは，作業療法士が所属する病院や施設，組織などにおいて，「経営」という広い枠組みのなかで「質の高い作業療法」と「経営効率」の両立を達成するために高い目標を設定する．さらに作業療法士自身が，自らのQOLを高め，キャリア開発できることを目指す．作業療法部門の管理者が個々の作業療法士を組織としてマネジメントして成果をあげる場合もあれば，作業療法士が対象者との1対1の関係で作業療法を実践するマネジメントもある．つまり作業療法マネジメントは，一人ひとりの作業療法士が良質な作業療法を生み出す力を発揮できる環境づくりといってもよい．本書では，作業療法におけるマネジメントを**作業療法マネジメント**とよぶこととしたい．

2. 作業療法管理学とは

1）日本作業療法士協会の「管理運営」に関する用語

日本作業療法士協会では，1987年3月作業療法学研究委員会が「作業療法学の構造について」の答申のなかで，「専門職に必要な知識と態度に関するもの」に関連して「職場の管理と運営」の項目を示している．その内容は，「管理的記録と報告，設備，物品管理，職務の種類他」とされている．また，同協会の学術部学術委員会が『作業療法ガイドライン（2012年度版）』において，作業療法実践の条件の項目として管理運営を示し，そのなかでは業務管理，人事管理，設備・備品・消耗品管理および作品の取り扱い，記録（文書・電子データ）管理，リスク管理について記載している．さらに『作業療法関連用語解説集』では，管理運営について「病院や会社などの組織で，業務を円滑に進めるために行われる」と示されている．これらは，作業療法実践の条件における業務管理について述べたものである．これらに加えて，

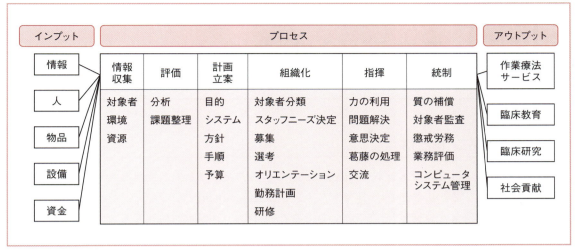

図 1-1 作業療法管理システム (Gillies, 1986)[2]

作業療法管理学では，作業療法の倫理や教育などを含むことで，良質な作業療法実践のための分野・領域を構築していく必要がある．

2) 作業療法管理学の必要性

2017年に厚生労働省で検討された理学療法士・作業療法士学校養成施設カリキュラム等改善検討会報告書では，作業療法管理学の必要性について，「より質の高い作業療法を提供するため，保健，医療，福祉に関する制度(医療保険・介護保険制度を含む)の理解，組織運営に関するマネジメント能力を養うとともに，作業療法倫理，作業療法教育についての理解を深める必要がある」と示されている．この背景には，わが国の高齢化に伴う医療需要の増大，地域包括ケアシステムの構築などに伴う作業療法士に求められる役割や知識などの変化があることが影響している．しかし，作業療法管理学は，社会的背景にとらわれることなく，良質な作業療法を実践するために必要な分野領域であり，対象者や実践の場が多様な作業療法においては，重要な実践の学である[※2]．

[※2] 実践(practice)とは，人間が行動することにより実行すること，実際に履行することである．実践の学とは，実際に行動することで学ぶことをさす．すなわち実際に行動することで物事の真理を追求することである．(⇔理論)

3. 作業療法管理のシステムアプローチ

ギリーズ(Gillies DA)は，看護管理は「患者にケア，治療，そして安楽を与えるための看護スタッフメンバーによる仕事の過程である」として，看護管理者の仕事を「最も有効で可能なケアを患者およびその家族の人々に与えるために，計画し，組織化し，指示を与え，そして入手できる財政的・物質的・人的資源を統制することである」と示した[2]．看護管理の時間の流れを，インプット→プロセス→アウトプットで表すことができる．作業療法でも同様に，このギリーズの定義を活用できる(**図1-1**)．データが収集され，評価し，計画し，必要な組織や環境を整備し，実行・指揮・統制するプロセスは，作業療法実践プロセスといえる．システムとは，「統合させる」という意味をもち，「多くの構成要素が集まって1つの有機的な組織を形成し，ある目的の仕事を果たす機能」である．

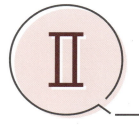

マネジメントとは

1. マネジメントとは

マネジメント（management）は，日常用語として広く使用されている言葉である．広辞苑では，「マネジメント【management】は，①管理．処理．経営．②経営者．経営陣」とされている．また「管理は，①管轄し処理すること．よい状態を保つように処理すること．とりしきること．②財産の保存・利用・改良を図ること．③事務を経営し，物的設備の維持・管轄をなすこと」とされている[3]．

人間は，そもそも目的をもって行動する．「作業療法の父」ともよばれるウィリアム・ラッシュ・ダントン（Dunton WR）は，"人間"は作業をすることによって人間になる"作業的存在（occupational being）"であることにほかならないと述べている．つまり人間は本来，何もしないでいられる生物ではないのである．活動的で，刺激を求めて動き，まわりの人や物などの環境に働きかけて影響を受け，また影響を与えて環境を変え適応する．このように人は，目的をもって活動をしていくなかで環境に適応し，組織のなかで役割を成し遂げていく．作業療法士は，研修会に参加する，学会で発表する，対象者の言動や動作を注意深く観察し分析するなど，普段から目的や目標をもちながら行動しているのである※3．マネジメントは，目標をもち，その達成のために行動して結果を導く，そして新たな目標を設定するという活動である．

※3 作業療法士の臨床実践過程は，情報収集→評価→目標設定→作業療法計画→実施→再評価→フォローアップが一連の流れ（過程）である．

2. マネジメントに必要な資源

マネジメントは，目標達成のために情報を収集し，その情報を分析し，課題解決のための方法を得て，計画を立て実行することで，その目標を達成することである※4．それでは，目標達成のために何が必要なのだろうか．スポーツチームで優勝という目標を掲げたとき，優勝したいという気持ちや気合だけでは優勝することはできない．もちろん，気持ちは大切かもしれないが，もっと客観的かつ具体的な資源が必要である．マネジメントに必要な資源は，「**ヒト**」「**モノ**」「**カネ**」「**情報**」「**知識**」である．「ヒト」「モノ」「カネ」は，形のあるものとして有形資源とよばれ，これは使えばなくなる資源ともいえる．また，「情報」「知識」は，形のない無形資源とよばれ，使ってもなくならず，また使い方により変化する資源である．そして，これらの資源を使ううえで考えなければならない要素として，「時間」がある．時間はつねに流れ，過去・現在・未来を示す．すなわち，マネジメントには，「現在と未来」「現在と過去」「短期や長期」などという視点をもつことが重要である※5（**図1-2**）[4]．

※4 マネジメントの機能としてPDCAサイクルが代表的である．

※5 時間軸とは，過去から現在，未来へと経過していく時間の流れ．また，ある状態・事柄を維持する時間の範囲とされる．

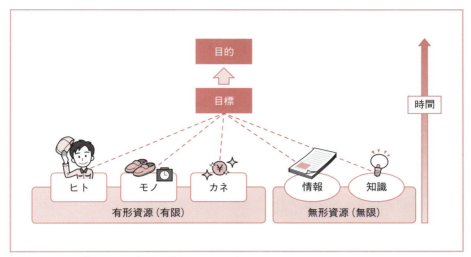

図1-2　マネジメントに必要な資源 (原, 2020)[4] より改変

3. マネジメントを推進する4つの力

1) ニーズを捉える力
「組織や地域または社会で，今，何が起こっているのか」「人や組織は，何に興味関心があり，期待や不安を抱いているのか」などを察知する力である．情報は，目的をもって収集すること，またインターネットや人の噂話を真に受けるのではなく，自らが行動して直に見る・聞く・感じることが重要である．

2) 分析する力
目的をもって捉えた情報をもとに，深く分析し，情報の本質を見抜き，課題や目的を見出す力である．さまざまな情報の関連性を探し，いくつもの課題に気づき，その本質や核心は何かを根気強く分析する力が求められる．また，その分析結果をもとに，何をすべきか，優先順位はどうかを考える力でもある．

3) 実行する力
目的や目標に向かって，物事を進める力である．管理者やリーダーの場合には，その権限の範囲のなかで，実行することが求められる[※6]．マネジメントを実行する場合は，抵抗勢力や批判的な意見を受け止めながらも，的確な情報収集と分析力で導き出した目標や行動計画に信念をもって遂行する力が重要である．

4) つながる力
マネジメントは，人が行うものである．マネジメントする側にも，される側にも「人」は欠かせない．情報は人から受け取り，分析や実行には人の協力を得る必要があり，結局は人と人の間で行われているのである．人とつながり，信頼し合い，ときには激しい議論をすることもある．管理者とスタッフなどの関係もあるであろう．お互いにつながり，組織の目的に合わせて協力し合う，そのためには人とつながる力が求められる．

※6 LEADERSHIPの頭文字を以下のように解釈することができる．
L：Listen
E：Explain
A：Assist
D：Discuss
E：Encourage
R：Respond
S：Sensitivity
H：Health
I：Information
P：Passion

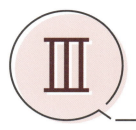 マネジメントプロセスの機能とPDCAサイクル

1. マネジメントプロセスの機能

マネジメントは，目的を達成するために行われる活動である．その活動には資源があり，「ヒト」「モノ」「カネ」「情報」「知識」がある．これらの資源を活用するためには，一連のプロセスが必要となり，そのプロセスには，「計画（planning）」「組織化（organizing）」「指揮（commanding）」「統制（controlling）」がある．そして，このプロセスのそれぞれを，つねにPDCAサイクルでよい状態に維持することがマネジメントすることといえる．

1) 計画（planning）

目的を達成するために，具体的な目標を設定し，そのために必要な資源を準備し，方法や手順，計画を立てることである．

2) 組織化（organizing）

計画を遂行するために，「ヒト」「モノ」「カネ」の資源を有効活用するための組織を編成することである．組織の編成のためには，人の数やどのような人員配置をするか，またその人にどのような権限と責任をもたせるのかなどを考えなければならない．

3) 指揮（commanding）

組織の目的を達成するために，指示・命令・指導・誘導・動機づけなどを行うことで，組織のメンバーに働きかけることである．その結果，組織のメンバーの力を引き出し，計画を遂行させ，結果を出すことが求められる．

4) 統制（controlling）

活動が計画どおりに遂行されているかを点検し，遂行による結果に目標との差異がないかなどを確認し，計画に反映させることである．もし，計画や結果との差異がある場合には，計画，組織化，指揮について分析し対応することが求められる．

2. PDCAサイクルとは

PDCAサイクルとは，マネジメントプロセスの各要素について，「つねによい状態を作り維持する」ことで，マネジメント・サイクルともいわれる．もとは，統計的品質管理のために提唱された方法で，plan（計画），do（実施・実行），check（点検・評価），act/action（処置・改善）から成り立っている[※7]（図1-3）．

1) 計画（plan）

組織の目的を明確にし，その目的をもとに設定された目標達成を目指して，実施計画を立案することである．実施計画には，管理項目や実行手順および評価方法な

[※7] PDCAのはじめに「S」が加えられ，S-PDCAサイクルと表現されることがある．「S」は「Survey（調査）」を意味する．PlanのまえにSurvey（調査）をすることの重要性がその理由であろう．

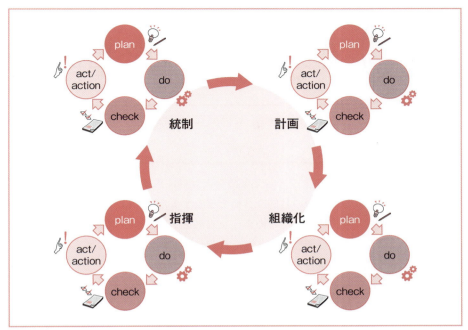

図1-3　マネジメントプロセスの機能とPDCAサイクルの関係

ども含まれる．

2) 実施・実行 (do)
　立案された計画を予定どおりに実施・実行することである．実施するなかでは，目標の達成のために関連する情報収集も含まれ，また教育や研修などを行うことも含まれる．

3) 点検・評価 (check)
　実施内容が，計画に沿っているか，目標が達成できているかを点検することである．また，実施中の不具合などがないかを確認することも重要である．

4) 処置・改善 (act/action)
　実施されている内容が計画どおりでなかったり，目標が達成できていなかったりする場合に，その要因を調べて適切な処置を行い，改善させることである．また，再び同じ問題などが生じないように再発防止を行うことが重要である．問題などがない場合は，維持するための対応を行うことが求められる．

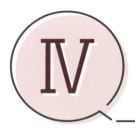

Ⅳ 作業療法における目標管理

1. 目標管理とは

　マネジメントで重要なことは，人が組織のなかでどのように活動できるかである．組織の目的や目標を達成するためには，個人がどのような目標をもち，どのように活動し，どのような成果をあげるかが重要である．その個人は人であり，その人には個性があり，それぞれの価値観をもつ．さらには承認や自尊心，自己実現への欲求などをもち合わせる．

　目標管理とは「組織の目的や目標を達成するために，その目標に関連する個人は個人目標をもち，自らの目標達成を目指して活動する．そのことが組織の成果をあげ，さらに個人にとってその活動が意味のあるものとなる」という考え方である．目標管理では，組織のなかの個人の**動機づけ**の手段として目標を利用できる点が強調できる．また，目標管理には，目標の設定，参加型の意思決定，明確な期間の設定，業績のフィードバックの4つの要素が重要となる．

2. 目標管理のねらい

　目標とは，ある目的を実現するために，特定の環境やさまざまな条件のもとで段階的に設定される到達点である．その目標に向かって活動するためには，その行動の要因としての目標が明確でなければならない．目標管理においては，その目標が明確に設定され，その目標を理解し承認することが，組織の各個人の積極的かつ効果的な行動につながる．そのような目標管理のねらいとは，①個人目標と組織目標の統合，②組織内（上司と部下）のコミュニケーションの促進，③業績や成果主義の徹底，④組織の活性化，⑤チャレンジの奨励，⑥個人の能力開発の促進などが挙げられる．また，その目標を達成するためには2つの責任がある．1つは，目標の達成のために**職務を全うする責任**(responsibility)である．もう1つは，目標達成に対して**結果を出す責任**(accountability)である．組織の目標と個々人の目標のつながりをもたせるためには，この2つの目標の整合性が必要となる．

3. 目標設定の原則

　目標は達成するためにあると考えた場合，目標管理においては，「組織の目標（全体目標）」と「個々人の目標（個人目標）」に分けられる．組織には理念や方針があり，全体目標とは，その組織の目的を達成するために設定されたものである．個人目標は，個々人の欲求などに基づいて意識される個人の目標であり，全体目標と必ずしも一致するわけではないが，マネジメントにおける目標管理では，個々人の目標と

表1-1 目標設定におけるSMART（スマート）の原則 （原, 2016）⁵⁾より改変

	SMART	ポイント
S	Specific（具体的）	具体的な指標や目標を示しているか
M	Measurable（測定可能）	目指す指標や目標を数値で示しているか
A	Achievable（達成可能）	現実的に達成可能なレベルの指標や目標か．高すぎたり低すぎたりしていないか
R	Relevant（関連があり妥当）	組織の理念や方針と整合性があるか．組織と個々人の関連性はあるか
T	Time（期間が明確）	点検日や活動期間などは明確に示されているか．工程管理表があるか

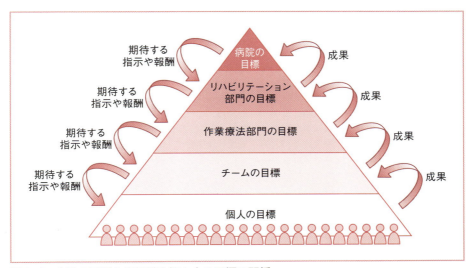

図1-4 病院の目標と各組織や個々人の目標の関係

組織全体の目標が連携することが望まれる．目標設定に使われる原則として「SMARTの原則」が知られている．（表1-1）．このSMARTの原則に基づいて目標を設定することにより，目標の可視化が行われ，目標達成のためにPDCAサイクルを行うことで，組織の目的の達成へ導くことができる．

4. 作業療法における目標管理

※8 複数の対象者に対して集団場面で行われる作業療法の総称として，集団作業療法がある．これは，広義の集団療法に類する．

作業療法は，その多くが対象者に対して1対1の関係で行われることが多い[※8]．また，複数の対象者に関わる場面においても，一人の作業療法士は対象者一人ひとりと関わり，対象者からすれば作業療法士個人に関わられていることになる．作業療法部門の組織が組織の目標を掲げ，活動して成果をあげるためには，作業療法士一人ひとりの作業療法が大切であり，それが作業療法部門の**成果**につながるとともに，作業療法士個人の**成長**につながる（図1-4）．

第1章　作業療法におけるマネジメント

> **学習課題**
>
> ・マネジメントのおもな資源を挙げ，目的と目標の関係を説明しなさい．
> ・PDCAサイクルの各要素を挙げ，その役割と目的を説明しなさい．
> ・作業療法におけるマネジメントについて説明しなさい．
> ・あなたの身近にある課題に対してマネジメント計画を立てましょう．

文献

1) ドラッカーPF（著），上田惇生（訳）：マネジメント　エッセンシャル版．p9，ダイヤモンド社，2001.
2) Gillies DA（著），矢野正子（監修）：看護管理—システムアプローチ．p1，へるす出版，1986.
3) 新村　出（編）：広辞苑　第七版．岩波書店，2018.
4) 原　玲子：学習課題とクイズで学ぶ看護マネジメント入門　第2版．pp2-8，日本看護協会出版社，2020.
5) 原　玲子：看護師長・主任のための成果のみえる病棟目標の立て方　第2版．p79，日本看護協会出版会，2016.
6) Hopkins HL, Smith HD（編），鎌倉矩子・他（訳）：作業療法　改訂第6版．pp3-31，協同医書出版社，1989.
7) Shell BAB, et al：Willard　& Spackman's Occupational Therapy 12ed. pp1016-1030, Lippincott Williams & Wilkins, 2014.
8) 一般社団法人日本作業療法士協会：日本作業療法士協会五十年史．pp169-188, 2016.
9) 井部俊子，中西睦子（監修）：看護管理学習テキスト　第2版　第3巻　看護マネジメント論．pp2-40，日本看護協会出版会，2017.

コラム①　"やってみる"の大切さ

　私が作業療法士として働き始めた頃，先輩から学んだことが"評価の大切さ"である．対象者と関わるなかで，「麻痺が重度だから（あるいは上肢を切断されているから，歩けないからなど），〇〇ができないだろう」と考えてしまうことがあるかもしれない．はたして，そのまま対象者の「作業」をあきらめてしまってよいのだろうか．私は，対象者の「作業」を特定し共有した後，仮説を立て，まずは"やってみる"ことを先輩から学んだ．実際に「作業」を"やってみる"と，やはりできなかったり，逆に意外とできたりもする．できた場合は，さらにやりやすいように，もっと効率よくできるようになど，次のステップにつながる．できなかった場合は，なぜできなかったのか，その原因は何かを考え，機能の改善を目指すのか，方法を変えてみるのか，代償手段を用いるのかなど，次にどうすればできるようになるのかを考える．そしてまた"やってみる"の繰り返しである．重要なことはただ"やってみる"だけではいけないということである．"やってみる"ことで問題の本質を見極め（分析する），最適な方法を吟味し（仮説を立てる），対象者と共有する．このようなプロセス＝評価を経て対象者の「作業」の実現，主体性の向上につながると考える．

第2章

組織の成り立ちとマネジメント

- 組織のしくみを理解する．
- 組織における集団と個人の関係性を理解する．
- 組織における作業療法の役割を理解する．
- 組織における作業療法部門の労務管理を理解する．

I 組織とは

1. 作業療法と組織

図2-1は一般的な組織内での役割を示したものである[1]．1990年代のリハビリテーション部門では，療法士の数は少なく，作業療法士は稀少職種として扱われていた．そのため作業療法士は，療法を患者へ提供するための存在として大変重宝され，臨床家であることが最も重視されていた．その時代における作業療法士の主な役割は，直接的なサービス，患者のマネジメント，職種間の連携など（図2-1-④⑤⑥）であった．しかし，近年では作業療法士の急増と社会的需要に伴い，組織を管理する役割が作業療法部門にも必要となり，組織管理や経営管理（図2-1-②③）が求められるようになった．また，作業療法士がデイサービスなどの介護保険制度関連の事業所などを起業する時代（図2-1-①）にもなり，作業療法士に求められる社会的ニーズの多様化は加速する一方である[※1]．

※1 現在は作業療法士の増加と社会需要の側面から，プレイングマネジャーやマネジャーの役割を担える人事育成が急務となった．

2. 組織マネジメント

組織マネジメントとは，「組織や職場の目的，理念，使命を達成し，成果をあげるために，環境と折り合いをつけながら組織内外の資源（人的，物的，財的，情報など）や能力を統合・開発し，複数の人々による活動を調整しながら，効果的に活用していく活動と過程」[2]である．これらは管理運営の基本であり，作業療法にも通ずるものである．組織に必要な基本的条件は以下の3点に集約される．

1) 目標と計画

組織に最も必要なことは目標である．その組織の柱，つまり軸（方針）はどこにあ

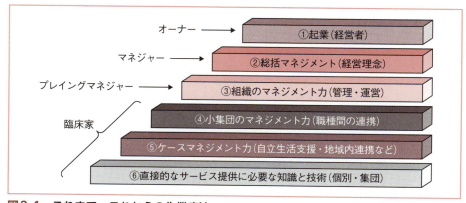

図2-1　これまで・これからの作業療法
これまでの作業療法士は臨床家としての役割が重要とされていた．そのため，マネジメント能力は自己，もしくは対象へ向けられていた．

るのかが，組織の存在意義でもある．そのためには，組織において共有できる目標を設定し，計画的に実現できるロードマップを作成しなければならない．これは，事業計画とされ，中期計画，年度計画などといった期間によって定められるべきである．

2) 風土と満足

　組織にマネジメントを担う役割がいないと，組織の構成員は混乱し，統一性のない仕事をするようになる．その後に待ち受けていることは不公平の発生である．これらの連鎖は職場の「負の風土」を形成し，構成員だけではなく他者の満足をも妨げてしまう．良質な組織を望むのであれば，「負の風土」を形成しないよう努める[※2]．

※2 組織をマネジメントする立場である管理者の仕事には終わりがなく，具体的で統一された方法もない．

3) 自立と自律

　良質な組織を編成するためには，構成員の自立と自律を支援し，構成員もそれに応える努力をしなければならない．そのためには，集団における個の役割を明確にし，権限の委譲と責任の履行を個に託す勇気をもたなければならない．そして，託すだけではなく，その状況を定期的に評価し，自立と自律の程度を組織全体で共有できるように努める．

3. 組織管理者の心得

1) 管理者の役割

　管理者の役割のひとつとして，つねに先を見る先見力と牽引力が必要である．先を見る期間は役職によって異なるが，重要なことは「この組織は何をしなければならないのか」をつねに考え，構成員で共有し，達成のための役割を果たすことである．管理者に必要な具体的業務（役割）は，①日常業務の適切な遂行，②非日常的な案件の処理，③職員の把握，④情報の収集と伝達，⑤実績評価と総括，⑥方針・目標の決定，である．

2) 管理者の行動

　組織をマネジメントするために重要なことは，構成員に自由を与えることである．それは，仕事を任せ，構成員を信じることにもつながる．つまり，自由という名の責任と役割を構成員にどのようにして任せ，信じることができるかということである．管理者が最もしてはならないことは，構成員がすべき仕事を管理者がしてしまうことである．「自分で処理したほうが速い」と安易に考える管理者ほど構成員の信頼は得られず，牽引力も不十分となる．また，管理者は構成員の意見を傾聴し，受け入れすぎず，締めつけすぎず，組織の目標と方針に従いながら客観的に自己をモニタリングする行動意識も重要となる．

3) 管理者の資質

　管理者の資質には定められたものはない．また，誰もがその資質が備わった状態で管理者になるわけではなく，失敗や挫折の体験が資質を向上させる[※3]．組織では，最終的に何らかの結果を導き出さなければならない状況が多くある．特に，決断力は大変重要な資質である．また，それを組織の構成員や他の組織に理解してもらうための交渉力が必要である．組織の舵とりを任せられたときこそ，管理者の資質が大きく試される．

※3 管理者の資質としては，①勇気・決断力，②執念・信念，③柔軟性・寛容さ，④覚悟，⑤交渉力，などが挙げられる．

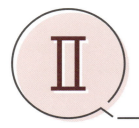

組織と個人

1. 働く場の環境設定

　人を活かすための組織になるためには，構成員と環境の課題を共有し，ともに環境を整備するよう努める．具体的には，処遇（雇用形態，給料など），物的環境，人的環境である．物的・人的環境は収支や経費との兼ね合いを共有し，必要に応じて調整する．これらは一度に調整することは難しく，段階的に行うことが現実的である．組織一丸となって環境を調整することは，さまざまな感情を共有する機会となり，組織の凝集性が高まる．

　また，構成員は一人ひとり違う．組織において管理者は，1人で10人を管理しているような錯覚に陥ることがあるが，そうではない．「1対1の関係がいくつあるか」という感性を大切にしてほしい．そのためには，個人に向き合うための意識だけではなく，個と向き合うための個別面談を設定し，構成員の強みと弱みを把握するよう努める．これは，構成員にとっても重要であり，個（自分）をみてもらえているという安心感につながる．

2. 意欲と機会

　人が組織において意欲的に動くためには，組織の目標に対して個人がいかに貢献し，影響を及ぼしたかを管理者と構成員で共有できるようにする必要がある．そして，「目標が達成できて嬉しい，楽しい，おもしろい」といった体験がやりがいにつながり，次の事業に向かうための**意欲**になるのである．そのような機会は構成員に平等に与えられるべきであり，組織は意欲向上の機会を与える仕組みを設定することも重要である．

　人を活かすためには，構成員に対して適切に賞賛がなされるべきである．管理者の達成度，貢献度が構成員の思いに沿えば沿うほど，構成員の意欲は向上する．そのためには，研修の提供，処遇改善，提言の採用，研究の支援などの機会を与え，それを評価することが組織の成熟にもつながる．一方，必要以上の賞賛はかえって意欲を低下させる．適切な**賞賛**と，不適切な行動や対応に対する丁寧でわかりやすい**介入**が，人を組織で活かす肥やしとなる．

II　組織と個人

3. 組織と集団

組織にはさまざまな人がいることが大切であり，似た性質をもつ個人を集めても良質な集団にはならない（例：知的に優秀な構成員ばかりを集めた集団では行動力が欠けていた，など）．良質な組織を編成するためには，1つの価値基準に縛られた集団であってはならない．適所に適切な人材が配置されていること，各々が明確な役割を認識していることが望ましい．集団には大きく分けると3区分ある（**表2-1**）．

小集団の利点は，集団としての機動性に優れていることである．管理者と構成員はお互いに顔が見え，存在や役割を実感しやすく，意思疎通が容易である[※4]．また，小集団では，構成員の個性が活きやすい一方で，強い個性のバイアスを受けやすく，管理者の個としてのマネジメント力のみならず，管理者の資質も集団の質に直結する．

中集団の利点は，集団を並列的，あるいは階層的に組織することができることである．しかし，管理者のマネジメント力は小集団と比較し，飛躍的に高度なものが必要となるため，統制を図るための役割の設定が重要となる．また，集団のなかに小集団を編成できるようになるが，派閥が生じやすく，定期的な調整などが必要となる．

大集団の利点は，小集団や中集団と比較し，より大きな事業を展開できるようになることである．そのため，取り組む仕事の量，質ともに過負荷になりやすい．また，大きな事業はコントロールを失うと，人材的，経営的な負債を抱えやすくなるため，階層性の組織体制が最も重要となり，各階層には管理者が必要になる．

小集団→中集団→大集団と，構成員の人数に比例して管理者の責任は重大となり，必要になる能力もより高度となる．

[※4] 集団を把握するための方法として，構成員と定期的な面談を行うことが大切である．

表2-1　集団の区分

●区分①：小集団（5〜8名程度）
- 構成員ごとに存在や役割を実感しやすく，交流が密になりやすい，まとまりやすい
- 管理者が構成員の課題遂行状況を把握しやすい
- 離散と集合が容易であり，管理者によって大きく影響されやすい
- 個性の強い構成員の影響を受けやすい

●区分②：中集団（約20名程度）
- 3〜4の小集団に分け，並行して活動できる
- 組織的な活動によって大きな成果が期待できる
- 階層的な管理者を編成できる（課長，主任，リーダーなど）
- 規則や制度について定期的な調整や統制が必要となる
- 自由な発想や話し合いが難しくなる

●区分③：大集団（約50名以上）
- 大きな事業が展開できるが，リスクも伴う
- 複数の大規模事業が同時に展開できる
- 階層性の組織体制が必要となり，管理者の選出が必要となる
- 構成員の存在感や役割感，帰属意識が薄れてくる
- 構成員間の認知度，交流度が低下する

15

III 病院組織の特徴と組織のなかでの作業療法士の役割

1. 病院組織の主な特徴

病院とは20床以上の入院施設を有し，科学的かつ組織的な医療を提供する医療機関をいう（医療法第1条の5）．病院組織のおもな特徴は，①人間の生命・生活・人生に直接的に関わること，②医師，看護師など国家資格をもった専門職の集団であること，③非営利組織であること，④安定した医療を24時間・365日継続することなどである[※5]．このような特徴をふまえ，病院組織で働く作業療法士に求められることとして，①倫理観，責任感をもつこと[※6]，②専門性を高めるとともに他職種と協働しながら，患者の入院目的を達成すること，③コスト意識をもち，安定した病院経営の継続を促すことなどがある．

※5 医療サービスについては「第4章 Ⅱ サービスの基本的特性と構成」を参照．

※6 倫理については第10章を参照．

2. 病院組織の部門・委員会

病院組織は規模などによって異なるが，基本的には，診療部門，看護部門，医療技術部門（薬剤科，検査科，放射線科，栄養科，リハビリテーション科など），事務部門の4つから成り立っている[3]．その他，情報管理，経営企画，医療相談など

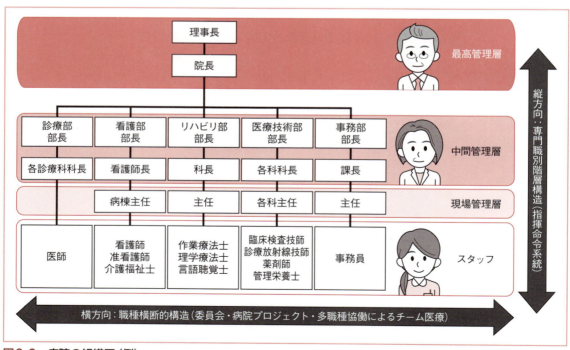

図2-2 病院の組織図（例）

がある．**図2-2**は病院組織の組織図の一例である．最近ではリハビリテーションスタッフの増加により，リハビリテーション科が1つの部門となっている病院が増え，リハビリテーション職が部門の管理・運営をすることが多くなっている．

組織図の縦方向には専門職別に部署がつくられ，部署ごとに中間管理層の部長・科長，現場管理者の主任，スタッフなどの階層がある（部長は最高管理層に位置づけている病院もある）．この組織図は指揮命令系統を表していて，リハビリテーション部を例にすると，理事長・院長からの指示・命令が，リハビリテーション部の部長，科長，主任を経てスタッフへと上から下の方向に伝達される．スタッフからの報告・提案などは，直属の主任，科長，部長へと下から上の方向に取りまとめられていき，院長・理事長へと伝達されるのが一般的である．

組織図の横方向には，各部署の代表者が集まって活動する各種委員会や病院プロジェクトなど多職種による横断的な取り組みがある．委員会には医療安全管理対策委員会，感染症対策委員会，褥瘡対策委員会，栄養管理委員会，倫理委員会，教育委員会，広報委員会などがある．他に病院運営会議など，病院の管理・運営などに関する会議がある．また，病棟では多職種協働によるチーム医療がなされていて，臨床業務以外にもカンファレンスや勉強会などが行われている．多職種協働の場は，他職種や他部門の管理者に作業療法の専門性や取り組みなどを周知する機会になる．

3. 作業療法士の役割

病院の理念と基本方針（**表2-2**）は，その病院の社会的使命と病院組織が目指す方向性を示している．作業療法士も一職員として，理念と基本方針をもとに病院の目標（年間目標，中長期目標など）から作成されたリハビリテーション部門の目標をふまえて個人目標を立てる．個人目標の達成は，リハビリテーション部，さらに病院全体の目標達成へとつながる．スタッフは，個人の目標達成が組織貢献につながることを認識して，日々の作業療法業務を行うことが大切である．

病院の目標を達成するための手法はいろいろあるが，ここでは一例として筆者の勤務する病院で実施しているバランスト・スコアカード（Balanced Scorecard：BSC）[4]（**表2-3**）を紹介する．

BSCの特徴は，病院のビジョンと戦略を明確にし，職員全員が目標達成に向けて具体的に行動できることである．また，「財務」「顧客」「業務プロセス」「学習と成長」といった4つの視点について戦略を考えることでバランスのとれた業績評価が

表2-2　病院の理念と基本方針（例）

【理念】
　医療・介護を通じた街づくり・人づくり・想い出づくり
【基本方針】
・質の高い医療・看護・介護・リハビリテーションを学び，優しいヘルスケアサービスを提供します．
・断らない，治し，支える医療・看護・介護・リハビリテーションを実践し，地域の信頼と期待に応えます．
・健全経営の維持に努め，安心な安らぎにあふれた街づくりを支援します．

第2章　組織の成り立ちとマネジメント

表2-3　リハビリテーション部のバランスト・スコアカード（例）

視 点	戦略目標	重要成功要因	成果指標	前年度実績
財務	健全経営	リハ部門収益の増大	診療報酬・介護報酬の合計（月平均）	825万点
		目標単位数の確保	療法士1人あたりの1日の単位数	17.6単位/日
顧客	患者中心の医療の実現	患者満足度の維持・向上	患者満足度調査（5点満点） ①リハ職員の対応は丁寧で親切だった ②リハの治療効果があがっている	①4.36　②4.10
		退院後患者・家族支援の強化	①退院後訪問の実施 ②訪問リハへの出向 ③東京都慢性期医療協会への協力 ④旅行支援への協力 ⑤地域ケア会議への参加	新規のため実績なし
		安心・安全なリハの施行	レベル3b以上のアクシデント件数	2件
		早期離床と「活動」「参加」につながる支援	入院中から定期的に離床し活動する場を提供 院内デイケア開催の平均参加人数	新規のため実績なし
業務プロセス	安心できるリハサービスの提供・業務の効率化	療養病棟・精神科病棟におけるリハ運営体制変更後の行事（病棟との合同行事・リハ主体での行事）が実施できるしくみづくり	①療養病棟・精神科病棟における，病棟との合同行事の実施回数 ②医療療養病棟における，リハ主体の季節行事の実施回数	新規のため実績なし
		精神一般病棟における終末期リハの質向上	①ターミナルカンファレンスへの参加回数 ②終末期についての勉強会の開催数	①100% ②1回実施
		地域包括ケア病棟における安定したリハの提供	1患者1日あたりの平均提供リハ実施単位数	2.99（3月末）
		回復期リハ病棟における適切なリハ量の確保	1患者1日あたりの平均提供リハ実施単位数	回復期全体：6.64（2月末） （2A：6.37　　5A：7.05）
		リハ職による訓練時の吸引実施	①吸引認定研修プログラムの作成 ②吸引実施の内規作成	新規のため実績なし
		職員の健康増進	職員健診受診率 （受診者数/受診すべき職員数）	100%（129名）
		離職率の維持・低下	離職率	8.40%
		防災対策への取り組み	①防災対策の勉強会・防災訓練の実施 ②自衛消防技術試験の受験 ③AMAT研修会への参加	新規のため実績なし
学習と成長	リハサービスの質の向上・働きやすい職場づくり	内部障害に関するリハの質向上	①治療に必要な臨床指標の提示 ②外部講師を招いた症例検討会の実施	新規のため実績なし
		高い専門性を有する人材の育成・各協会の認定・専門資格取得者を養成するしくみの構築	各協会の認定資格取得者数	認定取得者PT・OT・ST合わせて11名（110%）
		研修制度の効果的な運用	①研修会の伝達率 ②新研修制度の規定作成と実績把握	①100% ②100%
		ミドルマネジメント力の強化	班主任会・士長会の実施回数	新規のため実績なし
		言語聴覚部門における新スーパーバイズ・システムの構築	認定取得者・非常勤スーパーバイズ（SV）による延べSV介入件数	新規のため実績なし
		実習生受け入れに必要な体制の構築	臨床実習指導者資格取得率	PT：50%　OT：75%
		障害者雇用の実施	障害者雇用者数	新規のため実績なし
		職員満足度の維持・向上	職員満足度調査（5点満点・リハ部アンケート調査回答者数） （病院全部署の平均値）	3.56点（93人） （病院全部署：3.34）

※7 PDCAサイクルについては「第1章　Ⅲ　マネジメントプロセスの機能とPDCAサイクル」を参照.

できることや，BSCの実践はPDCAサイクル※7を取り入れているため継続して行うことができることなどが挙げられる.

　当院リハビリテーション部でのBSCの運用方法は，前述した「財務」「顧客」「業務プロセス」「学習と成長」の4つの視点に対して，病院の年間目標や重点課題をふまえてリハビリテーション部の戦略目標・重要成功要因・成果指標・目標値・目標達成に向けた具体的な行動（アクションプラン）と担当者を科長・係長・主任で検討

今年度の目標値	今年度の結果	達成割合(%)	アクションプラン	達成監督者
832.9万点	879万点	106	・新入職員の早期稼動 ・病棟種別ごとにスタッフの算定単位数の確認と指導 ・離職防止（産休・育休・介護休暇を取得しやすい職場づくり，ストレスマネジメント） ・健康管理	科長・係長
18単位/日	17.8単位/日	99	・マネジャーの業務内容・量の妥当性の検討 ・就労時間内・外の業務整理	科長・係長
①4.36 ②4.10	①4.36 ②4.10	100	・職員の治療技術，説明能力，接遇の向上	科長・係長
5項目達成にて100%	5項目すべて実施	100	①退院後訪問実施 ②訪問リハへの出向 ③東京都慢性期医療協会への参加 ④旅行支援へのスタッフ派遣 ⑤地域ケア会議への参加	科長・係長
1件以下…100% 2件…80% 3件…60% 4件…40% 5件以上…0%	2件	80	・レベル0，1インシデントレポート提出の啓発 ・病棟種別，職種別でのシミュレーションの計画的開催，情報共有 ・重大なインシデントの分析会の実施と情報共有	医療安全管理対策委員
18.5人/回	17.5人/回	95	・院内デイケア離床リストの積極的な活用 ・病棟役席ミーティングで病棟離床人数を毎月報告	一般内科病棟主任
①6回 ②12回	①6回 ②12回	①100 ②100	・療養会・合同連絡会・病棟種別班ミーティングでの行事前後の情報共有 ・多職種での意思決定の実施 ・療養会・精神科病棟担当者での行事ミーティングの開催	精神科・療養病棟主任
①100%参加 ②1回開催	①100% ②1回	①100 ②100	・病棟スタッフと連携し，必要性・開催情報の共有 ・合同勉強会など既にあるしくみの活用	精神科病棟主任
2.0	3.3	165	・スタッフの勤務・提供リハ単位数の管理	地域包括ケア病棟主任
6.30	6.56	104	①スタッフの勤務日数の管理，健康管理 ②スタッフの1日のスケジュール管理・業務配分の調整 ③スタッフとの面談 ④スタッフ間のコミュニケーションの促進	回復期リハ病棟主任
①・②の実施にて100%	①については，実技研修について協議中，②については，リハ部役席会にて最終確認中	100	診療部・看護部の協力を得ながら， ①吸引研修プログラムの作成 ②吸引実施の内規の作成	一般内科病棟主任 ST士長
100%	100%	100	・月ごとの対象職員と実施状況の確認と未実施者への受診の促し	科長・係長
8.4%	3.0%	280	・主任・各職種士長によるスタッフ面接（主任2回／年，士長1回／年） ・主任・係長への面接（科長／2回） ・残業規程の見直し	科長・係長
3項目達成で100%	①②③いずれも実施	100	・スタッフ向けの勉強会・防災訓練の開催 ・自衛消防技術試験の受験（5名） ・AMAT研修会への参加（1名）	科長・係長
①年間班別勉強会（12回）以内にて完成で100% ②年2回開催で100%	①年間予定は作成済み，10月〜実施予定 ②コロナ対応継続中のため未実施	100	・前年度実施した各臓器別の廃用症候群の勉強会資料をもとに，実際の評価項目を列挙し一覧表を作成 ・○○大学○○教授にメンターとして症例検討会参加を依頼	一般内科病棟主任 PT士長
認定取得者PT・OT・ST合わせて12名（100%）	PT 9名 OT 2名 ST 2名 計 13名	108	・認定取得者による臨床指導を行い，新たな認定スタッフを育成し，リハの質を担保	PT・OT・ST士長
①100% ②新研修制度の規定作成と実績把握	①100% ②新研修規程の完成と運用開始	①100 ②100	・研修後の伝達を確実に実施できるスケジュール管理の実施 ・研修履修率の引き上げと，臨床の質の向上	PT・OT・ST士長
年12回の実施で100%	主任会・士長会はすべて実施（主任会は10月〜個別で科長・主任面談に変更）	100	・毎月会議を実施し，運営状況の共有や意見交換を図り，ミドルマネジメント力を強化	係長
年間500件	482件	96	・SVシステムの運用要綱作成と，活用しやすい環境整備 ・若手STの問題点を把握するために，SVミーティングの開催	ST士長
新規臨床実習指導者資格取得者 PT：8名 OT：6名	①PT実習指導者研修会実施されず ②OT 3名	①0 ②50	・実習指導経験数，今後の実習受け入れ必要数をふまえて人選 ・臨床実習指導者取得を昨年同様に推奨 ・実習指導に関する協会からの情報収集の継続	PT士長・OT士長
1名受け入れで100%	1名入職	100	・人事部の協力を得ながら1名の受け入れの実施	科長・係長
3.56点	3.58点	101	・2019年度低評価項目の改善（①リーダーシップ：法人に対する満足度，②業務管理：サービスの生産と提供プロセス，③プロセス管理：異動・昇進，④業績管理と評価：報酬／処遇，良い仕事への評価，⑤情報の管理と分析：コミュニケーション） ・病院改修プロジェクトへの参加	科長・係長

する．その後，リハビリテーション部長，病院運営会議で承認を得て，リハビリテーション部の全スタッフで共有し，スタッフの個人目標に落とし込み，個々のスタッフが目標達成に向け業務に取り組む．適宜，振り返りを行い（全スタッフでの振り返りは6か月ごと），目標達成の程度を全スタッフで確認し，目標達成に向けて計画の継続，修正を行い，年度末に結果の分析を行い，次年度の目標設定に活かしている．

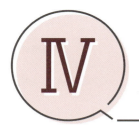

IV 作業療法部門組織

※8 「第11章 Ⅰ医療保険制度」を参照.

　病院に必要な作業療法士数は，病院の理念や経営方針，患者数や診療報酬の配置人員の基準※8などを考慮して決められている．規模の大きい回復期リハビリテーション病棟を有する病院やケアミックスの病院では，作業療法士が数十名在籍していることもあり，作業療法の質の維持・向上を図るため作業療法部門の管理が必要となっている．このことは，病院に限らず介護保険関連の施設なども含めて，作業療法士が数名以上在籍する場合も同様である．
　本項では，作業療法部門における労務管理と管理者ならびにスタッフの役割について解説する．

1. 作業療法部門の労務管理とは

　労務管理の内容には人材の確保，配置，異動，退職，教育，人事考課，昇進，昇給，賃金，労働時間の管理などがある．適切な労務管理は職場環境を改善し，生産性の向上，リスク回避につながるとされている．
　近年ではコンプライアンス意識の高まりにより，長時間労働やセクハラ・パワハラ・マタハラなどのハラスメントが社会問題として注目されている．また，従業員50名以上の企業では年に1回のストレスチェックの実施が義務づけられている．ハラスメントへの適切な対応や職員のストレスマネジメントも，管理者にとって重要な役割のひとつとなっている．
　筆者は表2-4に示す人事・勤務・安全および衛生などに関するスタッフへの対応を職場の「**就業規則**※9」に基づいて行い，必要に応じて人事部に相談している．

※9 労働者の労働条件や服務規律などについて定められた規則のことで，常時10名以上の労働者を使用する使用者にその作成・届出と周知が労働基準法で義務づけられている．

　人材確保では，実習生の受け入れと養成校の教員との交流を深めている．療法士の教育は院内教育に加え日本作業療法士協会の生涯教育制度の認定・専門作業療法士の取得，都士会や日本作業療法学会などでの発表を推奨している．人員配置や異動・昇進は，個々のスタッフのモチベーションやライフ・イベントなどに配慮している．なお，労働時間の管理については「第7章 Ⅱタイムマネジメントとストレスマネジメント」で詳しく述べられている．

表2-4 就業規則のおもな項目(例)

人事(採用，休職，解雇など)
勤務(勤務時間，休日，遅刻・欠勤，育児・介護休業など)
給与(賃金支払い，昇給，退職金など)
表彰および制裁(表彰，懲戒)
安全および衛生(安全保持，就業禁止，健康診断など)

IV　作業療法部門組織

2. 作業療法部門における管理者とスタッフの役割

1）管理者の役割

　作業療法部門の管理者のおもな役割は，作業療法部門のビジョンや戦略を明確に示すことである．そして，作業療法部門の強みや問題点を把握して，院内さらには地域・社会に貢献できる作業療法士を育成することである．日本作業療法士協会が『作業療法ガイドライン（2018年度版）』で提示している「臨床作業療法部門自己評価表（第2版）[5]」（**巻末表1**）は，職場の強みと問題点の整理に役立つ．

　管理者はスタッフとの日頃の挨拶や会話，定期的な面接などから，スタッフ一人ひとりの強みや課題，悩み，業務への希望，家族や生活状況（聴取できる範囲で），ワークライフバランス（Work-life balance）の考え方などについて把握し，組織貢献とより働きやすい職場づくりに活かしつつ，スタッフ一人ひとりに見合った成長を促していく．筆者の勤務する病院では，年に2回人事考課シートを用いて面談を行っている．臨床経験1〜3年目程度で用いている人事考課シートを**巻末表2**に示す．

2）スタッフの役割

　作業療法の定義は「理学療法士及び作業療法士法」や日本作業療法士協会，そして世界作業療法士連盟で明文化されている．また，『作業療法ガイドライン（2018年度版）』には作業療法士業務指針・職業倫理指針が提示されている[5]．スタッフはこれらの定義や業務指針・職業倫理指針と職場で作成されている作業療法士に関する**業務分掌**[※10]（**表2-5**）をもとに，作業療法部門の発展に前向きに取り組む姿勢が求められる．また，筆者が勤務する病院の作業療法部門では，係業務として勉強会係・物品管理係・実習生管理係などがあり，この他に年間行事として症例発表会，専門分野自主グループ勉強会，法人内での作業療法学会，作業療法士の交流会などがある．スタッフはそれぞれの係やイベントを分担し，運営している．

[※10] 作業療法士の業務内容や役割を明文化し，スタッフはこの業務分掌の内容をふまえて業務を行う．

表2-5　作業療法士の業務分掌（例）

> 作業療法士（スタッフ）は，作業療法専門業務に関するものを作業療法士長，病棟運営に関する業務を病棟担当主任より命を受け，以下の業務を実施する．

　1）作業療法士は，日本作業療法士協会倫理綱領を遵守する
　2）院内および他機関との協力体制に努める
　3）病棟担当主任の指示により，病棟運営に必要な事項（感染制御や病棟内の安全に関するルール等）を遵守する
　4）リハビリテーション部の理念や目標の達成に努める
　5）人事考課シートのジョブグレード（職位）別評価項目の達成に努める
　6）任命を受けた委員，係の円滑な運営に努める
　7）検査および評価に関する業務を実施する
　8）作業療法を主体とした治療に関する業務を実施する
　9）報告書や記録を記載し，適切に管理する
　10）患者の退院や転院に関わるリハビリテーション関連業務を実施する
　11）部門に関するエリア・諸装置・器具の管理および維持に努める
　12）作業療法を実施するうえで十分な医療安全管理に努める
　13）作業療法に寄与するような学生・新人・後輩・他職種に対して教育を実施する
　14）作業療法の発展に寄与する研究を実施または協力する

第2章　組織の成り立ちとマネジメント

学習課題

- 組織の管理運営に必要な基本的条件を3つ挙げなさい.
- 組織管理者が心得ておくべきことを説明しなさい.
- 組織における集団と個人の関係について説明しなさい.
- 病院組織における作業療法士の役割はどのようなことですか.
- 作業療法部門の労務管理としてどのような項目が挙げられますか.

文献

1) 日本作業療法士協会：管理運営におけるマネジメント．生涯教育制度・認定作業療法士取得研修会共通研修・管理運営研修資料，2017.
2) 五百住満：組織マネジメントで学校を変える．関西学院大学スカイセミナー，学校組織マネジメント，72，2009.
3) 公益社団法人 全日本病院協会 病院のあり方委員会（編）：病院のあり方に関する報告書 2015-2016年版．pp10-11，公益社団法人全日本病院協会，2016.
4) 羽生正宗：財務的視野によるバランスト・スコアカードを活かした病院経営．pp18-28，日総研出版，2006.
5) 日本作業療法士協会（編）：作業療法ガイドライン（2018年度版）．pp35-48，日本作業療法士協会，2018.
6) 日本作業療法士協会ホームページ：QUEST 作業療法の質を捉えた評価指標（QI）の活用ガイド（日本語）．（2024年8月閲覧）

コラム❷　頼りになる先輩

　作業療法を実施するなかで，困りごとや不安は日々生まれる．自分の視野の狭さを感じることもある．そんなとき頼りになる存在は先輩だ．

　働き始めて臨床実習以上に緊張する日々を送っていた新人時代，周りは経験豊かな先輩ばかりだった．そんなとき，対象者への介入について先輩がよく私に話して聞かせ，見せてくれた．そこで私は，先輩は疾患に合わせた介入だけではなく，対象者の特性・生活史などさまざまな視点を活かしながら介入していることを知った．先輩の対象者への治療や思いは，直に話を聞いてこそ知り得たことであり，ただ見学しているだけでも，教科書を読むだけでも学べないと感じた．

　また，対象者への介入や関係性がうまくいかずに悩み，不安になることもあった．私が先輩に相談すると，先輩は経験をもとにアドバイスをくれた．落ち込む気持ちも一緒に受け止め，考えてくださる先輩の存在が本当にありがたかった．

　先輩方は，私たちが経験していないことを経験し，その経験を教えてくれる．「こんなことを聞いていいのか？」「怒られるのではないか？」，そんな感情，思いが生じる人もいるかもしれない．しかし，その気持ちも一緒に受け止めてくれる先輩は必ずいる．気持ちも一緒に伝えることで迷いや不安は消失し，自分の考えが整理できる．そんな先輩を見つけて頼りながら，自分の作業療法の実践に活かしてみてはいかがだろうか．

　私自身もそんな「頼りになる先輩」になることを目指している．

| IV　作業療法部門組織

Topics　　**作業療法の質の評価ツール（QUEST）**

　作業療法の質の評価ツール（Quality Evaluation Strategy Tool：QUEST）は，作業療法実践の価値をデータに基づいて体系的に示すために，世界作業療法士連盟（World Federation of Occupational Therapists：WFOT）が開発した評価ツールである．QUESTが開発された背景には，国・地域・社会資源によって作業療法の実践方法は大きく異なり，提供されている作業療法サービスの質を評価し，その質の改善を図ることが困難であるという理由があった．そのため異なる環境下の作業療法実践に対し，統一した視点をもつ評価基準が必要と考えて作成された評価方法がQUESTである．

　その目的は，作業療法がどのように人々の健康を維持・促進し，満足度を高め，限られた社会資源を活用してサービスを提供できるかを明らかにして，作業療法のエビデンスを示すことである．その結果，質の高い作業療法の提供が，人々の健康と安寧の促進や作業療法サービスの満足度の向上に還元されることを期待している．

　その内容は，作業療法の質を捉えた評価指標の概念的枠組み（Quality Indicator Framework：QIF）により，地域や臨床の実践の環境や対象者を問わず，作業療法士が提供するすべてのサービスにおいて，その質を測定するための評価指標（QI）を示すものである（**表2-6**）．そして，作業療法サービスの質を，作業療法目標の達成だけでなく，適切性（Appropriateness），持続可能性（Sustainability），アクセシビリティ（Accessibility），効率性（Efficiency），有効性（Effectiveness），満足度（Person-Centeredness），安全性（Safety）の7つの評価指標から包括的かつ多角的に捉えるもので，どのような領域でも活用することが可能である．詳しくは，日本作業療法士協会ホームページ「Quality Evaluation Strategy Tool：QUEST」(https://www.jaot.or.jp/wfot/quest/)を参照．

表2-6　作業療法の質を捉えた評価指標の概念的枠組み（Quality Indicator Framework：QIF）

		評価指標 (Quality Indicators：QI)		
		質の視点		
		構造	過程	結果
質の要素	**適切性：** サービス、人材、場所、時期の適切性	有能な作業療法士の存在の有無		
	持続可能性： 資源利用の将来的確実性	長期的に利用可能な資源の有無		
	アクセシビリティ： サービスの得やすさ		サービスへのアクセスのしやすさ	
	効率性： 最大限の結果を導くための資源の活用		資源活用の最適さ	
	有効性： エビデンスに基づいたサービスの対象者への提供			作業療法目標の達成度
	満足度： サービス受給者の満足度			サービスに対する対象者満足度
	安全性： リスクの低減と危険の回避			怪我などに至る有害事象の発生

（World Federation of Occupational Therapists. (2020). Quality Evaluation Strategy Tool：An essential guide for using quality indicators in occupational therapy. Geneva, Switzerland：Author.）

（日本作業療法士協会）[6]

第3章

情報のマネジメント

学習のねらい

- 情報の種類とその違いを理解する.
- 情報の階層性に応じて行動が変わることを理解する.
- チーム医療を通して医療の質を高める3つの視点を理解する.
- 診療情報の役割と記録の基本原則を理解する.
- 作業療法業務に関連する情報を取り扱う際の注意点を理解する.

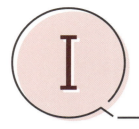

情報とは

1. 情報という身近な言葉

　私たちの身のまわりにあふれかえっているもののひとつに「**情報**」を挙げることができる．身近なものとしてテレビやスマートフォンなどを通して私たちは情報を受け取っている．

　たとえば，天気予報で降水確率が90％であれば，たいていの人は傘を持っていくであろうし，電車が10分遅れていると通知されていれば，いつもより早めに出発するであろう．

　しかし，降水確率90％の説明として一時的なにわか雨であると解説されていれば傘を持っていくのをやめる人がかなり増えるであろうし，電車遅延の理由がかつてないトラブルだと表示されていればいつもの移動経路をやめて迂回路を探す人が多くなるに違いない．

　この場合，「降水確率90％」や「電車の遅延10分」は情報といえる．そして，「一時的なにわか雨」や「かつてないトラブル」も情報である．

2. 情報という言葉の広い意味と狭い意味

　広辞苑によると「情報は，①あることがらについてのしらせ．②判断を下したり行動を起こしたりするために必要な，種々の媒体を介しての知識」とされている．つまり情報は，私たちの行動の選択に影響を与える「しらせ≒データ」という側面に加えて，あるいは掲げた目標を精度高く達成するために必要で，よりよい状態に導く「知識」といった側面もある．

　このように情報という言葉は，**図3-1**のようにデータから知恵までの幅広い階層性をもった意味として理解されている[1]．

　データ以前の段階としては，混沌とした事象の集まりがある．その混沌とした事象のなかから，測定や観察によって得た資料が客観的であればデータとよばれる．そのデータを分析して構造化した断片的な意味が情報である．データと情報は，それだけでは十分な意味をもたない．

　そして，ある事柄に関するデータや情報が矛盾なく論理的に構成され，合理的な説明と解釈によって体系化された価値あるものが，知識である．知識のなかでも多くの検証と時間を経て行動につながった，いわば結晶化されたものが知恵とされている．

　このように情報という言葉には，広い意味として**情報の階層性**を代表して命名された「情報」と，狭い意味として**データ**の加工によって得られた断片的で限定的な

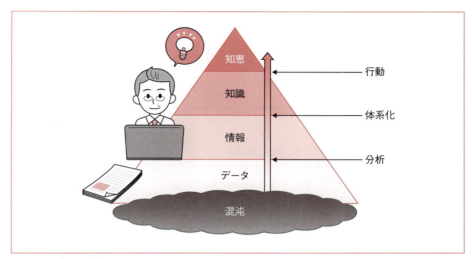

図3-1　**情報の階層性**(梅本, 2004)[1]を改変

意味として命名された「情報」という2つの意味合いがある．

3. 情報で行動が変わる

　臨床場面では，収集したデータを分析・整理し，それを情報としてまとめながら知識に照らし，行動へと移していくことが日常的に行われている．たとえば高齢(90歳)の対象者について，身体機能として股関節屈曲角度が右70°・左80°および座位能力が手の支持で可能，そして日常生活動作能力としてFIM(Functional Independence Measure：機能的自立度評価法)は食事2点，整容1点，移乗1点，移動1点というデータが与えられたとしよう．

　このデータから股関節の可動域制限と座位が不安定，そしてADL介助であることが解釈できる．情報を固めていくために，筋力の程度は？　高齢者のフレイルによる廃用症候群か？　そもそも認知機能の低下だろうか？　といった追加データを取りにいく．そして，体重，筋力や握力，嚥下状態，栄養摂取，認知機能などのデータを追加して情報を体系化していく．さらに，移動制限と寝たきりで意欲低下があるといった情報に基づいて褥瘡防止や認知症の可能性を想定し，離床を促すプログラムを立案する．

　これはあくまでも例示であり，実際の臨床ではさまざまな可能性を考慮して検討がなされているが，熟練の作業療法士であれば少なくとも情報を知識へとつなげて臨床的な思考を駆使して効率的に行動している．しかし，データを解釈できるだけの経験と知識が十分でない場合は情報のもつ意味を理解できず活用もできない．こうした視点からみても，データを分析して情報を体系化できる力量と，臨床的な行動と判断につなげることができる知識を身につけることが作業療法士の必須技能である．図3-1で示すように，**情報の階層性に応じて行動が変わる**ことをよく理解してほしい．

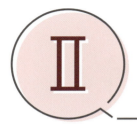

情報の取り扱いの注意事項

1. 医療施設で扱う情報の実情

　医療施設で取り扱う情報の種類は多く，その情報の扱い方は紙に記録する従来の方法だけでなく電子カルテによる記録が浸透してきている．しかも，そうした情報は，医療施設のなかで扱われる場合だけではなく，施設内外を移動する対象者の動きに伴って情報が随時やりとりされる場合や，学術報告のために対象者の情報を一度に多く扱う場合，あるいは医療施設で学ぶ臨床実習生など部外者が一定期間に情報を閲覧する場合もある．こうした医療施設で扱われる多種多様の情報は，扱うときの手続きが複雑で，しかも扱う人の立場が必ずしも医療施設に所属する人に限られないという実情がある．医療施設で扱う情報は，極めて個人的で機微に触れる特徴があり，いったん流出してしまうと取り返しがつかない．

2. 守秘義務

　医療施設で取り扱われる情報は，意識的に手続きを踏んで，マニュアルなどの手順に従って扱われることになっている．そして，必要のない情報は決して閲覧してはならない．エラーを防ぐために幾重にも講じられた手続きをふまえていても事故が発生してしまった場合は，法的に責任の程度を吟味される．

　作業療法に関する守秘義務の根拠となる法律は，「理学療法士及び作業療法士法」[2] 第4章　第16条である．条文では「理学療法士又は作業療法士は，正当な理由がある場合を除き，**その業務上知り得た人の秘密を他に漏らしてはならない**．理学療法士又は作業療法士でなくなった後においても，同様とする」とされている[※1]．

　また，一般社団法人日本作業療法士協会は，「作業療法士の職業倫理指針」[3] 第8項および「日本作業療法士協会倫理綱領」[4] 第4項において守秘義務について定めている．作業療法に関わる人は，法律や指針に準じて行動するべきである．

※1 罰則については，同法 第6章21条「第16条の規定に違反した者は，50万円以下の罰金に処する」とされている．

3. 個人情報

　個人情報の保護に関する法律（以下，個人情報保護法）は，2005（平成17）年4月1日に全面施行となった．そして10年以上の時を経て2015（平成27）年9月9日に改正個人情報保護法[5]（以下，改正法）が公布された．

　改正法では，個人情報の定義が明確化され，「**個人識別符号**」の定義が設けられた．個人識別符号は，①身体の一部の特徴を電子計算機のために変換した符号，②サービス利用や書類において対象者ごとに割り振られる符号のいずれかとされている（**表3-1**）．これらは政令・規則で個別に指定されることもある．

※2 罰則としては，不正な利益を図る目的で個人情報データベースなどを提供，あるいは盗用した場合は「個人情報データベース等不正提供罪」として1年以下の懲役または50万円以下の罰金が課される．

表3-1 個人識別符号の具体例

①身体の一部の特徴を電子計算機のために変換した符号

・DNA	・歩行の態様
・顔	・手指の静脈
・虹彩 (こうさい)	・指紋・掌紋
・声紋	

②サービス利用や書類において対象者ごとに割り振られる符号

・旅券番号	・住民票コード
・基礎年金番号	・マイナンバー
・免許証番号	・各種保証などの公的な番号

表3-2 要配慮個人情報の例
（おもに医療現場で関わる情報の例）

- 身体障害，知的障害，精神障害などがあること
- 健康診断その他の検査の結果
- 保健指導，診療・調剤情報，刑事事件に関して手続きが行われたこと
- 保護処分などの少年の保護事件に関する手続き

※3 対照表と照合すれば本人がわかる程度まで加工されたものではあるが，他の情報と照合しない限り特定の個人を識別することができないように加工された個人に関する情報のことである．

※4 個人関連情報は，生存に関する情報であって，個人情報，仮名加工情報および匿名加工情報のいずれにも該当しないものをさす．第三者に提供する場合は，本人の同意が得られていることなどの確認が義務づけられた．

そして，これまで機微情報とされてきたものを「**要配慮個人情報**」として新設した．要配慮個人情報を取得する際には，原則として事前に本人の同意を得る必要がある．医療で関わってくるのは，**表3-2**に示すとおり，身体障害，知的障害，精神障害などがあること，健康診断その他の検査の結果，保健指導，診療・調剤情報，刑事事件に関して手続きが行われたこと，保護処分などの少年の保護事件に関する手続きが行われたことが挙げられており，個人の機微に関する情報が保護の対象となっている[※2]．

改正法では，ビッグデータ時代に対応し特定の個人を識別できないように，個人情報を加工して復元できないようにした「匿名加工情報」も設けられている．さらに，2020（令和2）年改正法では，「仮名加工情報」[※3]が創設され，「個人関連情報」[※4]の第三者への提供が規制された．

4. 権利尊重

こうした個人情報の保護は，2003（平成15）年5月30日に公布された個人情報保護法が契機となっているが，背景となった考え方は，「プライバシー保護と個人データの国際流通についてのガイドラインに関する理事会勧告」[6]に基づいている．これは，①収集制限，②データ内容，③目的明確化，④利用制限，⑤安全保護，⑥公開，⑦個人参加，⑧責任という8つの視点で構成されており，個人情報の取り扱い業者に守るべき法的義務を課し，個人情報の有用性をふまえる一方で**個人の権利と利益**を保護する出発点となっている8原則である．

医療施設で扱われる情報は，個人を特定できる情報が多い．私たちには，改正法などの法律や各施設で定められた情報取り扱いのルールを守ることに加え，大切な情報を扱っているという意識が求められる．断片的なデータや情報であっても，わかる人がみればわかるという事故につながることは決して稀（まれ）ではない．ソーシャル・ネットワーキング・サービスなどを用いて吟味のない情報を発信してはいけない．特に，情報の扱いに不慣れな医療系実習生が事故を起こした場合は法的対応が必要になることがある[7][※5]．

※5 医療サービスの提供には，私たちの法令遵守（じゅんしゅ）と，**対象者の権利を尊重する**という意識が，医療行為の隅々までいきわたっていなければならない．

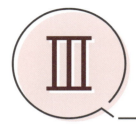

III チーム医療・多職種連携とコミュニケーション

1. チーム医療・多職種連携とその目的

　厚生労働省[8]によれば，チーム医療とは，「医療に従事する多種多様な医療スタッフが，各々の高い専門性を前提に，目的と情報を共有し，業務を分担しつつも互いに連携・補完し合い，患者の状況に的確に対応した医療を提供すること」と一般的な理解のしかたを示して推進している．チーム医療では，急性期や回復期などの病期においてそれぞれ異なる取り組みが行われているが，推進する目的としては専門職種を積極的に活用し，多職種間協働を図ることなどにより医療の質を高めること，そして効率的な医療サービスを提供することにあるとしている．チーム医療推進会議[9]は，医療の質を高めるために，①コミュニケーション，②情報の共有化，③チームマネジメントの3つの視点が重要であることを強調している．本章では，コミュニケーションを取り上げて解説する．

2. コミュニケーションのエラーを防ぐには

　コミュニケーションは，一般的な形として「送信者」から「受信者」に向けてメッセージが伝えられることである．送信者は，データの分析によって解釈した情報をメッセージとして受信者に伝える．受信者は，メッセージに乗せられた情報を解釈し，既存の知識に照らして技能を働かせる．

　通常，こうしたメッセージは相互にやり取りがなされ，しかも多くの職種間でメッセージが交わされる．そのため，チーム医療でのコミュニケーションとして注意しなければならないのが，**コミュニケーションエラー**である．

　コミュニケーションエラーとして，①誤ったメッセージ，②あいまいなメッセージ，③思い込みによるメッセージの誤解釈などがある．極端な場合，④メッセージそのものが省略，あるいは交わされないような断絶もある．いずれも対象者の不利益につながることであり，その医療機関や専門職種の信頼を損ねる重大な事故にもつながりかねないため，職業上のコミュニケーションでは最大の注意を払うべきである．

　そのようなコミュニケーションを阻む要因として，**表3-3**に示すような医師・薬剤師・看護師の職種間連携からみた指摘がなされている[10]．

　つねに**表3-3**に示す阻害要因があるわけではない．しかし，コミュニケーションがうまくいかないと認識される場合は，チーム内で妨げとなっている要因を検討し，その改善に積極的に取り組むことが重要である．対象者のリハビリテーションのための情報共有だけでなく，チームワークを維持するための改善点も意識的に共有する雰囲気を醸成することが大切である．

Ⅲ　チーム医療・多職種連携とコミュニケーション

表3-3　多職種連携におけるコミュニケーションの阻害要因

・チームとしての目標が設定されていない
・チーム内での役割が明確に設定されていない
・情報共有が不足している
・話し合いの機会が足りない
・仕事が過密でゆとりを欠いている
・業務負担感を強く感じる
・職種間に軋轢（あつれき）がある
・職種間の力関係が偏り権威が生じている

(中島，2015)[10] を参考に作成

3. 他職種への伝え方

　作業療法士がさまざまな職種と連携していくために，専門知識とともに必要なスキルのひとつがコミュニケーションである．職種間でのコミュニケーションがうまく働けば，各々の職種の自負につながり，ひいては対象者やその家族から信頼を得ることにもなる．このように，作業療法士のもつ専門性を発揮していくためのコミュニケーションは職業的な基本スキルといえる．

　まず，相手に向き合う態度として「**敬意（リスペクト）**」が必要である．日常業務では予定外のことが起こることは珍しくない．たとえば，対象者の送迎時刻や受付時間の変更などには随時対応する必要があり，それらが一度に多く発生，あるいは持続すると，ゆとりを欠いて感情的になってしまいかねない．業務のなかでは「お互いさま」の気持ちが必要であろう．

　次に，専門職として備えておかねばならないのが「**職業倫理（エシカル）**」である．たとえば「お互いさま」として柔軟に譲り合う態度はときに業務効率の低下をカバーするが，対象者の利益に反したり社会的規範を外れたりしてはならない．業務多忙により情報共有や話し合いの機会が著しく不足する場合は，職種間での業務改善が必要である．

　最後に，専門職としての役割と責任を果たすための「**自己管理（セルフコントロール）**」が必要である．日々の業務で対応する諸々の出来事，対人関係などの要因はストレッサーになりかねない．そのため，同僚・上司への相談や，調和のとれた発言と会話の仕方について，自己研鑽が求められる．

　また，コミュニケーションには，いつでもどこでも誰にでも通用するゴールドスタンダードがない．汎用的なコミュニケーションがないということは，自分が意図するメッセージを状況に従って変えていく必要があるということである．このため，**表3-3**に示す要因に対して，言い方・ふるまい方を臨機応変に変えていく工夫が求められる．

31

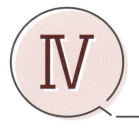

IV 診療情報と記録の仕方

1. 診療情報と診療記録

作業療法士が記載する「診療記録」には、「リハビリ診療録」「リハカルテ」「リハ記録」「作業療法診療記録」「OTカルテ」など、臨床ではさまざまな呼称がある．

作業療法の診療記録には、作業療法の実践を明示し、対象者に提供した作業療法の根拠を示さなければならない．そのためには、まず「診療情報」と「診療記録」などの基本について整理しておく必要がある．

「**診療情報**」とは、「診療の過程で、患者の身体状況、病状、治療などについて、医師、歯科医師、薬剤師、看護師等医療従事者が知り得た情報をいう」[11]．つまり、作業療法士が診療を通じて得られた、対象者の健康状態に関する情報のすべてが含まれる．

「**診療記録**」とは、「診療録、処方せん、手術記録、看護記録、検査所見記録、エックス線写真、紹介状、退院した患者に係る入院期間中の診療経過の要約その他の診療の過程で患者の身体状況、病状、治療等について作成、記録又は保存された書類、画像等の記録をいう」[11]．実際の診療などにおいて記録されるものであり、医師、看護師、薬剤師、医療ソーシャルワーカー、栄養士、臨床検査技師、理学療法士、言語聴覚士、作業療法士などの医療従事者が記録し取り扱うものである．

作業療法士は、対象者の意向や思いに沿いながら、（対象者を含めた）多職種協働のチーム医療で取り組むことで、対象者が抱える生活課題を解決することが求められており、その支援の内容が作業療法の診療記録に示される[※6]．

※6 医療法の第1条2項には、「医療は、生命の尊重と個人の尊厳の保持を旨とし、医師、歯科医師、薬剤師、看護師その他の医療の担い手と医療を受ける者との信頼関係に基づき、及び医療を受ける者の心身の状況に応じて行われるとともに、その内容は、単に治療のみならず、疾病の予防のための措置及びリハビリテーションを含む良質かつ適切なものでなければならない」[12]と示されている．

2. 作業療法士の診療記録の法的根拠

医師法において、「医師は、診療をしたときは、遅滞なく診療に関する事項を診療録に記載しなければならない」[13]とされ、診療記録の記載義務が法的に記されている．しかし、理学療法士及び作業療法士法には、記録の法的根拠の明記はなく、一部抜粋すると、「作業療法士」とは「厚生労働大臣の免許を受けて、作業療法士の名称を用いて、医師の指示の下に、作業療法を行なうことを業とする者をいう．作業療法士は、診療の補助として作業療法を行なうことを業とすることができる」[2]、とされている．作業療法士は、作業療法を実施した内容を遅延なく記載する義務があるといえる．

さらに、保険医療機関では、保険医の指示のもとに作業療法を行い、その保険診療では、健康保険法の規定で定められている各算定方法により診療報酬の請求を行っている．請求にあたり、「医科点数表の解釈」の「第7部　リハビリテーショ

※7 平成30年度の診療報酬改定において、新たなリハビリテーション実施計画書の様式（**巻末表3**）が追加された．これは、リハビリテーションマネジメントの視点をもって、心身機能、活動および参加について、バランスよく継続的に関わることにより、質の高いリハビリテーションの提供を目指すものであ

る．令和6年度診療報酬改定で，医療・介護情報連携の推進として医療機関から移行先の事業所等にリハビリテーション実施計画書を提供することになった．

ン」[14]の通則の規定によって記録が求められている．

つまり，リハビリテーション医療における作業療法は，応用的動作能力，社会的適応能力の回復など，そして実用的な日常生活における諸活動の実現を目的として行われる．そして，リハビリテーションの実施にあたっては，すべての患者の機能訓練の内容の要点および実施時刻（開始時刻と終了時刻）の記録を診療録などへ記載しなければならない[*7]．

3. 診療記録の意義と基本原則・注意点

診療記録は，作業療法士が診療の過程を記録し，自らの作業療法を的確に管理しながら振り返り検証するなど，適切な医療の提供につなげるという最大の意義がある．そして，チーム医療を展開するための重要な情報源であり，各職種がそれぞれに把握している多くの情報を一元的に記録・管理し，全体で把握し共有することが必要で，チーム医療の根幹となる．さらに，診療記録にはさまざまな役割がある．

実際に診療記録を行う際に忘れてはならない，基本となる原則事項と注意点について表3-4に示す．診療記録は，作業療法士の私的なメモではないということを十分認識し，事実を正確かつ客観的に記載することが求められる．

4. 診療記録の構成要素と記載すべき内容

診療情報として，医療従事者から収集され，診療記録に記載・補完する内容は，
①個人的な情報の記録（パーソナルデータ）
②医療的な情報の記録（メディカルデータ）
③その他の関連記録
の3つに分類される．これら各分類の構成要素について表3-5に示す．

診療記録を取り扱う際には，これらの構成要素を念頭に置き，情報収集を行うことが大切である．そのなかで，作業療法士が求められる診療記録を，作業療法処方の支援開始から，退院時（最終評価）終了までのそれぞれの過程に応じて記録する．

5. SOAP記録を書く

[*8] POSでは，problem（対象者のもつ問題点）にoriented（立ち向かう，目指す），system（きちんと整理して秩序ある状態にする）ことが求められる．日本へは，1972年に日野原重明氏の『POS─医療と医学教育の革新のための新しいシステム─』により紹介された．

『正しい診療録の書き方』[15]によると，1968年米国のウィード（Weed LL）により，問題志向型診療記録（Problem-Oriented Medical Record：POMR）のシステム（Problem-Oriented System：POS）が開発された[*8]．

POSには一定の形式があり，「データベース（基礎データ）」「問題点リスト」「初期計画」「経過記録」「サマリー（退院時要約）」「オーディット（監査，評価システム）」の構成要素から成り立っている．

そのなかにある「経過記録」を，SOAP（S：主観的情報，O：客観的情報，A：評価，P：計画）に分けて記入する．SOAPの詳細について表3-6に，そして，診療記録の記入例について表3-7に示す．また，SOAP記録は，各施設によって一部改編して運用される[16]場合もあり，基本を理解したうえで，所属する施設で共有できる記載方法が求められる．

第3章　情報のマネジメント

表3-4　診療記録の基本原則と注意点

基本原則	注意点
確実性 ：まちがいがないこと	・毎日，可能であれば診療のつど，遅延なく速やかに記載する ・変化がないときも，変化がない旨を記載する ・誤読されない，判読しやすいような丁寧な文字で記載する
真正性 ：偽りのないこと	・紙カルテの記載には，黒もしくは青のボールペンを使用する ・行間を空ける，行末に文字を詰め込まない ・電子カルテの暗証番号などは自らで管理しセキュリティを徹底する
正確性 ：正しく確かなこと	・実施日（年月日），実施時間（開始時刻と終了時刻），単位数，実施した治療や評価の内容，実施者の氏名は必ず正確に記載する ・患者や家族に説明した内容も正確に記載する ・事故発生や急変時もその経緯を正確に記載する ・誤って記録したり，誇張したり，捏造したりしてはならない ・記載訂正のルールを守り，元の記載が見えるように2重線を引き修正する．塗りつぶすことはせず，修正テープ等は絶対使用しない．
説明性 ：わかるように示すこと	・診療の妥当性やその根拠の理由づけがわかる評価内容等を記載する ・意味の通じる正しい日本語で記載する
明確性 ：はっきりしていて曖昧さがないこと	・曖昧な表現は避け，簡潔に要点を捉えた文章を心がける ・外国語はできる限り使用せずに，人名や病名に限定する ・過去形から現在形への突然の変化など，時系列に配慮する ・不必要な略語・造語・隠語は使用しない
簡潔性 ：簡略で要領を得ていること	・情報は簡潔・明瞭に述べ，短い文章を使う ・対象者を主体として書く ・医学用語や略語は，事典や略語集に準拠して用いる
客観性 ：個人的・独断的見解を排除すること	・客観的な情報は事実のみを記載する ・第三者が読むことを念頭に置く ・対象者や医療従事者などに対し，個人的な感想や感情は記載しない ・記録の開示を念頭に置き，無用な誤解を与えかねない記載は避ける
倫理的配慮 ：道徳的・人道的配慮に留意すること	・倫理面に配慮し，不快に感じない文章表現を用いる ・非謗中傷などは決して記載しない ・前病院への無用なコメントはしない ・医療に不必要な記載は極力避ける
守秘義務 ：個人情報の保護	・医療に不必要なプライバシー事項は記載しない ・個人情報保護に留意し，情報・書類の取り扱いは慎重に行う ・診療以外に情報を利用する際は，同意を得る

表3-5　診療記録の構成要素

①個人的な情報の記録 （パーソナルデータ）	②医療的な情報の記録 （メディカルデータ）	③関連記録
・氏名 ・生年月日・年齢 ・性別 ・住所 ・家族構成や家庭環境 ・家屋状況や周辺環境 ・職業 ・趣味 ・嗜好 ・習慣（飲酒・喫煙・食事） ・生活歴や個人歴（生活像） ・1日の生活の過ごし方 ・保険の適用 ・介護保険の有無 ・経済的背景 ・家族の意向	・診断名や傷病名　・入院日や病棟名 ・担当者名　　　　・主訴 ・主要症状や所見，治療計画 ・現病歴や既往歴，家族歴，合併症 ・診療報酬請求の算定要件事項 ・バイタルサイン ・医師の診察や処置，指示の記録 　（指示箋・処方箋や説明内容） ・食事の指示箋 ・手術記録（手術日や手術名） ・検査結果データ　・各評価データ ・画像データ　　　・投薬処方内容・禁止薬剤 ・看護記録　　　　・各種チーム連携記録 ・各種計画書 ・説明書や同意書 ・リハビリテーション診療記録	・紹介状 ・診療情報提供書 ・入退院サマリー ・連携パス ・契約書や誓約書

Ⅳ　診療情報と記録の仕方

表3-6　SOAP記録における記載内容

S：Subjective Date （主観的情報）	対象者が直接提供する，主観的な情報 治療のための情報として，問診，病歴，本人や家族の訴え，自覚症状，以前の生活や機能レベル，生活様式，感情や思い，治療に対する反応，家屋状況などを，原則としてその表現に近い形で記載する．
O：Objective Date （客観的情報）	対象者に実施した測定結果や観察所見などの客観的な情報 意識レベル，バイタルサイン，観察，測定値，検査・測定結果，ADL状況などから得た情報を記載する．対象者に行った作業療法の説明と同意，実施された治療に関する事項（実施内容），対象者や家族に指導・教育・援助した内容，それらの効果・反応，また，医療従事者から提供される客観的な情報も含まれる．
A：Assessment （解釈・統合，考察）	記録した情報（SとO）をふまえた解釈・統合，意見，考察など 問題点・予後予測・長期目標・短期目標・要約などが含まれる．今後の評価・治療計画を立案するために活用されるため，対象者の問題点が改善に向かっているか，不変か，悪化に向かっているか判断する．いかなる判断でも，なぜそのように判断したのかの理由を考察する．
P：Plan （計画）	目標達成のための治療計画 Aをもとに，治療の方針や存続・変更を決定し，今までの計画でよいのか，今後どのような予定や計画があるのかを記載する．

表3-7　診療記録の記入例

2024年4月20日　09：03～09：45　2単位　OT室
S）経過：2021年3月14日，左手足の脱力感より発症しA救急病院に搬送．脳梗塞（右視床）の診断で保存的治療．リハビリテーション目的に4月19日当院入院．PT・OT・ST処方：4月19日．主訴：左手が動きにくい，歩けない．新しいことが覚えにくい．疲れやすい．病前の生活：夫と娘と暮らす主婦であり，日中は会社事務のパートに車で通勤していた．趣味は，週1回，お花の先生のところへ通うこと．家屋状況：2階建ての一軒家で，玄関に段差はあるが，屋内はバリアフリー．本人の希望：家庭復帰，身のまわりのことができるようになって，家事もやりたい．左手が使えるようになりたい．日中はベッドで寝ていたくない．家族の希望：まず，身のまわりのことを安全にできるようになってほしい．
O）血圧：開始時収縮期血圧136 mmHg，拡張期血圧90 mmHg．脈拍：64．コミュニケーション：可能．移動動作：車椅子片手片足駆動．移乗動作：立位保持可能で，軽介助．立位動作：支持物があれば静的立位可能．排泄動作：見守りで実施だが，右手のみ使用．整容・食事動作：右手のみで実施．歩行動作：軽介助で可能であるが，足関節の背屈不十分．入浴動作：全介助．HDS-R：27/30点（遅延再生で失点）．Br-stage：㊧上肢Ⅳ-1，手指Ⅲ，下肢Ⅳ-2．感覚：㊧表在・深部軽度ないし軽度鈍麻4/10．筋緊張：動作時は緊張を高める．MMT：㊧上下肢4～5レベル．ROM：㊧肩最終可動域に痛みを伴う中等度～軽度の制限あり．関節可動域運動と感覚再教育実施：体幹と左の上肢筋の分離を促し，肩周囲の運動性を誘導しながら感覚再教育を行うと，肩屈曲130度制限から，150度に改善がみられ痛みも軽減する．
A）左上肢全体に軽度の筋の萎縮がみられ，感覚障害などの影響から，動作時に緊張を強める傾向により，アライメントの異常を起こしている．生活での左手の活用は未経験であり，誤用・過用に留意しながら使用を検討する．
問題点：①移乗動作要介助，②歩行要介助，③右下肢筋力低下，④左上下肢分離運動不十分，⑤左上下肢感覚障害，⑥軽度記憶障害，⑦持久力低下
長期目標：歩行での家庭復帰，家事を両手で実施し，趣味活動であるお花の再開
短期目標：①移乗動作自立，②排泄動作自立，③両手での食事・整容・排泄動作獲得，④歩行器歩行での移動自立，⑤病棟で臥床しない生活リズムの構築，⑥家事動作の再開
印象：日中臥床傾向であったため，易疲労性を認めるが，感覚障害や麻痺の改善が見込め，ADLの自立やIADLの再獲得が可能である．高次脳機能障害を精査しながら，自動車の運転評価も実施していく必要がある．
P）①評価：高次脳機能の精査，②指導：麻痺側管理，自主ROM練習を指導，③左上肢関節可動域拡大，④左上肢機能訓練（分離運動の促通，感覚再教育），⑤両手での整容，食事，排泄動作練習，⑥立位バランス練習，⑦歩行器歩行練習実施

2024年4月27日　10：31～11：15　2単位　OT室
S）左手の指先の感覚が少しずつわかりやすくなってきました．昼寝をやめたので，夜ぐっすり眠れるようになりました．
O）開始時収縮期血圧134 mmHg，拡張期血圧92 mmHg．脈拍：63
①左上肢関節可動域拡大，②左上肢機能訓練（分離運動の促通，感覚再教育），③両手での整容，食事，排泄動作練習，④立位バランス練習，⑤歩行器歩行練習実施
歩行終了時の収縮期血圧138 mmHg，拡張期血圧94 mmHg．脈拍：85．疲労感はなし．Br-stage：㊧上肢Ⅳ-2，手指Ⅳ，感覚は，表在感覚が3/1となる．排泄動作は，見守りなく安全に実施可能となる．食事や整容動作で，茶碗や歯磨き粉の把持など，左手の活用が増える．
A）歩行器歩行の安定性も向上してきたため，PT・看護師と連携し，病棟内や，病棟から訓練室までのエレベータの出入りなど，応用歩行に向けて練習していく必要あり．安全面の配慮など，他者への気配りも行えている．
P）プログラム①～⑤継続，⑤歩行器歩行練習の場所を，病棟内や院内でも実施していく．（OT作花療子）

第3章　情報のマネジメント

> **学習課題**
>
> ・情報という言葉のもつ意味を階層的な視点で説明しなさい.
> ・情報はどのようにして行動に影響するのか，具体例を用いて説明しなさい.
> ・医療現場でコミュニケーションエラーを防ぐためのポイントを説明しなさい.
> ・診療情報の役割と記録の基本原則を説明しなさい.
> ・医療施設で情報を扱うときの注意事項を挙げ，具体的な法的根拠を説明しなさい.

文献

1) 梅本勝博：医療のナレッジ・マネジメント．病院，63（3）：198-204，2004.
2) 厚生労働省ホームページ：理学療法士及び作業療法士法．https://www.mhlw.go.jp/file/05-Shingikai-10801000-Iseikyoku-Soumuka/0000168998.pdf（2021年7月閲覧）
3) 一般社団法人 日本作業療法士協会：作業療法士の職業倫理指針．https://www.jaot.or.jp/files/page/kyoukainituite/rinrisisin.pdf（2021年7月閲覧）
4) 一般社団法人 日本作業療法士協会：日本作業療法士協会倫理綱領（昭和61年6月12日 第21回総会時承認）．https://www.jaot.or.jp/about/moral/（2021年7月閲覧）
5) 個人情報の保護に関する法律（平成15年法律第57号）．個人情報保護委員会．https://www.ppc.go.jp/files/pdf/personal_law.pdf（2021年7月閲覧）
6) 日本情報経済社会推進協会ホームページ：プライバシー保護と個人データの国際流通についてのガイドラインに関する理事会勧告（2013）．https://www.jipdec.or.jp/library/archives/u71kba0000002fym-att/01.pdf（2021年7月閲覧）
7) 橋本勇人，品川佳満：医療系学生による患者情報に関する事故の概要と対応―教育機関が把握しておくべき法的対応を中心として―．川崎医療短期大学紀要，33：49-54，2013.
8) 厚生労働省：チーム医療の推進について（チーム医療の推進に関する検討会 報告書）．平成22年3月19日．https://www.mhlw.go.jp/shingi/2010/03/dl/s0319-9a.pdf（2021年7月閲覧）
9) チーム医療推進方策検討ワーキンググループ（チーム医療推進会議）：チーム医療推進のための基本的な考え方と実践的な事例集．平成23年6月．https://www.mhlw.go.jp/stf/shingi/2r9852000001ehf7-att/2r9852000001ehgo.pdf（2021年7月閲覧）
10) 中島美津子・他：IPWにおける薬剤師―看護師連携のあり方―看護師の立場から．YAKUGAKU ZASSHI，135（1）：117-121，2015.
11) 厚生労働省ホームページ：診療に関する情報提供等の在り方に関する検討会 報告書．平成15年6月10日．https://www.mhlw.go.jp/shingi/2003/06/s0610-2a.html#1（2021年7月閲覧）
12) 医療法．最終改正：平成18年12月8日．https://mhlw.go.jp/web/t_doc?dataId=80090000&dataType=0&pageNo=1（2021年7月閲覧）
13) 医師法．最終更新：平成二十六年六月十三日公布（平成二十六年法律第六十九号）改正．http://elaws.e-gov.go.jp/documentlawId=323AC0000000201（2021年7月閲覧）
14) 小野　章：診療点数早見表　医科2018年4月現在の診療報酬点数表．pp580-581，医学通信社，2018.
15) 阿部好文：診療科目別　正しい診療録の書き方．pp15-27，朝倉書店，2016.
16) 宮越浩一：リハカルテ活用ハンドブック．pp10-12，メジカルビュー社，2015.

第4章

作業療法と医療サービス

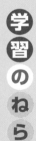

- サービスとは何かを理解する.
- サービスの基本的特性と構成を理解する.
- 医療におけるサービスの特徴を理解する.
- 作業療法におけるサービスのマネジメントを理解する.

第4章　作業療法と医療サービス

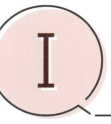

サービスとは何か

サービスという言葉はさまざまな意味で使用される．「アフターサービス」「医療・福祉サービス」「サービス品」など，用いる人や状況によって意味する範囲や内容は異なる．

1. サービスという言葉の意味と定義

サービス（service）とは「国や地域のすべての人々に効用をもたらす仕事」「店・レストラン・ホテルの客に対して行う仕事」「誰かに対して行う援助や仕事」[1]「人のために尽くすこと，奉仕すること」「商売で客をもてなすこと，顧客のためになされる種々の奉仕」「物質的財貨を生産する以外で機能する労働・用役・役務」[2]である．つまりサービスは，**「提供する」「誰かのために働く」**という人間の活動を意味している．一方，「商売で値引きすること，おまけをつける」など無償，価格を下げるという意味は日本独特でありサービス本来の意味ではない．

近藤によれば「サービスは人間や組織体に何らかの効用をもたらし，取り引きの対象となる活動，つまり，誰かにとって価値のある活動でありそれを得るために対価を必要とするもの」である[3]．山口は「サービス」を「モノづくり[※1]」と対比し，「悩みや要望を抱えた利用者（顧客）が，従業員や設備と直接関わる経験というプロセスを経て，悩みが解決したり気分や姿が変わったりするもの」と定義している[4]．つまり，サービスとは「対価を伴って提供される価値ある活動であり，提供者と利用者にとっての経験」なのである．

※1 山口[4]は「モノづくり」を「原材料や部品が，生産設備や労働者による加工というプロセスを経て完成品となること」と定義している．

2. サービスを提供する仕事

サービスを提供する仕事はさまざまであり，従来，第三次産業に分類されてきた[5]．それは，情報通信，宿泊・飲食，娯楽，教育・学習支援，医療・福祉などである（図4-1）．最近では，すべての産業・仕事が「モノづくり」と「サービス」とのミックスであり，その比重が違うだけ，と考えられている[4]．

3. 具体的に提供されるサービス

サービスを提供する仕事はさまざまだが，対価を伴って提供される価値ある活動とは何だろうか．

食事を提供する，健康情報を提供する，介護サービスを提供するなど提供される活動も多種多様である．北城ら[6]は，450種以上の業種の仕事内容から，提供されるおもなサービスを，**「モノ」「情報」「快適」**の3種に分類した（表4-1）．これによれば，レストランは食事や飲み物などの提供が主たるサービスであり，教育機関は必

38

Ⅰ　サービスとは何か

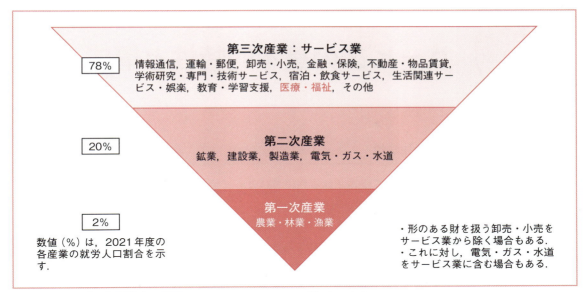

図 4-1　サービスを提供する仕事 (e-Stat 政府統計の総合窓口 2023)[5]をもとに作成

表 4-1　提供するサービスと業種

モノ提供サービス		1. 食事や飲み物を提供する	食堂・レストラン
		2. モノを届ける	宅配便・運輸
		3. モノや場所を貸し出す	旅館・ホテル・貸事務所・レンタカー・レンタルビデオ
情報提供サービス		4. 価値ある情報を収集・提供する	専門誌・調査機関・人材紹介
		5. 専門的知識・技術情報を提供する	教育機関・弁護士・司法書士・税理士など
		6. 必要な情報を広告する	広告宣伝・広報・Webデザイン
		7. 必要な情報をまとめ設計，計画する	デザイン・設計・ケアマネジャー
快適提供サービス	安心・安全	8. 安心・安全を提供する	医療・福祉・介護・保険・警備
		9. 所有物を修理する	保守サービス・修理
	楽にする（早く，手軽に）	10. 日常活動を支援する（便利にする）	家事代行・ごみ収集・電車・バス・タクシー
		11. モノを預かる	銀行・証券会社・コインロッカー
		12. 要望を手配する	旅行代理店
	楽しむ（娯楽，自己実現）	13. 趣味・娯楽を提供する	絵画教室・音楽会・演劇・スポーツ観戦・遊園地
		14. 自己実現・能力向上を支援する	教育機関（塾・大学）・コンサルタント

(北城ら，2009)[6]を参考に作成

要な情報を収集・整理し提供すること，医療・福祉・介護は安全・安心を提供することが主たる役割である．

しかし，すべての産業・業種はより高い付加価値を生むため，これらのサービスを組み合わせて提供している．第一次産業である農業は，作物を栽培し販売者に届けることが役割だが，消費者に季節の野菜情報や，収穫体験という楽しみを提供して顧客を集めている．病院は医療という快適（安心）提供サービスに加え，必要な食事などのモノ提供サービス，健康や医療・福祉に関する情報提供サービスも行っているのである．

39

II サービスの基本的特性と構成

1. サービスの基本的特性

「対価を伴って提供される利用者にとって価値ある活動・経験」であるサービスにはいくつかの特性がある（図4-2）．

第1の特性は「**無形性**」である．医療サービスを提供するとき，その活動（行為）に物理的な形はない[※2]．活動であるサービスは，製品のようにつくり置きや保存もできない．利用者（顧客）が手に取って試すことも難しいため，サービスの善し悪しを事前に判断しにくく，選択・利用に惑うことになる[※3]．また，製品のように大きさや重さがないため，提供するサービスの質を一定に保つには行為の手順を文章化・図式化するなどの工夫が必要となる．さらに，サービスは無形であるため，その場で消滅し物理的な形は残らない．残るのは提供者と利用者の経験である．

第2の特性は「**変動性**」である．サービスは利用者のニーズに応じて提供される．ニーズが1つならサービスも1つでよいが，利用者のニーズが多様なら，提供者は多数のサービスを用意しなければならない．時には利用者個別の要望に応じてカスタマイズする必要性も生じる．つまり，サービスは利用者のニーズ，提供する組織や人の能力（資源）によって変動する．

[※2] 医療機器には物理的な形があるが，サービスを提供するための道具でありサービス自体ではない．

[※3] サービスを選ぶとき，利用者の経験談や評価が重視されるのはこのためである．

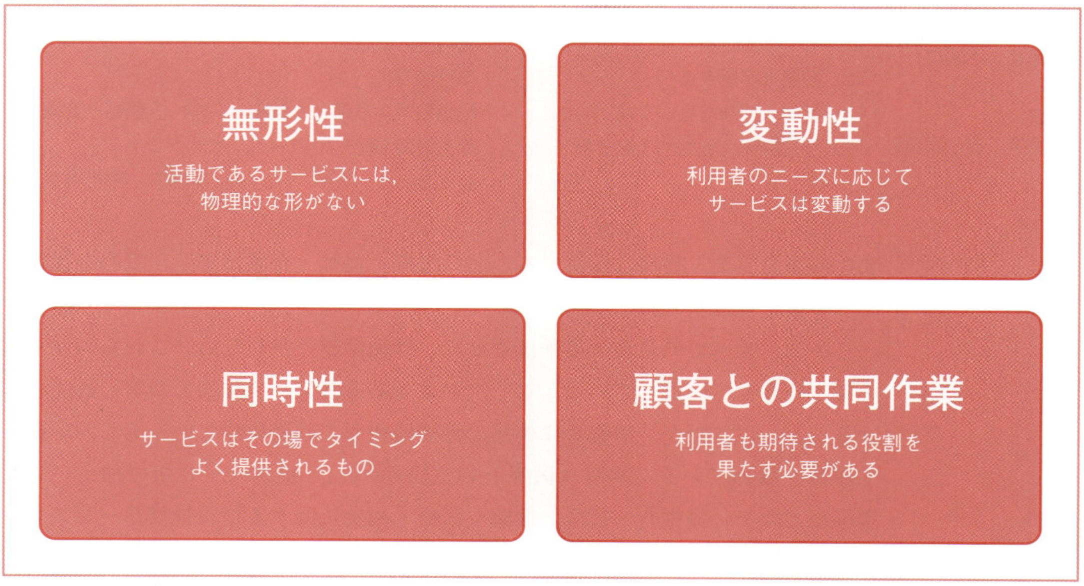

無形性 活動であるサービスには，物理的な形がない	変動性 利用者のニーズに応じてサービスは変動する
同時性 サービスはその場でタイミングよく提供されるもの	顧客との共同作業 利用者も期待される役割を果たす必要がある

図4-2　サービスの特性

II　サービスの基本的特性と構成

　サービス提供者は，この変動性に対応し提供するサービス品質を保つために2つの方法を用いることが多い．1つは，利用者のニーズを絞り込み，提供するサービスを限定することである．洋食，和食，中華などさまざまな料理を提供するレストランとは異なり，限定したメニューを提供する専門店，診療科のそろった総合病院ではなく単科の専門病院はこの例といえる．

　もう1つの方法は，提供する組織や人の能力（資源）レベルを一定に保つこと，さらにはレベルを高めることである．サービス提供過程をシステム化しマニュアルをつくるのは，提供場所や提供する人が違っても一定レベルのサービスを提供するためである．さらに，提供者である人に教育と経験の機会を設定するのは，サービスのカスタマイズにも応じることのできるレベルの高いチーム・人材を育成するためである．

　第3の特性は「**同時性**」である．治療を受ける，コンサートを楽しむなど，提供されるサービスはその場で利用される．これは，必要が生じたとき，その場でタイミングよく提供されることがサービスの重要な価値（効用）であることを示している[4]．

　また，利用者はサービスの提供場面に同席している．このため，製品のように提供前に不良品をチェックし回収することが難しく，サービスの間違いや不足は隠すことができない．もし，サービスが不良ならば，その場で直ちに修正・変更することも必要である．サービスは活動（行為）であるため，良質なサービスを提供するには十分な準備・リハーサルが必要である．しかも，サービス提供場面での修正・変更への対応を想定した準備が必要なのである．

　さらに，サービスは，その結果はもちろん提供過程が重要である．医療サービスによってよい治療結果を得たとしても，サービス利用までに長い待ち時間を要したり，提供者の対応や言動で不快な経験をしたりすれば，よいサービスとは見なされない．

　第4の特性は「**顧客との共同作業**」である．これは，サービスの提供と利用がスムーズに進むよう利用者がサービス活動の一部を担い，協力することである．病院で治療を受けるとき，利用者はそこまで移動し，目的の診療科で手続きを行い，診察と治療を受け，薬を受け取り，支払いを済ませ，処方どおり服薬する．このような手続きにおいて利用者は，サービス提供者である病院システムを停滞させないようふるまう必要がある．また，自身の状態に関する情報を提供し，指導・助言を活用して自身の健康管理を行う．つまり，利用者が必要なサービスを得て望ましい結果を得るためには，提供する側の品質や提供システムが整っていることに加え，利用者が各手続き段階で期待される役割を果たすことが必要である．

　この特性は，利用者の役割・手間を増やし，満足感低下の要因となることもある．しかし，反対にプラス効果を生む場合もある．利用者が役割を担えば提供者の負担は減り，中心サービス[5]に注力でき，結果的にサービスの質は向上する．さらに，利用者の役割・手間を彼らの主体的な体験や選択の機会にできれば，利用者の理解と能動性を高め，サービスに対する安心感・満足感にもつながる．特に自己実現，能力向上や健康管理を目的としたサービスにおいては，利用者の積極的な参加と協力は豊かな経験となりサービスの質や効果を高めるのである[6]．

---

[4] 治療や食事など，必要なサービスを「後で」提供されてもその価値（効果）はない．

[5] 医療サービスであれば，治療や指導が中心サービスである．

[6] 医療・保健・福祉領域でのリハビリテーションや作業療法においても重要な観点である．

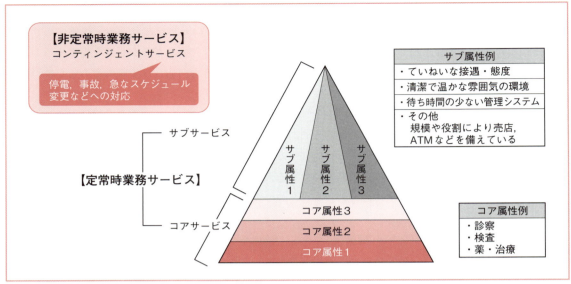

図4-3 サービスの構成要素

2. サービスの構成要素と構造

1) サービスの構成要素 (図4-3)

サービスには，本質的なコア（中心）サービス，それに付随するサブサービス，臨機応変に対応するコンティンジェントサービスがある．医療サービスを例にこれらの構成を考える．

コアサービスはサービス利用者の本質的ニーズを満たすサービス[※7]であり，疾病の治癒・寛解を求める利用者に対して提供される安全で確実な医療そのものである．これが提供されなければ対価に見合うサービスとはいえず，最も重視すべきものである．

サブサービスは医療を受けるために入院する施設の設備やシステム，スタッフの接遇などコアサービスに付随する副次的サービスである[3]．これらはなくても本質的問題は生じないが，その重要性は決して小さくない．コアサービスとして必要な医療が提供されても，入院設備や病院システムが古く機能的でない（移動や清算に時間がかかる），スタッフの接遇・態度が悪いなどの問題は，サービス全体の満足感を損なうばかりかコアサービスである医療そのものに対する信頼感にも強く影響する．また，サブサービスの充実がコアサービスの効果に影響することさえある[※8]．

コアサービスはその仕事・業種が提供すべき本質的サービスであり，どこで利用しようと対価に見合う水準を満たしていなければならない．一方，サブサービスは提供機関の理念や役割によって整備の程度が異なる[※9]．

コアサービスとサブサービスは「定常時業務サービス」であるのに対し，**コンティンジェントサービス**とは停電，事故，急なスケジュールの変更など定常的業務サービスでは対応できない状況に対応する「非定常時業務サービス」である．このよう

[※7] 患者のニーズが症状の寛解であれば，医療機関が提供するコアサービスは治療である．

[※8] 病棟や部屋の環境を整備すれば，手術後の自立期間を短縮する可能性もある．

[※9] 診療所とは役割の異なる総合病院には，総合案内，売店，ATMなどが整備されることも多い．

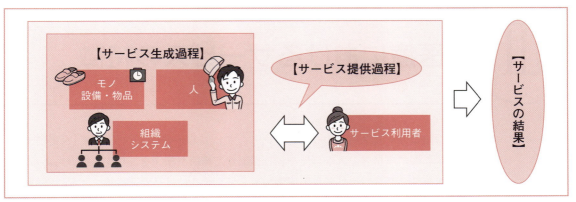

図4-4　サービスの構造

なニーズは突然生じ個別性が高いため，提供者には高い判断力，柔軟性，対応力が求められる．しかも，定常時業務サービスのようにマニュアル化，システム化することが難しいため提供者個々の経験や能力に依存する場合が多くなる．しかし，安全・安心サービスを提供する医療機関は，他のサービス産業と比較して事故や災害など急な事態に対応する役割は非常に大きい．

2) サービスの構造 (図4-4)

「対価を伴って提供される利用者にとって価値ある活動・経験」がサービスである．そのサービスの構造をサービスの生成，提供(利用)，結果という一連の過程から考えてみる．

提供者はヒト，モノ，システムを組み合わせて**サービスを生成**し，利用者は対価を払ってこれを利用する．医療提供機関は，医師，看護師，療法士などが施設の設備や医療機器・福祉用具を用いて利用者に**医療サービスを提供**する．このとき，人やモノがその機能を十分に発揮できるよう背後で組織とシステムが動いている．このような過程でつくり出された診断・治療，評価・訓練などのサービスを患者は利用する．ただし，サービス提供過程は提供者から利用者への一方向的なものではない．サービスは提供者と利用者の共同作業であり，医療者(提供者)と患者(利用者)が目的を共有し，両者がさまざまな形で**共同**することが必要である．患者(利用者)は自身の状態を医療者(提供者)に伝え，医療者は必要な検査・評価と治療・訓練を提供する．患者はそれを受け，症状や心身機能の変化・状態をフィードバックする．このような関係がよりよいサービスと**望ましい結果**を生むのである[※10]．

以上のように，サービスの構成要素と構造から考えると，サービス結果の良否には，提供者側の要因，利用者側の要因，提供者と利用者の関係などの要因が影響している．さらに，コアサービスだけでなくサブサービス，コンティンジェントサービスの整備の程度が関連しているのである．

※10 サービスは，提供者から利用者への一方的押しつけであっても，利用者からの一方的要求であっても，よい結果は得られない．

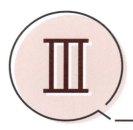

医療におけるサービスの特徴

　医療はサービス産業のひとつであり，主に安心・安全という「快適」を提供する．健康に関する情報，入院部屋や福祉機器など場所やモノを提供する場合もある．
　医療サービスの提供者は医療機関であり，そこには必要な設備・物品，医師や看護師，療法士などの人，組織全体が効果的に動くためのシステムがある．サービスの直接の利用者は，健康に問題を抱え症状や障害の改善を期待する人々であり，サービスの善し悪しが本人の健康の回復や生活機能に大きく影響する．医療サービスの特性と構成は一般的サービスと同様であるが，いくつかの特徴がある．

1. 専門職（プロ）チームによって提供される

　医療サービスは，医師や看護師，療法士など免許を有する専門職（プロ）が協業して提供する．それは，医療サービスには人々の生命，生活，人生を左右するほどの責任と公益性があるからである．各専門職は法律などによって担う役割，範囲，責任が定められ，指定された教育を受け試験をパスすることでその業務の実施が免許される．専門職によって提供されるサービスは利用者にとって安心だが一方向性になりやすく，利用者との共同作業というサービスの特徴が失われやすい傾向があることに注意が必要である．

2. 社会保障制度として提供される

※11 医療法，医療保険制度，老人保健法，理学療法士及び作業療法士法などである．

　わが国において医療サービスは，国民の生活を支える社会保障制度のひとつとして提供される[7]．このため国や地方自治体はさまざまな制度や基準を整え※11，医療提供機関が量，質ともに適正なサービスを提供するよう促すとともに監督している．
　医療提供機関は担う役割によって病院（一般病床，療養病床，精神病床），診療所，老人保健施設などに分類され，国や各地域の医療ニーズに基づいて施設数やベッド数が統制されている．そして，機関ごとに構造設備，物品，人員（専門職種と人数）に関する基準が定められている．つまり，医療においては，サービスをつくり出すためのモノと人に関して公的な基準がある．これらの基準は，医療専門職の免許制度と同様に，公的責任として医療の質を保つために存在する．

3. 医療サービスは，提供機関の連携によって提供される

※12 医療機関の役割によってコアサービス，サブサービス，コンティンジェントサービスも異なる．

　一般病院，診療所，老人保健施設などの医療提供機関にはそれぞれ果たすべき役割がある．当然だが，役割に応じて提供すべき医療サービスは異なる※12．医療サービスの特徴は，異なる役割とサービスをもつ医療提供機関が連携しなければ利用者のニーズに応えるサービスが提供できないことである．空腹の利用者がレストラ

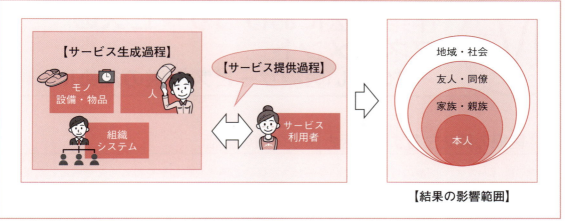

図4-5　医療サービスの構造とサービス結果の影響範囲

ンを選ぼうがファストフード店を選ぼうが，ニードは1か所で満たされる．しかし，症状や障害を軽減し自宅で生活したいと望む利用者のニードは1つの医療機関だけでは満たせない．急性期病院，回復期リハビリテーション病院や老人保健施設，訪問リハビリテーション事業所，さらには介護や福祉のサービス提供機関などが連携しなければ満たせないのである．これが，医療，介護，福祉分野で連携，情報共有が欠かせない理由である．

4. 医療サービスの利用者と結果が影響する範囲は広い

[※13] 医療においては，家族や介護者に対する（支える）サービスは軽視されてきた．家族や親族を，患者にケアを提供する資源と見なす傾向が強いのもこの表れといえるかもしれない．

[※14] 各種制度の情報提供も含めたサービス提供が，家族・親族の介護負担を軽減し，本人が復帰する職場関係者の対応を可能にする．このようなサービスの継続が地域の人々の健康と生活を長期にわたって支えることになる．

　医療分野では対象を直接の利用者である健康問題を抱える人（患者）と考えてきた．当然，患者への検査や治療はコアサービスとして大切である．しかし，サブサービスを含む医療サービスの利用者には患者の診療に付き添い，意思決定場面に同席し，退院後の生活を共にする患者の家族や親族なども含まれる．彼らへの説明，情報提供やサポートを欠いたままでは，十分な医療サービスとはいえない[※13]．

　そして，医療サービスの結果は本人だけでなく家族・親族の生活にも大きな影響を与える（図4-5）．さらに職場の同僚・友人や地域社会にまで影響する[※14]．医療は公益性の高いサービスであり，医療サービスの利用者とサービス結果が影響を及ぼす範囲は広いのである．医療サービス提供者がこのように広く考え，誰に何を提供するべきかを強く意識することが医療の質的向上のために重要である[8]．

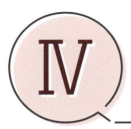

IV 作業療法におけるサービスのマネジメント
―質の高い医療サービス提供のために―

1. 医療の質を左右する要因と医療の質の評価

※15 診療の質，職員の質（知識・技術・態度），機器・設備の質，運営（システム）・経営の質などである．

※16 疾病治癒や機能改善などの結果は医療の質を表す重要な指標である．しかし，治療が未確立な疾患や加齢による障害など，質の高い医療を提供しても進行し，死に至る人々をケアするのも医療の役割である．このような観点から，現在は医療の質を知るためには提供過程の評価も重要視されている．

　医療の目的は，よいサービスを提供し望ましい結果を得ることである．結果の良否には，提供者側の要因，利用者側の要因（ニード），そして相互の共同関係，さらには，コアサービス，サブサービスの整備の程度などが影響している．つまり，医療の質は医療機関が行うすべての業務の質[※15]によって決まる．そして医療の質は，疾病治癒や機能改善などの結果で判断される．しかし，これまでの研究によって，医療の質は，①構造，②過程，③結果の3つの側面から評価することが必要と考えられている[8-10]．構造は施設の設備や医療機器などのモノ，スタッフの職種や人数，組織・システム，地理的環境などであり，過程は診断・評価・治療の適切性，他機関との連携，提供過程における接遇や利用者との関係，結果は診療効果・成績，経済性などである[※16]（表4-2）．つまり，サービスを生み出す**ヒト，モノ，組織・システム**は十分で機能的か，**サービス提供**は適切か，**目的とする結果**が得られたか，以上の側面から医療の質は評価すべきなのである．

表4-2　医療の質を評価する観点

構成	過程	結果
【モノ】 ・施設の構造・設備 ・医療機器などの物品	【診断・検査・評価】 ・疾病の診断，生理学的検査，生活機能評価など	【健康への貢献度】 ・疾病徴候，自覚症状の改善 ・機能改善率，社会復帰率 ・患者の健康知識と行動の改善 ・生存率・死亡率，医療事故発生率など
【ヒト】 ・スタッフの職種，人数 ・専門・認定の資格を有する医師，看護師，作業療法士などの数	【治療・訓練・相談・指導】 ・外科的治療，薬物治療 ・機能訓練，ケア ・医療福祉サービス相談 ・服薬指導，住宅改修指導など	【満足度】 ・患者・家族の満足度やQOL ・職員満足度（就職率，離職率など） ・地域診療所満足度など
【組織・システム】 ・組織運営・経営管理 ・情報伝達・管理システム ・研修・教育システム ・財務・会計システムなど	【リスク発見と予防活動】 ・転倒リスク ・感染リスク ・褥瘡リスクなど	【医療利用の特徴】 ・外来利用率，病床利用率 ・医療連携実績数
【地理的環境】 ・周辺環境，アクセス手段 ・地域の医療福祉サービス	【紹介と依頼】 ・医療・福祉機関などとの連携と情報共有 ・地域の各種資源の紹介と連携	【経済性】 ・医療費など

（原，2011）[8]を参考に作成

IV　作業療法におけるサービスのマネジメント─質の高い医療サービス提供のために─

2. 作業療法におけるサービスのマネジメント[※17]

※17　第1章を参照.

　良質のサービスを提供するためには組織全体，そして作業療法部門のマネジメントが必要である．マネジメントは，目的の実現に向けて明確な目標を設定して行う活動であり，マネジメントすべき資源はヒト，モノ，カネ，情報，知識，そして時間である[8]．

　作業療法は医療機関の組織を構成する部門であると同時に，社会保障制度を担う医療職種の一員でもある．この国の医療制度のなかで各医療機関がどのような役割を担い，何を目的としているかを認識すること，そして作業療法の担うべき役割と所属機関・地域における作業療法の目的・意義を明確にすること，つまり，自分が所属する機関，地域において**作業療法が果たすべき役割と意義**をよく考えることが作業療法におけるマネジメントの第一歩である．

※18　近年，PDCAはリサーチを前提としたサイクルと考えられている．

　次に行うべきは現状確認（資源やニーズ，満足度などのリサーチ）と改善すべき事柄を具体化することである．これをもとに目標を設定し，実行計画をつくりマネジメントプロセス，**PDCAサイクル**を進めていく[※18]．このような繰り返しが作業療法におけるサービスのマネジメントの基本である．

3. 作業療法におけるサービスは，何をマネジメントするのか

　作業療法は，リハビリテーションを担う専門職である．そして患者の評価，介入，指導が作業療法のコアサービスである．このコアサービスの質を維持・改善するために人，モノ，カネ，情報，知識，そして時間をマネジメントするのが作業療法のマネジメントである．

　しかし，医療サービスの構成要素から考えれば，作業療法においてマネジメントすべき事柄がコアサービス（作業療法の評価，介入，指導）だけでなく，サブサービス（作業療法士の接遇態度，清潔で心地よい訓練室など），コンティンジェントサービス（緊急時の対応）まで含むことは明らかである．

※19　図1-1「作業療法管理システム」を参照.

　また，医療の質を評価する観点からすれば，作業療法サービスの質を高めるには**サービスの構成**（ヒト，モノ，組織・システム），**サービス提供過程**（作業療法士と患者との関係性），**サービスの結果**（作業療法の診療効果・成績）の3つの観点から現状を確認し，問題・課題を抽出し，目標を定めて計画的に改善に取り組むことが必要である[※19]．しかも，このような取り組みを，作業療法部門そして組織全体が継続することが利用者にとって良質なサービス提供につながり，家族や地域社会の安心・安全にもつながるのである．

47

第4章　作業療法と医療サービス

> **学習課題**
>
> ・サービスとは何かを説明しなさい.
> ・サービスの基本的特性と構成を説明しなさい.
> ・医療におけるサービスの特徴を説明しなさい.
> ・質の高い作業療法サービスを提供するためにマネジメントするべき事柄を説明しなさい.

文献

1) Bradbery J：Oxford Basic American Dictionary. Oxford University Press, 2015.
2) 松村 明（監修），池上秋彦・他（編）：デジタル大辞泉. 小学館，2017.
3) 近藤隆雄：サービスマネジメント入門―ものづくりから価値づくりの視点へ　第3版. pp24-28，生産性出版，2007.
4) グロービス経営大学院・山口英彦：サービスを制するものはビジネスを制する. pp54-64, 119-131，東洋経済新報社，2013.
5) e-Stat政府統計の総合窓口：統計分類・用語の選択-日本標準産業分類. https://www.e-stat.go.jp/classifications/terms/10（2023年7月閲覧）
6) 北城恪太郎，諏訪良武：顧客はサービスを買っている. pp18-43，ダイヤモンド社，2009.
7) 厚生労働省：平成29年版厚生労働白書―社会保障と経済成長. http://www.mhlw.go.jp/wp/hakusyo/kousei/17/dl/1-01.pdf（2023年7月閲覧）
8) 原 玲子：学習課題とクイズで学ぶ看護マネジメント入門. pp98-106，日本看護協会出版，2011.
9) 飯田修平・他（監修）：医療の質用語辞典. 日本規格協会，2005.
10) 福井次矢（監修）：Quality Indicator［医療の質］を測り改善する. pp12-25，インターメディカ，2017.

コラム❸　**作業療法が人生を変える！？**

　私は高校生のときに初めて作業療法に出会った. 楽しそうに手工芸に取り組む対象者や，作業療法士が自助具をつくっているところを見て，痛くてつらいリハビリテーションのイメージが覆され，自分の特技である物づくりを活かせる職業だと思い作業療法士を目指した.

　作業療法士として働くなかで対象者や家族から学ぶことが多くある. 作業療法士は，作業や道具を提供するだけでなく，対象者の性格，役割，望む生き方，家族の思いを理解し，社会参加ができるように支援しており，人生に大きく関与していることを実感している.

　最近，訪問リハビリテーションで，がんの終末期や進行性の神経難病などで死を前にして生きる人の生活に関わることも増え，自分自身の性格や役割，自分自身がどんな生き方がしたいかなど，自分の人生についても深く考えるようになった. また，難しい課題に直面しても，それは目標達成のためのプロセスだと物事を前向きに考えられるようになった.

　今では作業療法の対象者だけでなく，自分が関わる人への関心，見方，向き合い方も変化した. 買い物や旅行などに行っても今までのように自分の目的のためだけでなく，何かを吸収し，自分や自分を取り巻く人の生活に役立てられる物事はないかという目で物や環境を見るようになった.

　作業療法士としての視点は，私自身の人生観に大きな影響を与え，今も私は作業療法を実施しながら成長し続けている.

第5章

医療安全のマネジメント

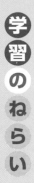
学習のねらい

- アクシデント，インシデント，医療過誤，ヒューマンエラーを理解する．
- 作業療法の実施中に遭遇する事故やリスクの例を知る．
- 医療事故を減少させるための方法を考察する．
- インシデント・アクシデント報告書の内容を知る．
- 標準予防策を含めた感染対策を理解する．

第5章 医療安全のマネジメント

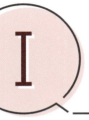

医療におけるリスクマネジメントと医療事故

1. 医療安全は入学時から継続するテーマ

　作業療法士（養成期間中の学生も含む）として，対象者の安全を確保しつつ，自らの安全を確保することは，日々の取り組みにおいて最低限守られるべき事項である．安全が確保されてこそ，作業療法の技術を用いた社会貢献が可能となる．したがって，この分野に携わった当初から，免許を得て臨床活動に関わっている間は（時にはリタイアした後も終身にわたって），安全確保に努める必要がある．
　本項では，それら「安全」のなかでも医療に関わる安全について学習する．

2. 医療安全における4つのキーワード

　医療安全について学ぶ際には，いくつかの用語（リスクの種類）を知る必要がある．アクシデント（医療事故），インシデント（ヒヤリハット）[※1]，医療過誤，ヒューマンエラー，である．

1) アクシデント（医療事故）

　アクシデント（医療事故）[1]は，医療に関わって発生するすべての人身事故であり，**医療従事者の過誤，過失の有無を問わない**．対象者に死亡，生命の危険，病状の悪化などの身体的被害および苦痛，不安などの精神的被害が生じた場合をはじめ，対象者が制止を無視してベッド柵を乗り越えて転落事故を起こした場合のように医療行為とは直接関係しない場合や，注射針の誤刺事故のように医療従事者が被害を受けた場合なども該当する．

2) インシデント（ヒヤリハット）

　インシデント（ヒヤリハット）[1]は，仮に医療行為が続いた場合には何らかの被害が予測される場合（**実際は対象者に被害はない**）をさす．また，医療行為が実施されたとしても，結果的には被害がなく，またその後の観察も不要であった場合をいう．

3) 医療過誤

　医療過誤[1]は，医療事故のうち，医療従事者が医療的準則に違反して対象者に被害を与えた場合[※2]をいい，**医療従事者の不注意で発生した事故**をさす．

4) ヒューマンエラー

　ヒューマンエラーは，システムに人が関わることで発生する**ミス**である．知識や技術があり，医療のプロとしての質は保証された状態にあるにもかかわらず発生するエラーをさす．後で「何でこんなことをしてしまったんだろう？」と回顧されるミスである[2]．また，医療現場でのヒューマンエラーは，施設の規模に関係なく発生するといわれている[3]（**図5-1**）．

※1 インシデント（ヒヤリハット）：実害を伴わず，将来重大な事故につながる可能性があるリスクを示す単語はインシデント（incident）であるが，その状況は「ヒヤリ」とした体験や「ハッと」した体験に酷似することから「ヒヤリハット」という造語が用いられた．日本人としては印象深く覚えやすい用語となっている．造語であることから，「ヒヤリハット」「ヒヤリ・ハット」（医療事故情報収集等事業）と記載される場合がある．

※2 倫理的に反する事態であるが，長い歴史のなかでは医療者が故意に対象者へ被害を与えることがあった．この場合は「医療事故」とはよばない．「犯罪」である．

50

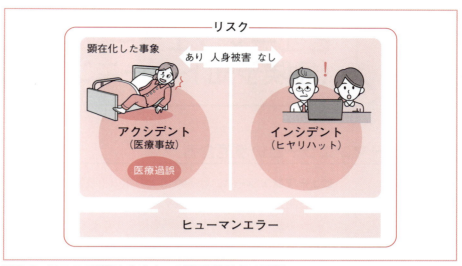

図5-1　リスクの種類を表す4つの重要用語とその関係
ヒューマンエラーはアクシデント，インシデント双方に関わる原因となり得る．

3. ハインリッヒの法則

　事故にはその予兆（階層）があるといわれている．その階層性や成長性は「ハインリッヒの法則」として労働災害の分野にて知られている．1件の重大事故の影には29件の中軽度の事故が存在し，その影には300件の事故に至らないヒヤリとした体験があるという．事故の確率現象として，**1：29：300**の割合で説明されている．これは，医療界においてもリスク管理の基礎知識として引用され，事故はインシデントが300回あると30回発生（うち1回は重大な事故）するという考え方だが，逆に考えると300回のヒヤリとした体験を軽視していては，いずれ重大な事故に至るという戒めでもある．

4. 日本作業療法士協会が記すもの

　「作業療法士の職業倫理指針」[4]の第7項「安全性への配慮・事故防止　事故防止への万全の配慮，事故発生時の報告・連絡，対象者・家族への事情説明」には「作業療法士が業務を行う現場において，その安全性を保つことが第一義的に考慮されなければならない．しかしながら，人間である作業療法士は，安全性に配慮することを当然としながらも，ミスを犯すものである（ヒューマンエラー：筆者注記）ことをも十分意識する必要がある．このため，業務を実施する個人が安全への配慮を十分に行うとともに，作業療法の部門として，そして病院・施設等全体として，事故を未然に防止するための体制を整備し，システムとして組織的に取り組むことが求められる」，また「リスクマネジメントに対する取り組みは，予防可能な事故を減少させることと，万一事故が発生したときに迅速かつ適切な対応が組織的に可能な体制を整備し，紛争・係争に発展する可能性を減少させ，必要なコストを抑制することを可能とし，これらを通して作業療法の治療・援助・支援の質を高めることを目指す」とある．

Ⅱ ヒューマンエラー（危険予知トレーニングの方法）

1. ヒューマンエラーという厄介者

　ヒューマンエラーは，作業療法士の知識や技術が十分であっても発生するため，知識や技術を向上させたり意識を高めたりという方法での対策では成果が得られにくい．一方，エラーに関する知識を増やすことである程度の成果は得られる．

　さらに，「"ヒューマンエラーは発生するものである"という前提に立ち，いったん発生した個々のミスを，事前に吸収して患者に被害を及ぼさないシステムを組織として導入する必要がある」[3]と述べられているように，根本的な解決を望むのであれば，事故につながるシステムや環境（道具も含む）を，**事故が起こらないしくみ**に変更してしまうほうがよい．これには，アクシデント報告やインシデント報告を有効に活用することが必要であろう．

　事故が起こらないしくみづくりの工夫として，デザイン工学における電動式裁断機の例を紹介する．これには，労働災害におけるヒューマンエラーを防ぐ目的がある．裁断機は大量の紙を一度に切る機械であるが，裁断のスイッチを押すとき，紙を押さえる手（指）が刃の近くにあると誤って指を切断するなどの事故に巻き込まれる可能性がある．これを防ぐために，裁断スタートのスイッチが2カ所（それも片手では同時に押せない位置に）存在する（**図5-2**）．裁断を実施するためには手を紙から離し，さらに刃から遠い位置へ両手を移動し，スイッチを同時に押さなければスタートできない構造となっている．このことはヒューマンエラーによる人身事故を発生させないしくみ（システム）の例として大変理解しやすい．工場などで採用されている機械に比較的よくみられる工夫であるが，一般の施設にみられる場合もある．

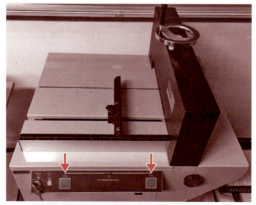

図5-2 電動式裁断機のスイッチ部分
　　　（矢印で示した2カ所）

2. 失敗学[5]の活用

※3 『続々・実際の設計―失敗に学ぶ―』という書籍を発行した後に，より多くの人たちに知ってもらうためにまとめ直し，『失敗学のすすめ』として出版した（2000年）．この書籍は一般書であり大変読みやすい．

畑村は『続々・実際の設計―失敗に学ぶ―』を東京大学工学部在籍中に共同研究者らと発行した[6]※3．建築工学において新たな構造物を設計する場合，これまでと同じような失敗を繰り返していたのでは損失が大きいだけではなく，時には人命を失う．このような損失を避けるために，建築における失敗例を十分に検討して未来に活かそうとした．失敗は「したくないもの」「起こしてはならないもの」という負のイメージがあるため，忌み嫌って目を背けることにより「人に知られたくない」「恥ずかしいから直視できない」という考えに至る．「見たくないもの」は「見えなくなる」ので，人は失敗を隠したり，直視しないために同様の失敗を発生させてしまったりして，より大きな失敗を招く．したがって，どのような失敗であっても，当初から直視し，次へ活かすための貴重な事例として考えるという見方を提案している．

3. 危険予知トレーニング

危険を予知するトレーニングには，インシデントやアクシデントの情報をもとにした**仮想演習**が大切である．仮想演習は予測されるさまざまな状況を考えてシミュレーションを行うものである．具体的には「○○の状況ではいずれ○○になる」という予測作業を繰り返し，予知力に磨きをかける．

※4 ㈲サテライト
http://s-lite.jp/index.html

たとえば，「福祉用具安全確認トレーニング（AKT）」※4［㈲サテライト製］という商品は，実際のヒヤリハット事例をもとにして介護の質を向上するために開発された教材であり，ヒヤリハットが含まれた全30シーンにわたるイラスト（**図5-3**）を利用し，イラストのような状況が継続された場合，どのような事故につながるかを考えるリスク管理に徹した教材である．現実にあったヒヤリハット事例をもとに作図されていることに緊迫感があり，「仮想演習できる」というメリットがある．

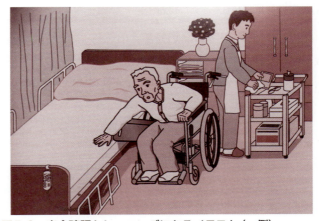

図5-3 安全確認トレーニングにあるイラスト（一例）
（㈲サテライト製．本イラストは公益財団法人テクノエイド協会福祉用具開発助成事業に申請・採択され，製作されています）

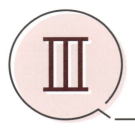

III 作業療法におけるリスクマネジメント

1. 医療法に示されている事故の報告内容と作業療法士が関わった事故

作業療法におけるリスクマネジメントについては日本作業療法士協会が制定する各種指針・要綱を遵守する必要があるが，もっと広範な「医療」という視点では医療法[7]によって事故に対する取り扱いが規定されている．病院など（病院，診療所，助産所）の管理者は医療に起因する死亡・死産が発生した場合に，遅滞なく速やかに医療事故調査・支援センターへ報告する義務が課されている[※5]．報告内容はその日時，場所，診療科，医療事故の状況（疾患名，臨床経過），連絡先，医療機関名，医療機関所在地，医療機関管理者名，患者情報（性別，年齢など），医療事故調査の実施計画の概要（調査計画と今後の予定），その他管理者が必要と認めた情報である．

じつは，このように医療法で規定が行われる前から，患者取り違え事故や点滴剤の誤薬注入などの事例が話題となり，厚生労働省が医療事故に関する情報収集を開始し，その活動はのちに公益財団法人日本医療機能評価機構が引き継いだ．同機構は医療安全の推進を目的として集約した事例をweb上に公表している（2010年1月1日以降の報告事例）．「公益財団法人日本医療機能評価機構」の「事例検索[※6]」にアクセスし，「当事者職種」に「作業療法士」を入力して検索できる（**表5-1**）．いずれも**作業療法士が関わった医療事故**であるが，起居移動動作中の転倒を含む事故や関節可動域訓練中の事故，作業療法中の新たな疾患発生による死亡など，対処していた作業療法士には発生の予測が困難な事例も含まれている．自らの臨床活動においても遭遇する可能性があるため，閲覧して疑似体験し再発の予防に努めるとよい．

※5 この際，注意すべきは前項にある失敗学の考え方である．調査の目的は再発を防止するための情報集積であるため，報告書は匿名化して記載することに加え，懲罰的な取り扱いにならないようにしなければならない．

※6 公益財団法人日本医療機能評価機構「事例検索」
https://www.med-safe.jp/mpsearch/SearchReport.action

2. 訪問活動中の事故

近年，作業療法の対象に生活期における援助が増加しつつある．生活期では病院や施設などを退院・退所した後の在宅での援助が行われ，作業療法士が対象者の自宅へ訪問する機会も多い．『作業療法白書2021』によると，2021年10月7日時点で作業療法士は身体障害領域系で2,374人，精神障害領域系883人，発達障害領域系で230人，介護保険領域で1,499施設（作業療法士が勤務している施設数）の対象者へ訪問活動を行っている．この数は訪問以外のサービスに比べると少ないが，少ないからといって事故も少なかろうと買いかぶっていてはいけない．たとえ1件であっても事故の発生は防がなくてはならない．訪問活動中に作業療法士が遭遇するリスクの情報は少ないが，馬場[8]は研修会の場で，**表5-2**のような事例に対して緊急連絡先を確実に決定し，把握しておく必要性を強く述べた．また，連絡がつかない場合もあり得るので，複数の連絡先をつねに把握しておくという準備も望まれるであろう．

Ⅲ　作業療法におけるリスクマネジメント

表5-1　作業療法士が関わったアクシデント報告の例（2013年1月〜2023年9月）

1. 病棟まで独歩で帰る歩行訓練時，バランスを崩して膝蓋骨部打撲
2. THA患者の靴下着脱動作訓練中に脱臼
3. 作業療法が終了し，車椅子に移乗する際に転倒し，創部離開，出血
4. 訓練用ベッド端座位の患者が靴を脱ごうとして倒れ，側頭部発赤，表皮剝脱と皮下出血，くも膜下出血
5. 病棟デイルームでの作業療法を終え，実習生と歩き始めたが転倒し，大腿骨転子部骨折
6. 上肢に対し関節可動域訓練を開始しようとしたところ，上肢痙攣，左共同偏視を認め，顔面蒼白．その後呼吸停止となり死亡
7. 安全手袋を装着し忘れて病棟へ戻った患者が，他患者のバナナを食べ窒息
8. 移乗時に脛骨近位内側部骨折
9. 立位台で上肢機能訓練実施中，固定ベルトが外れ転倒し上腕骨骨折
10. 調理訓練中，電子レンジで温めていたボウルの底が溶け，触った患者が母指熱傷
11. プレイルームのボールプール内に，両手を伸ばした状態で頭部から飛び込み右橈尺骨遠位端骨折
12. ROM評価の際，肘関節を他動的に屈曲したら，後日腫脹，発赤，血腫が観察され肘部の骨折と診断
13. ベッドから車椅子へ移乗を介助した．着座後，左前腕背側に表皮剝離を発見し6針縫合
14. ベッド端座位中に目を離した隙にバランスを崩し転倒．囊胞破裂が疑われ，腹腔・胸腔ドレナージ施行
15. ベッドサイドにて自動介助運動での手指屈伸運動を施行した際，小指FDP・FDS断裂
16. 胸腹部大動脈置換術27日後，看護師と共にリクライニング車椅子へ移乗した．モニター波形がフラットとなったが2分程度で心拍再開
17. THA術後16日目に見守り下で杖歩行実施中，急に疼痛を訴え膝折れした．手術部位の骨折
18. 機能訓練室にて歩行訓練を実施していた．左足尖の躓きがあり転倒し，左手第3・4基節骨骨折
19. 左側を下にして側臥位で倒れているところを発見．左眼腫脹と皮下出血，目頭に軽度の亀裂創
20. ベッドサイドで麻痺側を下に床に転倒しているところを発見
21. トイレで排泄後，立ち上がる際に右上肢を便座と便器の間にねじ込むように入れて着座してしまい前腕部に皮膚裂創
22. リクライニング車椅子からベッドへ移乗後，左下腿に腫脹と熱感，動揺を確認．左脛骨腓骨骨幹部骨折が判明

（公益財団法人日本医療機能評価機構の事例検索より筆者が抜粋のうえ大幅に要約した．詳細はWebページを参照）

表5-2　訪問作業療法中に作業療法士が遭遇したリスク事例

1. 対象者に関すること
　・利用者を連れて屋外に出たが自動車の故障により身動きがとれなくなった
　・訓練中に家族が外出したため訓練が終了しても家の戸締まりができなかった
　・訪問したらトイレで動けなくなり便座に座り込んでいた
　・一人暮らしの対象者を訪問したらストーブで両側下腿に広範囲の火傷を負っていた
2. スタッフに関すること
　・緊急時に電話してもステーションにつながらなかった
　・ケアマネジャーに緊急の要件を連絡してもすぐに返答が来なかった

（馬場，2003）[8]をもとに作成

3. 事故防止マニュアルの活用

　「作業療法士の職業倫理指針」[4]では，リスクマネジメントに対する取り組みを具体化するものとして**事故防止マニュアル**の作成が不可欠であり，本マニュアルには「厚生労働省リスクマネジメントスタンダードマニュアル作成委員会」が提示した以下のような内容を含む必要があるとしている．

- 医療事故防止のための施設内体制の整備
- 医療事故防止対策委員会の設置および所掌事務，ヒヤリハット事例の報告体制
- 事故報告体制，医療事故発生時の対応，その他，医療事故防止に関する事項

　このようなマニュアル作成の過程と日常的な活動を通し，リスクマネジメントに関して職員一人ひとりが意識の維持・高揚に努めることが求められている．一方，同指針では事故が発生した場合の対処法にも言及しており，「万一事故が発生したときには，上述した事故防止マニュアルで定められたように，事故そのものに関する報告・対処を適切に行うとともに，経過の記録・報告，対象者や家族に対する説明等を，率直かつ真摯に行うべきである」としている．

55

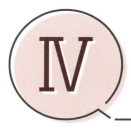 インシデント・アクシデント報告書の書き方

1. インシデント・アクシデント報告書の必要性

「作業療法士の職業倫理指針」[4]第7項に「インシデント・アクシデントの報告および分析」として，「リスクマネジメントに対する取り組みを有効に機能させるには，インシデントやアクシデントに関する情報の報告とその報告に基づく原因の分析を，病院・施設等全体として日常的かつ組織的に行うことが大切である」「また，インシデントやアクシデントに関する情報を，リスクマネジメントのなかで適正なものとして扱うためには，これらの情報を安心して報告・共有することが可能となるような環境を整備する必要があり，このためには，情報の収集および分析を第三者的視点で行い得るようなシステムが不可欠である」と記載されている．

2. インシデント（ヒヤリハット）報告

[※7] 自分は気が大きいからヒヤリとしないので報告書は不要である，または自分は小心者であるからつねにヒヤリとするので報告書が増えるという観点ではなく，この事象は繰り返されることでいつかアクシデントに結びつくという予測能力が必要である．

[※8] 「インシデントレポート（様式例その1）」は大阪府ホームページ「医療事故防止対策ガイドライン」に掲載されている．

インシデントは，まさに「ヒヤリ（とする）」や「ハッ（とする）」という印象をもつ事象である．したがって，「ヒヤリ」・「ハット」した場合に報告する．インシデント報告は医療従事者の「反省文」ではなく，インシデント発生の背景や状況が明らかとなるような内容である必要がある[9]．**失敗学**の理念を活かし，同様の原因がのちに事故へ至らないような提案[9]としての報告書であるほうが望ましい[※7]．

報告書の形態には取り決めがないため，各施設の管理部門が個々の書式を作成しており，アクシデント報告も併用されている場合が多い．一方，自治体立病院では自治体に所属する複数の病院が統一した書式を採用している場合もある．「このレポートは報告事実に対して報告者個人の責任を問うものではありません」[※8]と明記された書式もあり，記入に際しては利害を勘案しないで，できるだけ客観的に記録することが重要である．報告書を管理・集約する立場となった場合でもこのことを忘れてはならない．報告書をもとに処分や業績が判断されるようであれば，「書きたくない」という気持ちが発生し，将来の事故を防ぐチャンスが奪われる．

3. 報告内容

[※9] ヒヤリハット事例収集・分析（医療安全対策ネットワーク事業）「第12，13回全般コード化情報の分析について（平成16年度集計分）」
https://www.mhlw.go.jp/topics/bukyoku/isei/i-anzen/1/syukei12/code.html

医療事故情報収集等事業[※9]では，ヒヤリハット事例収集・分析（医療安全対策ネットワーク事業）が行われており，(A)発生月日，(B)発生曜日，(C)発生時間帯，(D)発生場所，(E)患者の性別，(F)患者の年齢，(G)患者の心身状態，(H)発見者，(I)当事者の職種，(J)当事者の職種経験年数，(K)当事者の部署配属年数，(L)ヒヤリハット事例が発生した場面，(M)ヒヤリハット事例の発生内容，(N)ヒヤリハット事例が発生した要因を項目としてその内容を登録することになっ

Ⅳ　インシデント・アクシデント報告書の書き方

※10 報告書の内容については，「医師のわかりにくい指示がある場合，インシデント報告を」と提案する文献[10]もあるように，文字やその内容が他の医療従事者にとってわかりにくい場合は誤読を招きアクシデントに至る可能性があるため，報告に値する.

ている．特に（H）発見者を記すのは，ヒヤリハットを経験した人が必ずしも事象の当事者ではない可能性があるからである※10.

　たとえば，「A作業療法士が失調症状を呈した対象者へ食事用の自助具を導入したが，特にインシデントを観察し得なかったためそのまま貸与した．後日，B作業療法士が対象者の食事場面を観察したときに，失調症状の影響によって自助具で危うく目を負傷しそうになる場面に遭遇した」という場合である．貸与したのはA作業療法士であるが，インシデント報告が必要であると判断したのはB作業療法士であるという状況である．表5-3にインシデント・アクシデント報告書の例を示すので参考にしてほしい.

表5-3　インシデント・アクシデント報告書（例）

患者氏名		男・女　年齢

患者ID（　　　　）　入院・外来・その他　　　　　疾患名

事故発生日時（いつ）　　　　　年　月　日（　曜日）　　　　午前・午後　時　分

事故発生場所（どこで）
　診察室　手術室　処置室　回復室　検査室　放射線室　リハビリテーション室　病室
　デイルーム　廊下　トイレ　風呂場　階段　エレベーター　屋外　駐車場　玄関　受付
　待合室　事務室　その他（　　　　　　　　　）

事故に対処した時刻（いつ）　　　　年　月　日（　曜日）　　　　午前・午後　時　分

報告年月日　　　　　　　　　　　年　月　日（　曜日）

報告者（所属・氏名・経験年数）

職種　医師　看護師　准看護師　看護助手　薬剤師　検査技師　放射線技師　PT　OT　ST
　栄養士　調理師　歯科衛生士　介護福祉士　事務職員　その他（　　　　　　　　　）

事故内容の種別
　診察・診断　注射・採血　点滴　薬　指示・処方　検査　移乗・起居移動　体位交換　針刺し
　転倒・転落　リハビリテーション　その他（　　　　　　　　　）

事故の詳細と経過・患者の状態（バイタルなど）

事故原因種別（複数選択可）
　治療時期の誤り　手技ミス　適応誤り　用法・用量誤り　説明不足　指示ミス
　指示受けミス　連絡不足　確認不足　観察怠慢　操作ミス　機材管理ミス　施設管理ミス
　取り違え　注意不足　思い込み　知識不足　技術未熟　ルール違反　手順間違い
　うっかりミス　患者自身の問題　対応の不備　暴言　暴行　自傷　訪問者による乱暴
　食事の不手際（遅・誤・未配，散乱，誤嚥）　その他（　　　　　　　　　）

背景要因の種別
　医師との連絡体制　医師間の連携　他部門との連携　報告・指示
　部門間の情報共有化の不足　診療記録の管理　医師への信頼　医師の対応　看護師の対応
　その他の職員の対応　医師の説明　看護師の説明　その他の職員の説明　事務管理
　対応人数不足　管理指針の整備　機器の操作　機材の保持　機材・設備不足　患者対応
　待ち時間　教育・訓練　マニュアルの未対応　その他（　　　　　　　　　）

事故対策
　手順の厳守および見直し　業務改善　環境整備　ME機器のメンテナンス　研修・教育
　他部門との調整　人間関係　勤務体制　その他（　　　　　　　　　）

人への影響
　0.　ミスなく人への実害もない．将来的に事故に至る可能性がある.
　1.　ミスをしたが，人への実害なし．ただし心情面では配慮が必要.
　2.　事故が生じたが治療の必要なし．観察強化が必要または検査が必要.
　3.　事故により傷害が発生し治療が必要.
　4.　事故により傷害が発生し治療を行ったが重大な後遺症あり.
　5.　事故により死亡.
　不明.　3〜5のいずれかは不明

（複数の報告書を筆者が統合し項目名と選択肢を網羅した．施設によっては不要な選択肢も含まれている．報告書のなかには選択肢を用意せず，項目名のみ記載し報告内容は自由記載とする形態もある）

57

V 感染対策

1. 感染対策の必要性

　新型コロナウイルス感染症（COVID-19）が流行し，「**感染予防**」「**感染対策**」という意識が医療・介護現場だけでなく社会的にも定着してきた．作業療法の現場では患者と医療者は一定時間，至近距離で会話しながら，身体接触を伴いながら実施されることが多い．さらに病院・施設では多人数が同じ空間で，さまざまな器具などを共有する．また，高齢化，高度医療化に伴い，患者は易感染性であることも多い．自分自身の感染を予防するだけでなく，医療者から患者，患者間の感染を予防するため，感染対策の知識をもち，適切に実施できることが求められる．

2. 感染対策の基礎知識

1）感染と感染症

　感染とはウイルス，細菌，寄生虫などの病原微生物が身体に付着し，定着，侵入，増殖することである．感染症は感染によって引き起こされた疾病の総称である．
　感染症は**病原微生物**，**感染経路**，**宿主**の3つの要因がすべて重なることで起こる（図5-4）．宿主の感染防御機構の程度，病原微生物の感染を起こす能力の程度と量によって感染が発症するか決まる[※11,12]．つまり，弱い病原微生物の場合，通常の抵抗力をもっている正常宿主であれば病原微生物は排除され，感染・発症には至らないが，免疫力が低下している易感染性宿主では増殖し発症に至ることになる．

2）易感染性宿主

　易感染性宿主とは，免疫力の低下により容易に感染を起こし，臓器機能障害や症状が出やすい状態の者をいう．小児や高齢者，免疫不全や悪性疾患・代謝疾患・膠

※11 不顕性感染：感染が成立しても，臨床症状を呈さず無症状のまま経過すること．
※12 日和見感染：通常では問題とならないような病原微生物に易感染性宿主が感染し，発症すること．

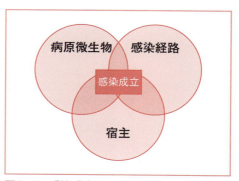

図5-4　感染成立の3つの要因

表5-4 感染経路と病原微生物

接触感染	患者の手や皮膚の接触による直接接触 あるいは患者に使用した物品や環境表面との間接接触	薬剤耐性菌 MRSA，ESBLなど CD感染など
飛沫感染	患者の咳，くしゃみ，会話などから 飛沫粒子（5μm以上）の伝播によって起こる 2m以内に床に落下し，空中を浮遊し続けることはない	インフルエンザなど
空気感染	患者の咳，くしゃみ，会話などから 微生物を含む飛沫が気化した後の空気媒介性飛沫核（5μm以下）あるいは， 病原微生物を含む粉塵粒子の伝播によって起こる 空中に浮遊し，空気の流れにより飛散する	結核，麻疹，水痘 など

(神戸市立医療センター中央市民病院, 2020)[11]

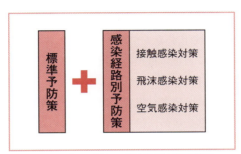

図5-5 標準予防策と感染経路別予防策

原病などの基礎疾患をもつ者，ステロイド・免疫抑制剤の投与や放射線治療を受けた者，手術・創傷・褥瘡を有する者などは，特に感染対策に注意が必要である．

3) 感染経路と病原微生物 (表5-4)

代表的な感染経路には，接触感染，飛沫感染，空気感染，血液感染などがある．新型コロナウイルスは一般的には飛沫感染，接触感染によって伝播すると考えられている．

4) 感染対策 (図5-5)

感染対策とは感染成立の3つの要因への対策，つまり**病原微生物の排除，感染経路の遮断，宿主の抵抗力の向上**である．私たち医療者がまず対応できることは，感染経路の遮断である．患者の感染の有無にかかわらずすべての患者に対してつねに行う標準予防策と，特定の感染または疑いがある場合に追加して行う感染経路別予防策がある．

3. 標準予防策 (Standard Precaution)

標準予防策とは，すべての患者に実施する必要がある感染予防策である．その考え方は「あらゆる人の血液，汗以外の体液，分泌物，排泄物，創傷のある皮膚，および粘膜には感染性があると考えて取り扱う」という概念を前提にしている．

具体的対策には手指衛生，個人防護具（以下PPE），咳エチケット，洗浄・消毒・滅菌，環境への対策（清掃），リネンの取り扱いなどがある．

1) 手指衛生 (図5-6〜8)

　手指衛生は標準予防策のなかで**最も重要な感染予防対策**であり，器具や環境，患者に触れることが多い医療者は手指衛生の必要性についてよく理解し，適切な場面において正しい方法で行う必要がある．目に見える汚染がある場合には流水と石けんによる手洗い，目に見える汚染がない場合にはアルコールによる手指消毒，目に見えないが汚染された可能性がある場合にはその両方を行う．WHOでは石けんと流水による手洗いは最低40秒，擦式手指消毒は最低20秒かけて行うよう推奨している．

2) 個人防護具 (Personal Protective Equipment：PPE)

　PPEは血液・体液などの湿性生体物質・病原微生物からの医療者への汚染を防止すること，または無菌的処置時に医療者由来の微生物で清潔野を汚染させないことを目的として使用する．マスク，手袋，エプロン，ガウン，ゴーグルなどがあり，状況に応じて適正に選択，使用する．

3) 咳エチケット

　咳エチケットは医療者，患者，面会者などがインフルエンザや結核のように飛沫や空気を介する感染症の伝播を予防するために行う対策である．具体的には，咳やくしゃみをしている者は口と鼻をハンカチなどで押さえ，可能な場合はマスクを着用する．他に鼻をかむ，痰を出す場合，これらの分泌物をティッシュでぬぐい，最寄りのゴミ箱にすぐ廃棄する．また，分泌物に触れた後は手指衛生を行う，可能な限り咳をしている者と他の患者は2m以上距離をあけることなどである．

4) 洗浄・消毒・滅菌，清掃

　患者に使用した医療器具や患者の周囲を取り巻く環境，または患者自身にも多数の微生物が存在する．洗浄・消毒・滅菌の目的はあらゆる物，場所を無菌化することを目指すのではなく，病原微生物を感染が発生しない菌量まで取り除くことである．環境表面の汚染が手指を介した接触伝播により感染を引き起こす可能性があるため，感染経路の遮断を目的に清掃を行う．

　患者に使用した医療機器や周辺環境はそれぞれの感染リスクに応じて**洗浄のみ**，**洗浄と消毒**，**洗浄と滅菌**のいずれかを要する．処理方法を効率的に選択するためにスポルディングに基づいて分類[13]し，処理する．作業療法で使用する器具や周辺環境はノンクリティカル（低リスク）に分類されるものが多く，洗浄・乾燥・日常清掃で処理する．

　診療時間の前後には湿式清拭を行い埃や汚れを除去する．また手すり，プラットホーム，机，治療道具などの患者が接触する場所，パソコンやドアノブ，治療機器などの作業療法士が接触する場所は使用ごとに清拭消毒する．非感染症に対しては両性界面活性剤含有ウェットティッシュ，感染症患者後にはエタノール含有除菌クロスを使用して清拭消毒するが，クロストリジウム・ディフィシル感染[14〜16]やノロウイルスはアルコールの効果がないため，**次亜塩素酸含有除菌クロス**で清拭消毒する．また，リハビリテーション室には感染性廃棄物用ゴミ箱を設置し，使用後のPPE，鼻汁を含んだティッシュなどは，感染性廃棄物として処理する．

---

[13] スポルディング分類：Spaulding EHが1939年に提案した医療器具の処理法の分類．感染リスク管理の観点から「クリティカル」「セミクリティカル」「ノンクリティカル」の3つに分類されている．

[14] MRSA：methicillin-resistant Staphylococcus aureus（メチシリン耐性黄色ブドウ球菌）．

[15] ESBL：Extended spectrum β-lactamases（基質特異型拡張型βラクタマーゼ）．

[16] クロストリジウム・ディフィシル感染（CD感染：Clostridium difficile）：院内での感染による下痢症状の最も頻度の高い細菌．

Ⅴ　感染対策

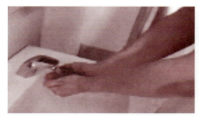
①手首の上5cmくらいまで水で濡らす．石けんを手に取る．

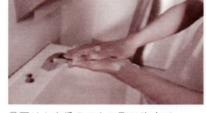
②石けんを手のひらに取り泡立て両手のひらをよく擦る．

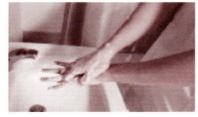
③両手の甲と横（小指側）もよく擦る．

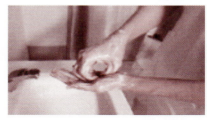
④両手の指先を手のひらで念入りに洗う．

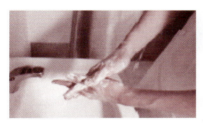
⑤指の間をよく洗う．

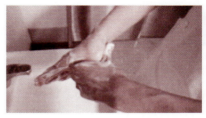
⑥親指の付け根もよく洗う．

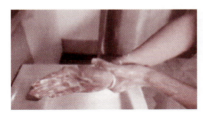
⑦両手首を洗う．

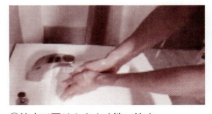
⑧流水で石けんをよく洗い流す．

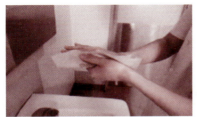
⑨ペーパータオルで手をパッティングして水分を取り除き，完全に乾燥させる．

図5-6　流水と石けんによる手洗い（神戸市立医療センター中央市民病院，2020）[11]

第5章　医療安全のマネジメント

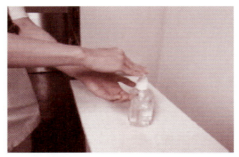

①手のひらに，アルコール（1プッシュ）を取る．

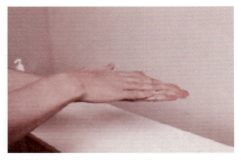

②両手のひらをよく擦り合わせ，アルコールをよくなじませる．

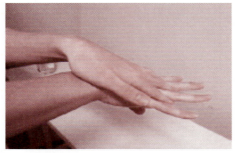

③手の甲と横（小指側）をもう片方の手のひらで擦る．反対の手も同じように行う．

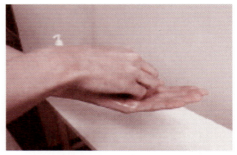

④指先を反対側の手のひらに立てるように擦り合わせる．指先の周囲は特に丁寧に擦り込む．

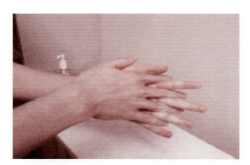

⑤両手の指の間もよく擦り込む．

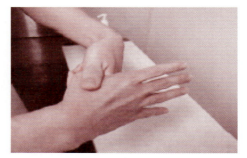

⑥親指の付け根にも丁寧に擦り込む．

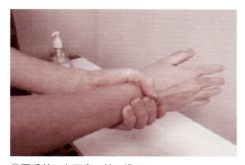

⑦両手首にも丁寧に擦り込む．

図5-7　アルコールによる手指消毒（神戸市立医療センター中央市民病院, 2020）[11]

62

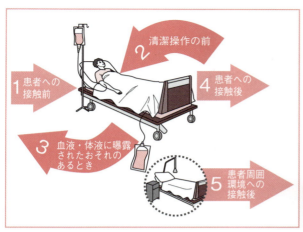

図5-8 手指衛生の5つのタイミング（WHO）[16]

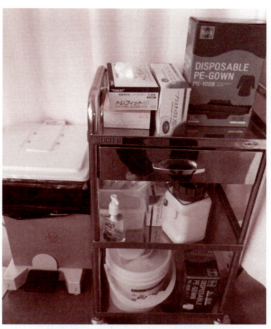

図5-9 感染性廃棄物容器（左）と接触感染予防カート（右）

4. 感染経路別予防策 (transmission-based precaution)

感染経路別予防策とは，標準予防策に加えて病原微生物の感染経路に合わせて行う感染対策であり，適切なものを選択する[17,18]（図5-5）．

1）接触感染対策

患者との直接接触あるいは患者に使用した物品や周辺環境に触れることで感染が広がるため，血圧計などの医療器具はその患者専用のものを使用し，患者や周辺環境に近づく際には手袋，ガウンなどのPPEを用いる．ベッドサイドには接触感染予防カートと感染性廃棄物容器を設置する（図5-9）．

2）飛沫感染対策

咳やくしゃみなどの飛沫が飛散するのは2m前後までであるため，患者の2m以内に近づく場合には患者・医療者ともにマスクを着用する．嚥下評価や患児の抱っこなど顔が接近する場合はゴーグルなどを着用することが望ましい．

3）空気感染対策

病原微生物は長時間空中に浮遊するため，患者は特殊な空調と換気ができる個室に収容される．患者に接する医療者はN95マスク[19]を着用する．

※17 日本WHO協会ホームページ：https://japan-who.or.jp/

※18 厚生労働省ホームページ：https://www.mhlw.go.jp/index.html

※19 0.3μmまでの微粒子を95％以上捕集できることが保証されているマスク．

5. 感染を拡大させないために

　リハビリテーションは病院・施設，通院・通所，訪問などさまざまな場所で提供され，多くは身体接触を伴い，機器や道具を用いる．感染対策は一部の病院のみで行われるものではなく，医療従事者として自身が感染しないよう予防するとともに，感染を広げないように意識し，対策していく必要がある．

> **学習課題**
>
> ・アクシデントとは何か説明しなさい．
> ・インシデントとアクシデントの違いについて説明しなさい．
> ・ヒューマンエラーを防止する方法を考えてレポートにまとめなさい．
> ・失敗学の考え方を活かす方法を説明しなさい．
> ・標準予防策について説明しなさい．

文献

1) 梁井　皎，大坂顕通：はじめに　実践医療リスクマネジメント．じほう，2004．
2) 中島和江，鶴田恵子：医療の質を保証するためのシステム作り　別冊看護管理リスクマネジメント読本．pp10-18，医学書院，2001．
3) 大坂顕通：輸血照合システムの導入による医療安全対策　実践医療リスクマネジメント．pp123-129，じほう，2004．
4) 日本作業療法士協会：作業療法士の職業倫理指針（2005年3月19日平成16年度第6回理事会承認），https://www.jaot.or.jp/files/page/wp-content/uploads/2013/08/shokugyorinrishishin2.pdf（2021年7月閲覧）．
5) 畑村洋太郎：失敗学のすすめ．講談社文庫，2005．
6) 畑村洋太郎，実際の設計研究会：続々・実際の設計─失敗に学ぶ（実際の設計選書）．日刊工業新聞社，1996．
7) 地域における医療及び介護の総合的な確保を推進するための関係法律の整備等に関する法律の一部の施行：平成27年5月8日，厚生労働省医政局長通知．
8) 馬場隆俊：作業療法とリスク管理（地域での現状と対策），第60回兵庫県作業療法士会研修会資料，2003.5.14．
9) 梁井　皎，大坂顕通（監修）：clip board　インシデント報告書の提出と分析の意義〔実践医療リスクマネジメント〕．p154，じほう，2004．
10) 梁井　皎，大坂顕通（監修），：clip board　医師のわかりにくい指示がある場合，インシデント報告を〔実践医療リスクマネジメント〕．p12，じほう，2004．
11) 神戸市立医療センター中央市民病院：感染対策防止マニュアル2002年3月作成（2020年9月一部改訂）．
12) 鈴木正志・他：特集　今こそ実践！　リハビリテーションにおける感染対策．JOURNAL OF CLINICAL REHABILITATION，21（2）：119-164，2012．
13) 洪　愛子（編）：Primary Nurse Series　院内感染予防必携ハンドブック．中央法規，2004．
14) 岩田健太郎・他：緊急座談会　新型コロナウイルス．理学療法ジャーナル，54（7）：796-826，2020．
15) 厚生労働省ホームページ：新型コロナウイルスに関するQ&A
https://www.mhlw.go.jp/stf/seisakunitsuite/bunya/kenkou_iryou/dengue_fever_qa_00001.html（2021年7月閲覧）
16) 公益社団法人日本WHO協会ホームページ：日本語で読めるWHO報告書
https://japan-who.or.jp/jp-service/onestop/（2021年7月閲覧）

コラム④

まずは「ほう・れん・そう」

　「ほう・れん・そう」（報告・連絡・相談）ができたら臨床実習は合格！　さすがにこれは言いすぎだが，臨床実習を円滑に進めるために大切な技術であることには間違いない．面接，会話，検査・測定，治療などは大切ではあるが，まずは「ほう・れん・そう」ができるようになることを目指してみよう．患者や家族，スタッフとの関係づくりや情報共有に役立ち，真剣に仕事に取り組んでいることが伝わる最高のコミュニケーションツールである．

　では，どうすればできるようになるのか．答えは皆さんの日常生活にある．テスト結果を親に報告する，待ち合わせ時間に遅れることを友人に連絡する，先輩に勉強の相談をする…．多くの人は「ほう・れん・そう」を当たり前にしている──つまり技術はすでに身についているのだ！

　しかし，普段はできていることが急にできなくなるのが臨床実習である．慣れない環境による戸惑いや緊張からいつもの力が出せない，頭ではわかっていてもできない．よくあることだ．ただ担当患者のことを考えると，1秒でも早くどうにかしたい．しかし，何をどうしたらよいかがわからない．そんなときはまず指導者に「ほう・れん・そう」をしてみよう．指導者は味方である．困ったときは力になってくれる．指導者にスムーズな「ほう・れん・そう」ができるようになる頃にはきっと，患者や家族，スタッフとも良好な関係が築けているはずだ．

第6章

作業療法業務のマネジメント①
人・物・経済性のマネジメント

- 新人教育および人材育成の重要性を理解する.
- 職場環境の特性とその整備について理解する.
- 作業療法業務の経済性について理解する.

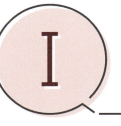

I 人のマネジメント
―新人教育と人材育成―

1. 新人教育

養成校での教育は，実践現場に出てからさまざまな体験を理解するために重要である．たとえば，カルテや，多職種で交わされる会話のなかに出てくる専門用語の意味を理解していなければ，対象者を正しく理解することはできない．しかし，実践の場では，臨床実習を含む養成校内教育で学んだ知識・技術のみで対応できることは少ない[※1]．それは，作業療法が対象者の個別性を重要視するからである．対象者を取り巻く環境や状況は1例1例異なる．対象者ごとの課題を一つひとつ学びながら対応し，自身の知識や技術を増やしていく必要がある（図6-1）．そのような基本姿勢を先輩から後輩へ伝えることが重要である．

※1 以前とは異なり，臨床実習での経験値は乏しいものになってきている．そのため働き始めてから経験値を高める必要がある．

2. 新人教育のグループでの担当

ここでは，新人教育の担当制度について一例を示す．1名の新人に対して指導者とブラザー・シスターを含む**5名前後**の担当を配置する．グループとするのは，指導者と新人が一対一に近い関係とならないようにするためである．指導者は業務全般から作業療法の内容まで関わる者として配置している．ブラザー・シスターは入職1～2年の若いスタッフに担当を任せる[※2]．ブラザー・シスターは，日常的な業務の支援（電子カルテや勤務表作成方法，物品請求の方法，休暇の取り方などの細かな内容）や相談窓口としての役割を担う．若いスタッフが担当することで気軽に質問しやすくなることを狙っている．

※2 新人教育は，担当する指導者，ブラザー・シスターにとっても「人を育てる」という経験を高める効果がある．段階的に経験することで将来のマネジメントに有益な経験になると思われる．

3. 学びの場（事例検討会・研修会など）

新卒者に限らず，作業療法士の実践力は日々アップデートが必要である[※3]．その際に有効なのが，事例検討会や研修会である．

事例検討会では，自身が経験していない，あるいは類似の事例への対応などを知ることで，現在の担当事例の解決策をみつけたり，将来担当する事例への対応方法を擬似的な体験として理解したりすることができる．また，発表する場合は内容をまとめる過程において自身の働きかけの過不足を知ることができる．さらには発表を通じた議論により気づかなかった点を知ることができ，今後の実践に役立つ．

研修会への参加では，自身で文献などを調べて学ぶこととは違い，その専門分野についてより深い知見をもつ講師から，講師のこれまでの経験や，文献の行間にあるような知識を直接学ぶことができる．何よりも，理解したことを人に話す際には，自身の経験に基づいた知識になっていることが必要であり，そのようにして講

※3 「医療は日進月歩」という言葉に代表されるように医療情報はつねに変化し続け，昨日までの常識が今日からは非常識になるということもある．つねに知識・技術の習得に関心をもたなければならない．

Ⅰ 人のマネジメント―新人教育と人材育成―

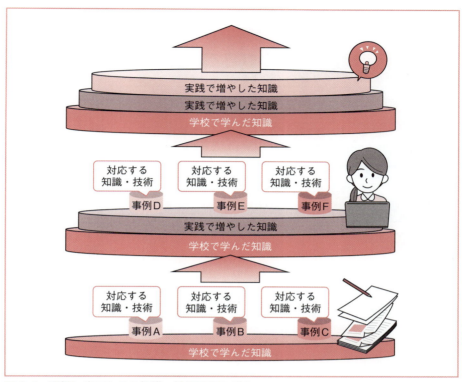

図6-1 現場に出てからの知識・技術習得モデル

※4 事例検討会や研修会に参加すると，職場以外のさまざまな人との出会いがある．そこから共同研究に発展することや，事例の地域での連携時に役立つことも少なくない．

師から語られる講義は非常に理解しやすい．画像や動画で提示があることも，理解の助けとなる[※4]．

4. 作業療法部門におけるサービス提供

現在の医療現場を考えたとき，1人の対象者に関わる作業療法士は複数であることが多い．関わる作業療法士ごとに指針や方法が異なることは，サービスを受ける側の対象者にとって好ましいこととはいえない．よって，作業療法部門の方向性がどのようなものかは統一されている必要がある．そのために，組織のリーダーにはさまざまな場面で目指す**目標**を提示することが求められる[※5]．たとえば，新人に対する研修，部門内ミーティングや勉強会はその場になりやすい．その他に，個々の事例についての個別ディスカッションや臨床実習学生への指導内容なども，目に見えない方向性を示す場になる．

※5 作業療法は実践の学である．そのため，リーダーは少ない人数であっても現場での実践をふまえていることが有効なメッセージとして伝わりやすい．

5. 実際の現場―作業療法技術編―

新卒者に対する教育システムの一例を紹介する．
最初の段階として，A3サイズ1枚のICFを中心にしたシート作成を行う．このシートには，ICFの他に一般情報として疾患名や疾患別リハビリテーションの算定日数に関わる情報，作業歴，生活歴を記載するとともに，課題設定，目標設定，予後の見通し，プログラム，プログラムがどれくらい対象者にとって必要な

69

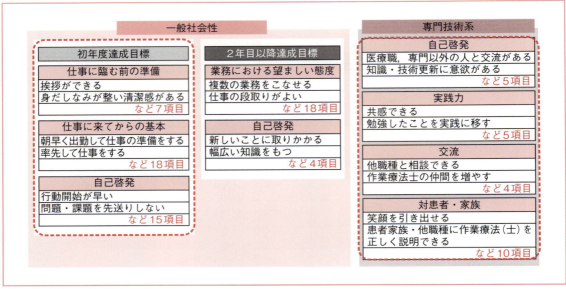

図6-2　作業療法におけるコンピテンシーモデルの例（抜粋）

作業と関係しているかの自己評価を記載する内容になっている．シート作成の目的は，対象者に作業療法を実践するときに，**最低限必要な情報**や**考えるべきこと**がどんなことかを知ることである．

このシート作成を数例経験したのちに，次の段階として新しく担当する対象者についての**事例レポート**作成を行う．すでに前述のシートで重要項目が理解できているので，事例レポートにどのような点が必要かを理解して作成することができる[※6]．事例レポート作成を1年かけて行い，独立して対象者を担当できるようになるよう成長を促す．

経験豊富な作業療法士とともに対象者に関わる「**診療参加型教育**」も有効な手段である[※7]．方法は，経験ある作業療法士に初期評価の段階から同行し，その評価準備，対象者への作業療法オリエンテーション，初期評価の様子を見学するとともに，評価のまとめ，課題の抽出，立案した目標・プログラムの内容の説明を聞いたのち，次回以降の作業療法にも同行し，部分的に介入にも参加していくものである．経過のなかでプログラムに変更がある場合はその理由や目的を学ぶ．また，他職種と協同で進めている様子を実践を通じて知ることができる．

※6　ここでまとめた事例レポートは，職場内の事例検討会や，各都道府県作業療法士会での事例報告，さらには学会などでの発表につなげることができる．

※7　診療参加型教育（On the Job training）は，新人に対して先輩や上司が行う，業務に必要な能力（知識・技術・態度）の向上や改善を目的に，仕事を通じて行う計画的・継続的・組織的な教育活動である．

6. 実際の現場―社会人教育編―

コンピテンシーモデルという人材育成のモデルがある．このモデルは，ある職務や状況において高い成果・業績を生み出すための特徴的な行動特性を知り，その行動特性を目標とすることで自己成長を促し，パフォーマンスの向上，自己の充実感や満足感を増すことを目的とする理論である．作業療法におけるコンピテンシーモデルを示す（**図6-2**）[2]．このなかでは技術向上に関わる部分の他に社会性に関わる部分も重要な要素として取り上げている．たとえば，挨拶や服装，身だしなみ，仕

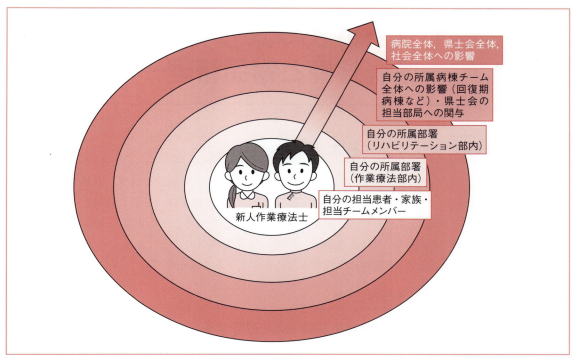

図6-3 影響力の波及範囲（リーダーシップの段階性）

事への取りかかり方など社会人としてごく基本的な行動が示されている．スタッフはこの行動目標を念頭に置いて業務実践するが，新卒者に対しても入職後に行動目標を具体的に示すことができる．

7. リーダーシップの段階性

　最初から所属部署のトップに立つことは稀であり，ほとんどの場合はチームの一員からスタートする．まずは責任をもって対象者に専門的技術を提供できること，関わる他職種に自身の専門分野の内容を伝えることから始まるだろう．その内容を他者に伝えるということは，そのチームに影響を与えるということである．ここがリーダーとしてのスタート地点である．

　次いで，自身の所属部門（たとえば作業療法部門）全体の業務に影響を与えることができるようになり，関わる病棟，リハビリテーション部全体へと範囲が広がる．このレベルまで到達すると，病院に貢献している段階に達したと考えることができる．

　しかし，可能であれば施設全体の業務に影響を与えるレベルに達するまでの成長が望まれる．マネジメントする側には，スタッフの成長度合いに応じた配置や役割提供が求められる．作業療法部門内で行うワーキンググループ（WG）でのリーダー，所属部門（たとえばリハ部門）内の係やWGに作業療法部門を代表して参加する，次いで病棟との委員会などでの関わりなど，**徐々に影響範囲を広げて**役割を提供することができるよう成長することが望まれる（**図6-3**）．

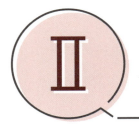

II モノ(物)のマネジメント
—環境整備と物品管理—

1. 「モノ」のマネジメントとは

　作業療法を実施するとき，まず実施場所としての施設や設備，実施するためのツールとしての物品が必要である．施設や設備，物品は，安全で効率的な状態に維持される必要があり，日頃から環境を整備しておくことも重要である．ここでいう「モノ」とは，これらの施設・設備，物品と環境のことである．本項では作業療法士が「モノ」を適切に管理するためのポイントを説明する．

2. 施設・設備管理のポイント

1) 施設基準をはじめ関連法令を遵守する

　施設の広さや設備の種類は「施設基準」で決められている．まずは「リハビリテーション施設基準（巻末表4）」を遵守しておくことが最低限必要である．加えて，作業療法の一環として調理訓練で火気を利用する場合には，消防法に従って防火対策や消火器設置が必要となる．

2) 事故予防対策

　ここでは，作業療法の対象者が作業療法室に来室してから退室するまでを考える．多くの施設ではリハビリテーション室の一角に作業療法室やADL室が設けられている．多くの患者や利用者といった人が行き来する場所であることを考慮し，明るさ，床の滑りやすさ，通路の広さを最適な状態に確保できているかなどを確認したい．

　構造上，死角や人の動線交錯が多くて衝突事故が生じる可能性があれば，注意の呼びかけや動線の整理，衝突防止用ミラー（図6-4）の設置も考えたい．扉は転倒予防の観点からできれば引き戸（左右へスライドさせる戸）がよいが，開けたままロックできる構造が望ましい．作業療法で使用する椅子やテーブルの状態（ネジが緩んでガタついていないか，移動式テーブルはブレーキロックがかかっているか，など）も使用前に確認したい．また，電源を必要とする物品を使用する際に，延長コードを多用していわゆるたこ足配線になっていることもある．このような状態は火災や患者・利用者の転倒につながる危険があるため，適切な場所に電源コンセントが設置されるよう追加工事を依頼することもある[※8]．

3) 感染症予防対策

　作業療法を提供する病院などでは感染の危険にさらされやすい．感染症予防の基本は手洗い・うがいと手指消毒である．このような感染予防行動は，作業療法対象者だけでなく，自分自身や職場の仲間を守ることにつながる．一患者一手洗いを励

[※8] 施設・設備の保守管理は，事務部門が一手に担当するか，または外部業者に委託されることもある．異常をみつけたらまずは作業療法部門の管理者を通して事務部門に相談してみるとよい．

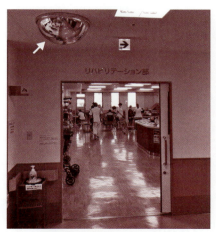

図6-4　衝突防止用ミラー（矢印）

行しよう．また，温度や湿度が適切にコントロールされるよう，エアコンや加湿器なども活用したい．新型コロナウイルスやインフルエンザ，ノロウイルスは対策を怠ると一気に感染が拡大する可能性がある．これらのウイルスが流行する時期には，消毒手順の再確認と消毒の徹底が必要である．作業療法で使用する場所や物品に血液が付着した場合の消毒手順も確認しておこう．血液が付着した物品を廃棄する際は，感染性廃棄物の処理マニュアルに従う．

4）防災対策（地震，火災など）

地震や火災が起こったら，いつ，どの経路で避難するか確認しておきたい．大きな地震の際はその経路が塞がれないよう扉を開けること，火災の際は火元の階と上の階にいる人から避難するのが定石である．

5）作業療法の指示（処方），評価・実施，記録に関する施設・設備のポイント

処方：作業療法は医師から指示（処方）を受けて開始される．医師からの指示（処方）が漏れたり忘れられたりすることなく適切に管理されることは大変重要である．設備面だけで指示（処方）漏れなどを完全に防ぐことは難しいが，手助けとなるソフト類を活用する．ホワイトボードに作業療法士ごとの担当患者一覧やその日の新規処方を表記し管理に役立てるなどの工夫が考えられる．ポイントは，必然的に複数の作業療法士が確認するしくみ，複数の手段での確認（例：パソコンと口頭伝達）である．

評価・実施：作業療法評価は，騒音や他者の視線などによる集中力分散を避け，快適でリラックスした環境で実施するのがよい．プライバシー保護の観点からも基本的に個室もしくは時間限定で個室として使用できる空間を確保するのが望ましい．

作業療法ではさまざまな医療機器を使用する．作業療法室でよくみかける血圧計や評価機器，物理療法機器など，医療機器は正常に作動していることが保証される必要がある．正常に作動していない場合や作動しているか疑わしい場合は，その機器の使用を中止し専門業者や臨床工学技士（medical engineer：ME）に点検整備を

第6章　作業療法業務のマネジメント①　人・物・経済性のマネジメント

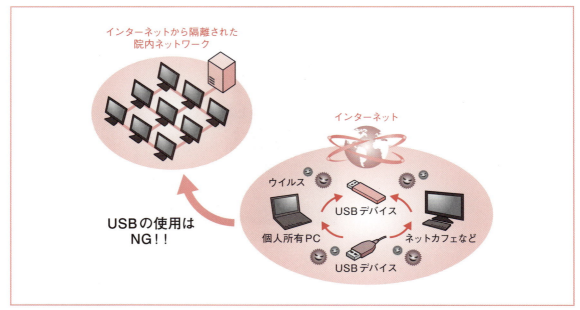

図6-5　電子カルテネットワーク

依頼する．近年，リハビリテーション関連機器の技術革新は目覚ましいものがある．各種学会や展示会に行けば，情報を得るだけでなく実際に体験することも可能である※9．

記録：作業療法の実施記録や関連書類は，紙面か電子カルテに記録し，最低5年間は保管する．紙面カルテの場合は，患者・利用者ごとのカルテファイルを医療専門職しか立ち入れない場所や施錠できる棚など**個人情報が守られる場所**に管理する必要がある．電子カルテの場合は，ほとんどに専用システム（ネットワーク，サーバー，パソコン，プリンターなど）が導入されている．電子カルテのネットワークは，個人情報保護やネットワークウイルスから情報を守る目的で，USBデバイスなどで外部機器を接続することは禁止されていることが多い（**図6-5**）．最近は画像で患者や利用者の身体情報，環境情報を残すことも有用であるため，これらの情報の取り込みにあたってはネットワーク管理者と相談する必要がある．

3. 物品管理のポイント

物品は「備品」と「消耗品」に区別される．税法上は耐用年数が1年未満で10万円未満の物品は消耗品とされるが，実際は各病院や施設ごとに扱いは異なる．作業療法部門では数千円程度なら消耗品として購入してよいが，それを超える場合は購入申請書類の記入を義務づけるなどのルールが決められていることが多いようである．

病院などの組織では，内部で流通する「モノ」とその情報を総合的に管理する院内物流管理システム（supply processing and distribution：SPD）※10が導入されていることがある．作業療法で必要な物品は100円均一ショップやホームセンターなどで購入可能な場合もあるが，物品によってはSPDシステムで取引先業者が準備

※9　作業療法対象者の疾患や障害特性に応じて，①治療成果を改善するか，②業務効率を向上させるか，などの視点で導入を検討する．

※10　医療材料や医薬品をつねに一定数在庫させ，定期的に在庫の数を管理して使用数や経費を計算したり，各部門からの購入希望品の整理や発注などを一元的に管理したりするしくみ．

74

Ⅱ　モノ（物）のマネジメント―環境整備と物品管理―

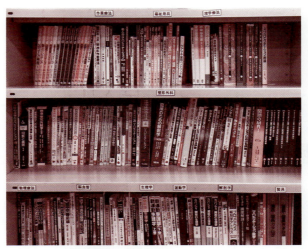

図6-6　5S活動後の本棚の一例

してくれることもある．所属組織の物品調達方法を確認してほしい．

　作業療法では，バイタルサイン測定のための血圧計やパルスオキシメーター，ADLやIADL関連用品，福祉用具，自助具，手工芸用品，スプリント作製用品など，じつに多くの物品を使用する．すべて共用するため紛失も起こりやすい．物品種類，保管場所，保管方法などはリスト化しておき，**使用時のルール**を決めて厳守するよう努める必要がある．特に刃物の管理には注意を要する．施錠できる保管場所で使用前後の数を必ず確認し，使用時は作業療法士の管理下で使用する．保管場所や方法の工夫例として，業務効率を考慮し使用頻度の高い物品と低い物品の保管場所を分けることも有効である．物品購入時の選択基準例として，作業療法対象者の体格など特徴に応じた大きさ，高さ，幅，重さ，材質などを考慮することもお勧めする．

4. 環境管理のポイント（5S活動の紹介）

　5Sとは**整理**（Seiri），**整頓**（Seiton），**清掃**（Seisou），**清潔**（Seiketsu），**しつけ**（Shitsuke）または**習慣化**（Shuukanka）の頭文字からとった言葉で，5S活動はこれらを実施することである[※11]．整理とは，必要な物と不要な物に分け，不要な物は捨てることである．整頓とは，物の置き場所や置き方を決め，表示することである．清掃とは，汚れのない状態にし，同時に点検や修理を実施することである．清潔とは，整理・整頓・清掃を徹底しその状態を維持することである．しつけや習慣化とは，ルールを決め，決めたことを守ることである．

　5S活動は，全員で取り組むことが重要である．特に作業療法部門では前述のように数多くの物品を取り扱う．これらを適切に管理し効率的に使用するため，5S活動に積極的に取り組んでほしい（**図6-6**）．

[※11] もともとは工場等生産ラインの管理手法のひとつ．企業体質の強化による生産性の向上を目標として取り組まれ，一定の効果が認められた手法である．

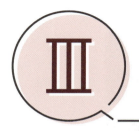

III 経済性のマネジメント

1. 作業療法業務の経済性

組織管理の重要な要素として"ヒト，モノ，カネ"が挙げられる．本項では，"カネ"を扱う．カネは，作業療法を持続的，発展的に提供し続け，対象者も職員も幸せにし続けるという組織の根本的な利益を追求するために必要である．

2. 収入のポイント

作業療法業務の収入は，サービスを提供した対価として医療保険・介護保険において得られる保険報酬である．医療保険では2年に1度，介護保険では3年に1度の頻度で報酬改定が行われる．報酬改定は，国の収支状況や将来の見通し，社会保障の課題などを勘案して現状に応じた医療や介護の価格設定が見直されるものである[※12]．

収入を高める方法は，基本的には出来高部分である診療に時間を費やすことである．一方で業務時間内の売上につながらない業務（図6-7の診療以外の業務）をいかに効率化できるか，という視点も重要である．加えて，報酬に設定される各種「加算」は，国が将来の課題解決のために早い段階で準備を進めてほしいというメッセージと捉え，加算が算定できる体制を整備するよう具体的な準備を進める必要がある．さらには，作業療法士個々がスキルアップを図り，実習生を受け入れれば養成校から謝金（指導料，施設使用料）が，研修会などで講師を引き受ければ講演料が，依頼原稿や教科書を執筆すれば執筆料が，組織や個人に支払われる．

※12 報酬改定の情報は厚生労働省のホームページ，各種研修，書籍などで比較的容易に入手可能である．

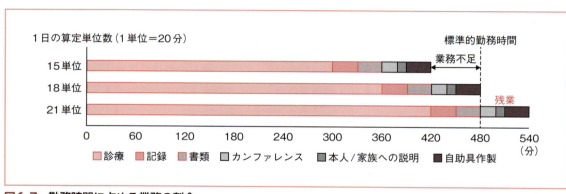

図6-7 勤務時間に占める業務の割合

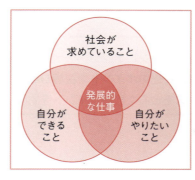

図6-8 発展的な仕事につながる条件

3. 支出のポイント

作業療法業務の支出には，人件費（給与・賞与・社会保険料など），残業代，設備投資や備品調達費用，教育研修費などが挙げられる．給与は，年齢，職能，習熟度などが考慮される．経験や勤務年数が長ければ給与も増えるしくみより，重責を担って組織の発展に貢献する職員が評価されるしくみが望ましい．残業は管理職が残業を命じることで発生するものである．何の業務にどのくらいの時間をかける必要があるのか，それは次の日に回せないのか，事前に管理職が確認する必要がある．設備や備品の導入は高額な出費である．時間とともに老朽化するため，つねに保守管理を続ける必要がある．設備や備品は大切に使おう．教育研修費は，作業療法部門の目標や将来計画などと照らし合わせ，部門の発展に必要であると判断されれば費用を認められることが多い．個人の興味関心だけで参加した勉強会や研修会，学会の費用は個人負担となるが，事前に管理職へ相談することをお勧めする．

4. 収支のバランスと組織の方針や目標

これまで，業務遂行における収入と支出のポイントをそれぞれ述べた．収支を一体的に考え，そのバランスをどのようにとるべきか，管理者は大変悩んでいる．よほど大きな金額の設備投資をしていない限り，通常の状態では，作業療法部門の収支バランスを考えるうえでおおよその指標となるのが収入に対する人件費の割合（人件費率）であろう[13]．人件費率は高くても50％を下回るのが望ましい．つまり，一般職員としては，自分が支給されている給与額の2倍以上は売上を上げる必要があると考えれば想像しやすい．

作業療法士が「できること」と「やりたいこと」と「社会（国や市町村，組織内の他部門でもよい）が求めていること」がマッチングされると，作業療法部門にとどまらず組織はおおいに発展する（図6-8）．作業療法士自身が楽しく，やりがいのある仕事をして，利益も上がれば誰もがハッピーである．そのためには，職員全員が組織の方針に沿った作業療法部門の目標立案に参画し，前述した3つのマッチングに取り組みながら，売上にならない業務の効率化を進めるとよい．収支はそれらの達成度を知る客観的な指標のひとつである．

[13] 令和4年度分の病院経営管理指標では，医療法人のうち一般病院の平均は55.7％であった．療養型の病院では60.7％，精神科の病院では62.7％であった．

第6章　作業療法業務のマネジメント①　人・物・経済性のマネジメント

> **学習課題**
>
> ・作業療法におけるコンピテンシーモデルを説明しなさい.
>
> ・環境管理と物品管理のポイントを説明しなさい.
>
> ・収支のバランスをとるためのポイントを説明しなさい.

文献

1) 虎の門病院看護部（編）：看護管理者のコンピテンシーモデル　開発から運用まで. pp5-6, 医学書院, 2013.
2) 東川哲朗・他：コンピテンシーモデルを利用した作業療法卒後教育の試み. 日本作業療法学会抄録集, 51：634, 2017.
3) 原　玲子：学習課題とクイズで学ぶ看護マネジメント入門. pp62-63, 94-95, 日本看護協会出版会, 2015.
4) 澤田辰徳（編）：作業で結ぶマネジメント―作業療法士のための自分づくり・仲間づくり・組織づくり. pp74-77, 医学書院, 2016.
5) 山本康弘（編）：医療経営士 中級【一般講座】テキスト7事務管理/物品管理―コスト意識を持っているか？. pp64-103, 日本医療企画, 2010.
6) 一般社団法人日本建築学会 建築計画委員会 施設計画運営委員会医療施設小委員会：医療施設小委員会活動成果報告 病院の安全・安心における事例集―建築・設備の工夫―. 2016. https://www.aij.or.jp/gakujutsushinko/j-000/j200-12/j210-12.html（2021年7月閲覧）
7) 手島　恵, 藤本幸三：看護管理学　自律し協働する専門職の看護マネジメントスキル. pp82-99, 南江堂, 2015.
8) 米本倉基：医療経営士 中級【一般講座】テキスト6人的資源管理―ヒトは経営の根幹. pp58-74, 日本医療企画, 2010.
9) 福永　肇：医療経営士 中級【一般講座】テキスト9財務会計/資金調達（2）―資金調達. pp2-11, 日本医療企画, 2010.
10) 厚生労働省医政局：医療施設経営安定化推進事業　令和3年度病院経営管理指標【別冊】. p1, 2023.

コラム❺　**他職種との＋αなコミュニケーション**

　他職種とのコミュニケーションはチームアプローチを行っていくうえで必要不可欠である.

　患者の病棟生活での排泄や入浴, 更衣などの生活行為は, 作業療法士よりも看護師や介護職が関わる時間のほうが長い.

　作業療法士は作業療法で行ったことを日常生活に汎化させるため, 看護師や介護職に対して, 病棟での介助方法の指導も行っている. しかし, 指導した介助方法が看護師や介護職にうまく伝達できず, 必要のない介助が行われていることもある.

　私は職場での飲み会の際に, 担当患者の実例をふまえて「伝達がうまくできていないことがあるでしょうか？」とその患者の担当看護師や介護職に思い切って聞いてみた. 職場では忙しそうで, どこか怖い顔の看護師もプライベートではとても優しい顔をされており, スムーズに話を切り出せた. 看護師や介護職からの意見としては, 専門用語の違いから, 理解できない部分があるとのことだった. また, 伝達回数を増やしてほしいなどの希望も聞くことができた.

　後日, 私は伝達方法を変更し, 実施回数を増やした. その結果, 患者の病棟生活に変化をもたらすことができた.

　業務中に拾い上げられなかった看護師や介護職の意見を見直し, 実践することで正確に伝達することができる. 結果, 患者に対して作業療法の効果を24時間提供することができる.

　業務中でのコミュニケーションだけが重要なのではなく, 業務外で他職種とコミュニケーションをとることも作業療法士には必要である.

第7章

作業療法業務のマネジメント②
情報・時間・ストレスの
マネジメント

- 情報とは何かを理解する．
- タイムマネジメントとは何かを理解する．
- ストレスマネジメントとは何かを理解する．

第7章　作業療法業務のマネジメント②　情報・時間・ストレスのマネジメント

Ⅰ 情報のマネジメント

1. 情報は動かすことを意識する（図7-1）

※1 情報の「収集」「提供・発信」「共有」という行動を起こさず、情報を「知っている」だけでは、部門の発展も、よりよい作業療法の提供ももたらせないであろう。

作業療法部門が組織や地域において必要とされる部門であるために、また、従事する作業療法士が対象者により満足いただける作業療法を提供するために、部門管理者はつねに必要な情報に敏感であることが重要である。情報を「収集する（得る）」だけでなく、情報を「提供・発信する」、必要な情報を「共有する」など、情報をどう扱うかまでも含めて敏感であることが大切である[※1]。情報の扱い方（マネジメント）を示すことで、部門内の作業療法士も情報に対して敏感になっていくはずである。

2. 情報を「収集する（得る）」ための準備

いかなるマネジメントを行う際にも最初に行うのが「情報収集」であるが、必要な情報をどこで誰から得ることができるのかを**日頃から知っておく**ことが必要である。総合事業の情報は役所のホームページのどこに載っているか？　地域にはどのようなインフォーマルサービスがあるか？　制度の情報は厚生労働省や自治体のどの部署が対応しているか？　などである。情報収集は、ゆっくり時間をかけて行える場合もあるが、急がなければならないときに「どこに？」「誰に？」から調べ始める状態では、事業・企画遂行のタイミングを逃すことになりかねない。部門管理者は日頃から情報収集できる場所と人の情報を知っておく必要がある[※2]。

※2 多くの情報収集には限界があるため、「どこに載っているか？」「誰が詳しいか？」という情報収集の意識も備えておきたい。

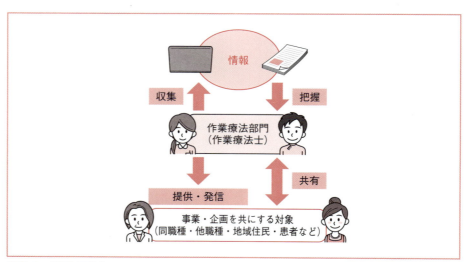

図7-1　情報の動き

Ⅰ 情報のマネジメント

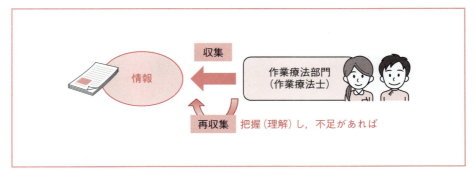

図7-2 情報の把握（理解）

3. 情報を「収集する（得る）」から「把握（理解）する」へ（図7-2）

　　収集した情報に誤りや不足があると，遂行される業務に支障が出たり，精度が低くなったりする場合がある．よって，「収集した（得た）」段階では，そのような情報があることを「知る」ことができただけであり，得た情報をさらに「**把握（理解）する**」ことが必要である．「知る」ことに満足し，その状態で事業や企画の遂行に移ると，その遂行途中で不足している情報を再度収集する必要が生じるなど，把握する作業に時間が費やされ，事業・企画遂行の遅れを招くことになる．よって，マネジメントと同時進行で「情報が誤っていないか？不足していないか？」という意識をもつことが重要である．

　　実際には，情報がすべて整ってから事業や企画が開始されることは少なく，遂行しながら，適宜必要な情報を追加するということが繰り返されている．重要なのは，不足・誤りに気づいたらすぐに補う（情報収集し直す）ことである．しかしながら，法令に関する情報などは，収集した当初から正確に把握する必要がある．誤りや不足を抱えながら業務を遂行した結果，報酬の返戻対象となったり，個人情報保護法やハラスメント対策関連法などでは訴訟問題に発展することもある．

　　一方，事業や企画が開始される時点では重要ではないと思われる情報を軽視してよいというわけではない．事業や企画が遂行・展開されていくなかで適宜必要となってくる場合もあるため，すぐに使える情報でなかったとしても「必要なときに適宜使える情報」として扱うことも大切である．

4. 情報を「提供・発信する」

　　作業療法部門（または作業療法士）から情報を提供・発信する場面は多岐にわたる．提供・発信する相手は，同職種・他職種・地域住民（子ども〜高齢者）・患者などと挙げればきりがない．すなわち，作業療法士が発信する情報は「生活」に関連するため，「生活を営む」すべての人が対象となる．よって，多様な対象者に対して一辺倒な提供・発信では相手が情報を得て把握することはできないため，提供・発信時には対象者に応じた「**内容**」「**表現**」「**ツール**」を私たちは選択しなければならない．いうまでもないが，情報を受け取る側は，今の自身の業務・生活・教育

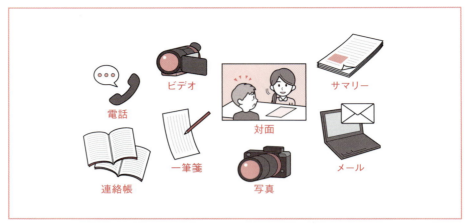

図7-3　提供・発信に用いるツール

などを快適にできるように遂行情報を欲しているため，その目的を達成してもらえるように工夫することが提供・発信側の役割である[※3]．

情報提供ツールに関しては，情報を受け取る側にとってどの感覚情報が一番理解しやすいかを考慮することが大切である（図7-3）．自助具や福祉用具に関する情報であれば，言葉だけでなくカタログを準備すれば視覚的に伝えることができるし，デモ器が準備できれば体感もできる．自主訓練であればイラストや，対象者の理解状況によっては動画やデモンストレーションの準備も必要であろう．また工程が複雑な場合や，項目が多い情報を扱う場合は，繰り返し確認できるよう口頭だけでなく書面を添えてもよい．反対に書面だけでは齟齬が生じる可能性がある場合は，電話や対面により口頭説明する必要もある．

これらの作業に多少の時間が費やされたとしても，情報の取り違いにより修正作業を行うことのほうが多大な時間と労力を要したり，場合によっては事故につながることもあるので，情報を提供・発信する際には適切なツールを選択し，より正確に伝えることを意識したい．

[※3] たとえば，作業療法士にとっては日常的に用いている用語であっても，他職種や一般住民には聞き慣れないことが多い．初めて聞く言葉であると，関連するすべての情報の理解に混乱が生じてしまうため，十分に注意が必要である．

5. 情報を「共有する」（図7-4）

事業や企画を部門内・他部門・他関連スタッフ・地域住民・患者などとともに遂行する場合，情報の理解を誤っていると目的としていた成果が出ず，いつの間にか事業や企画がうやむやになってしまうこともある．そうならないために，方向性や内容，得られる成果などを初期段階だけでなく遂行途中においても共有しておく必要がある．いくら情報を提供した側が「丁寧に伝えた」と思っても，必ずいくつかの取り違いや，把握不足がある．「伝えた側は，相手に不明点の有無の確認，重要な部分の再確認をする」「受け取った側は，少しでも気になる部分に再度説明を求める」など，互いが「**"限りなく共有を図る"** という意識」の共有も大切である．これは連携を図る際にも注意すべきポイントとなる．

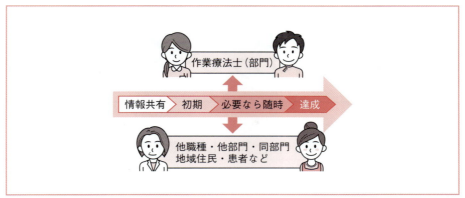

図7-4 情報の共有

6. 情報を少しでも精度高く扱う

　本項では，情報を「収集」「把握」「提供」「発信」「共有」し，情報に動きをもたせることを中心に述べた．情報の動きが少なければ達成度が低くなってしまうであろうし，さらに動きの頻度だけでなく内容を高める意識も必要である．マネジメントとはまさしく，そのパフォーマンスが高い精度で行えるように調整することである．
　たとえば，情報を「提供する」の部分で述べたように，情報提供時のツールの選択ひとつをとってもそうであろうし，「収集する」際も，どの部分の情報が不足しているのか，何を深めないといけないのか，何のために必要としているのかなど，自分がその時点でもっている情報を整えてから行動に移すことが重要である．

7. 臨床現場での例

　たとえば，病棟の看護部門から作業療法部門に「病棟の浴室で使用するシャワーチェアの選定依頼」があったとする．手元にある福祉用具のカタログから適当なものを選定するだけでもシャワーチェアは導入できる．しかし，使用する人（おもな患者像，操作する者）・環境（段差や広さ）・予算などの確認（＝情報収集）を行うと，その病棟が求める機器により近いものが理解できる（＝情報把握）．その機器について説明し（＝情報提供・発信），看護部門と意見交換（＝情報共有）した後に選定したシャワーチェアとは，きっと使用する人（患者，看護師）にとってより実用的なものになるであろう．
　このように情報をマネジメントすることで，作業療法部門のパフォーマンスが向上するのである．

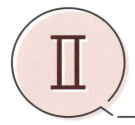

タイムマネジメントとストレスマネジメント

1. タイムマネジメントとストレスマネジメント

　現代人は，子どもから高齢者まで，ストレスを抱えて生きているといわれており，私たち作業療法士にも仕事を行ううえでのストレスは存在する．

　そのため，"ストレスマネジメント"の目的は，ストレスをなくすことではなく，自分の抱えているストレスの全体像を把握し，ストレスをコントロールすることで人生の質と活力を保つことである．

　そして，私たちが業務を行うなかで感じるストレスのひとつに，「時間が足りない」「もう少し時間さえあれば」「やるつもりだったのに間に合わない」「やることに追われている」など，"タイムマネジメント"がうまくいっていないことが挙げられる．

　タイムマネジメントとは，「時間管理」を意味する言葉である．時間は重要な価値基準であり，タイムマネジメントとは，実践的に時間を活用するために自分の仕事を整理し，スケジュールを組む技術・手法である．

　本項では，ストレスのしくみについて理解し，個人的要因とその対処の基本について理解する．そして，"ストレスマネジメント"のひとつの戦略として，作業療法業務を行うにあたって，「時間」という問題に焦点を当て，積極的に関与する方法としての"タイムマネジメント"について考えたい．

2. ストレッサーとストレス反応

　まず，ストレスについて，私たちの心身の全体をゴムボールに例えてイメージする（図7-5）．その場合，ボールに外から加わる力が「①**ストレッサー**」，そこで生

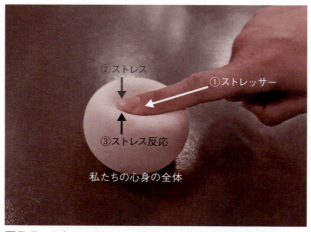

図7-5 ストレッサー，ストレス，ストレス反応の関係

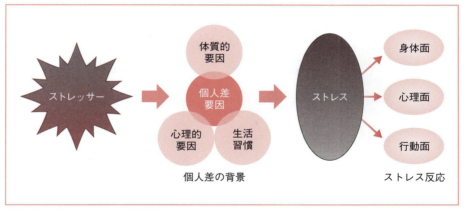

図7-6　ストレスの構成要素(熊野, 2012)[1]より一部改変

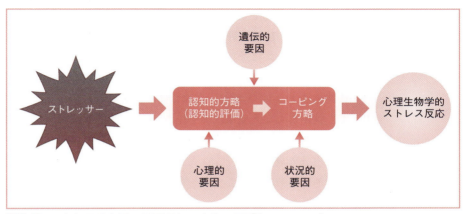

図7-7　ストレスのトランスアクショナル・モデル(竹中, 2005)[2]より一部改変

じるへこみが「**②ストレス**」である．そして，外部からの圧が継続して加わったままだとボールは破裂してしまうため，内側から押し返して元に戻ろうとする作用が起こり，それが「**③ストレス反応**」と考える[1]．

次に，ストレスの構成要素を**図7-6**[1]に示す．ストレス反応は，身体面や心理面，行動面（じっとしていられなくなるなど）に出ることもあり，また，同じストレス環境でも，ストレスがたまりやすい人や，そうでない人もいる．個人差の背景には，体質的・心理的・日常の生活習慣などの個人差要因があり，それらによって，ストレッサーに対する反応が変化するといえる．

そして，心理学者のラザルス（Razarus R）とフォルクマン（Folkman S）は，ストレッサーがストレス反応を直接的に引き起こすという一方的なモデルに対し，「ストレスは，生体と環境との相互作用的な交渉のなかで，ストレスフルなものとして認知（評価）された関係性とそれに対抗しようとする一連の意識的な努力（**コーピング**）の過程」と考え，**図7-7**に示すような，ストレスの心理学的理論のトランスアクショナル・モデルとした[2]．

第7章　作業療法業務のマネジメント②　情報・時間・ストレスのマネジメント

表7-1　コーピング方略の8分類

問題-情動	問題焦点型				情動焦点型			
関与-回避	関与型		回避型		関与型		回避型	
認知-行動	認知型	行動型	認知型	行動型	認知型	行動型	認知型	行動型
方略名	計画立案	情報収集	あきらめ	責任回避	肯定的思考	カタルシス	思考回路	気晴らし
具体例	問題解決の計画を立てる	情報を集める	あきらめる	責任を逃れる	よい面を探す	誰かに話を聞いてもらう	くよくよ考えないようにする	気晴らしをする

(竹中, 2005)[2]

3. ストレスの受け止め方と対処方法

　"ストレスマネジメント"の基本は，ストレッサーと上手に付き合い，ストレッサーを上手にしのぐことであり，ストレッサーに対して，個人が適正に対処できるかどうかの自覚が重要といわれている[2]．これは，**図7-7**に示すように，ストレッサーに対する**認知的評価**（置かれた状況をどう捉えるか）とその対処（**コーピング**），つまりストレスに対して，受け身ではなく積極的に備えることである．

　認知的評価は，たとえば，とても難しそうな対象者の担当を任されたとき，ある作業療法士は，「大変だ，こんな難しい患者さんの治療は自分にできっこない．何で，僕がこんな大変な仕事を任されたのだろう．いやだな」と考える．また，ある作業療法士は，「これはよい機会だ．難しいことはあるけれど，先輩に相談しながら，自分の成長のチャンスと思ってがんばろう」と捉えて取り組む．このような，認知的評価の違いによって，前者の作業療法士のほうがストレス反応が大きくなるのは明らかである[※4]．

※4 何事も前向きに捉えることでストレッサーと上手に付き合える．

　そして，認知的な評価に引き続いて行われるのが，コーピング（対処）である．コーピングとは，ストレッサーに直面することにより喚起される情動的反応（抑うつ，不安，怒り）や身体的変調を提言することを目的としたあらゆる認知・行動的な努力[2]のことである．これは，一般的に，**表7-1**[2]に示すように，問題焦点型コーピング（ストレッサーに対して行われる）と情動焦点型コーピング（ストレス反応に対して行われる）に大別される．このコーピングの選択は，1つの方略を用いているわけではなく，機能が異なる複数のコーピング認知・行動を組み合わせている．

　たとえば，ポジティブな評価をした作業療法士は，その疾患や治療に関連した情報収集をしたり，何をどのようにすれば課題が達成できるか相談したり考えたりしながら，問題解決に向けた行動をとることができる．それに対して，ネガティブな評価をした作業療法士は，「お酒でも飲んで寝てしまおう」などとそのことを考えないように回避し，何かと理由をつけて，維持するだけの治療しか行わないかもしれない．そういった消極的な対処をすることが多いといえる．

※5 周囲の人たちのサポートがどの程度あるか，あるいは，サポートに対する満足度がどの程度あるか．

　さらに，ソーシャルサポート[※5]によってもストレス反応は異なる．たとえば，仕事で失敗した場合，支援的な人間関係や職場環境がある人では，社会的・環境的に孤立している人に比べて問題解決の支援を受けやすくなり，その失敗の衝撃は少

表7-2　作業療法士の業務

対象者への直接的な業務	1. 作業療法評価・再評価
	2. 作業療法計画立案
	3. 作業療法の実施
	4. 説明，指導および援助（退院時指導・家族指導など）
	5. 環境調整（住環境や福祉機器などの適応評価・調整・指導）
	6. 自助具・義肢・装具の作製および適合訓練
	7. 訪問指導（住宅訪問・職場訪問・学校訪問など）
対象者への間接的な業務	1. 会議（多職種カンファレンスや申し送りなど）
	2. 記録（診療記録・業務実績・報告書作成・申し送りなど）
	3. 事例・症例検討会
	4. 作業療法関連機器の保守点検
	5. 衛生管理や整理整頓（作業療法室の掃除や訓練機器の消毒）
	6. 各病棟との連携
	7. 担当者（担当患者）の振り分け
その他	1. 教育（自己研鑽・新人教育・生涯教育・学生指導）
	2. 研究
	3. 会議（業務会議など）
	4. 管理運営（事務管理や業務管理）

なくなる．これらも重要な要素となる．

　ストレスマネジメントに取り組むためには，そこに取り組む基盤づくりが大切である．それは，①適切な生活リズムを保つ，②十分な睡眠をとる，③セルフモニタリングの意識をもつことである．これらが基本的準備として，健康を保つための要となる[3]．

4. タイムマネジメントの必要性

　ドラッカー（Drucker PF）は，生前，「物事は当人がこれだけかかると思っている時間の2倍かかる」といっている．また，カナダのサイモンフレーザー大学で行われた調査では，課題を完了させるまでの所要時間を事前に自己申告してもらい，その期間と実際にかかった期間を比較すると，実際の期間は自己申告の1.6倍に達した[4]という報告もあり，一般的に，人は仕事の所要時間を楽観的に見積もりがちである．

　私たち作業療法士の業務は，**表7-2**に示すように，対象者への直接的な業務や間接的な業務が中心となる．作業療法の実施では，対象者に応じた目標達成のために，「いつ，どこで，誰が，何を，どうするのか，なぜ，どれくらい」の5W2Hについて絶えず考え，やるべきこと・やらなければいけないことが多数存在する．さらに，その他の業務に関連する教育・研究・会議など多岐にわたっている．

　そして，自己研鑽のための学習や新人発表，研究活動，業務外での勉強会・研修会の受講など，業務の時間外にも時間を割かなければならず，時間が足りないと感じることや，やることが多いと思うこともあるだろう．

第7章　作業療法業務のマネジメント②　情報・時間・ストレスのマネジメント

タイムマネジメントの三要素として，①**スケジューリング**（持ち時間に仕事を割り振る），②**時間節約**（無駄な時間をなくす），③**時間増大**（使える時間を増やす）があり[5]，これらは，単に時間を管理するだけではなく，時間の使い方を分析し，仕事を積極的に効果的・効率的に行うために必須の要素である．

5. 作業療法業務のタイムマネジメント

典型的なマネジメントプロセスのなかに，PDCAサイクルがある．これは，「Plan：計画」「Do：実施・実行」「Check：点検・評価」「Act/Action：処置・改善」から成り立っており，P（計画）は，これからすることを考え，D（実行）は，計画したことを実行し，C（評価）は結果が良かったか悪かったかを判断し，A（改善）は，見直しをして次の計画に進むという過程である．

タイムマネジメントでまず行うべきは，「仕事の流れや仕事量を可視化する」ことで，時間の割り振りのP（計画）をすることである．前述したように，作業療法士の業務には，①対象者への直接的な業務，②対象者への間接的な業務，③その他（教育・研究）があり，それらを，「いつ，どこで，何を」やるか，1日のなかで，1週間のなかで，さらには，月や年単位で計画していくことが基本となる．

実際に時間管理を行うには，計画を可視化するために，書き込んだり見たりするためのものが必要であり，さまざまな時間管理法が紹介されているが，ここでは，「時間の地図」を引用する[6]．この時間の地図で，いろいろなやることを1つにまとめてしまうことでやることがすっきりし，さまざまな業務をうまく進められるようになる．

※6 時間が決まった予定．

※7 時間が決まっていない予定．

ここに書き込む計画には，**アポイント**[※6]と**タスク**[※7]の2つがある[6]．アポイントは，対象者への作業療法診療や会議などの，時間厳守で時間を変えられない予定である．また，タスクは，住宅訪問の報告書や情報提供書を書くなどアポイントのない，自分で自由に使える時間を活用して実行していくことである．これらを，**表7-3**に示すような，作業療法士としての時間の地図を作成し，今日やることリスト，1日という時間のなかでの計画，月間で**やるべき計画**，そして，開始する時間や日，そして**締め切りの期限**を記入する．

次に，D（実行）しながら，日々変化する予定は加筆・修正していきながら，やったことに☑を入れていく．そして，1日や1週間，1か月のなかで，C（評価）を行い，うまくいったこと，うまくいかなかったことを振り返り，A（改善）するために取り組む．

作業療法士は，対象者の困りごとや，その人がしたいと思う作業（生活行為）を実現するために，共に考え，本人と一緒に解決に向けて取り組む医療専門職である．作業療法士として，独自の工夫を凝らし，自分に対して積極的なマネジメントを行うことで，効率・効果的に日々の生活や作業療法業務に取り組んでいただきたい．

Ⅱ　タイムマネジメントとストレスマネジメント

表7-3　時間の地図（作業療法士編）

日付	5月7日（月）	5月8日（火）	5月9日（水）	5月10日（木）	5月11日（金）	5月12日（土）	5月13日（日）

今日やることリスト

5月7日（月）	5月8日（火）	5月9日（水）	5月10日（木）	5月11日（金）	5月12日（土）	5月13日（日）
□ Aさんサマリー	□ Cさん中間評価	□ 出張の申し送り	□ Gさん家族指導	□ Lさん訪問日程	□ 新人発表準備	□ 抄録書く!
□ Gさん改修案	□ Gさん改修案	□ 情報提供書作成	□ Cさん自助具	□ 訪問報告提出	□ 文献購入	
□ 訪問打ち合わせ	□ 住宅訪問準備	□ 歓迎会会費徴収		□ 情報提供書提出		
□ 勉強会申し込み	□ 旅行命令簿記入					
□ 歓迎会会費徴収	□ 歓迎会会費徴収					
□ お店に連絡						

1日のスケジュール

時間	5月7日（月）	5月8日（火）	5月9日（水）	5月10日（木）	5月11日（金）	5月12日（土）	5月13日（日）
8	朝礼 申し送り	朝礼 申し送り	訪問準備 朝礼 申し送り	朝礼 申し送り	朝礼 申し送り		
9	患者Aさん（初期評価）	患者Aさん	患者Aさん	患者Aさん	患者Aさん		
10	患者Bさん	患者Bさん	患者Bさん	患者Bさん	患者Bさん		
11	患者Cさん／患者Dさん	患者Cさん／患者Dさん	患者Cさん／患者Dさん	患者Cさん／患者Dさん	患者Cさん／患者Dさん	新人発表の文献検索	新人発表の抄録執筆
12					診療記録		
13	患者Eさん（代行）／患者Fさん（外来）	患者Gさん	患者Gさん 住宅訪問	患者Jさん（代行）	患者Eさん（代行）／患者Lさん（外来）		
14	患者Gさん	患者Hさん／患者Iさん（代行）	患者Gさん 住宅訪問	患者Gさん	患者Gさん	買い物・映画	友人と交流
15	患者Hさん	病棟会議		患者Kさん（代行）	患者Hさん		
16	カンファレンス 診療記録	患者Iさん（代行）	訪問報告書の作成 診療記録	患者Iさん（代行） 診療記録	病棟回診		
17	Th会議	OTミーティング 診療記録	情報提供書	伝達講習 診療記録	科内勉強会 診療記録		
18		診療記録					
19	歓迎会のお店に電話する		新人歓迎会		勉強会（士会主催）		
20			新人歓迎会		勉強会（士会主催）		

やることリスト 月間計画

- 新人発表の抄録締切：7月15日必着←（ファシリテーターには6月上旬に提出するために，5月13日から週末に始める）
- 盆踊り大会の係り：出し物と屋台出店について，幹事と予算の計画を立てる（5月中）
- 新人歓迎会の参加費の集金（5月10日当日まで）：27人分
- 新人歓迎会のお店への連絡：5月7日（月）夕方
- MTDLP基礎研修会への参加を申し込む：締め切り6月3日

第7章　作業療法業務のマネジメント②　情報・時間・ストレスのマネジメント

> **学習課題**
>
> ・作業療法における情報とその特性について説明しなさい.
> ・タイムマネジメントの重要性について説明しなさい.
> ・ストレスマネジメントの重要性について説明しなさい.

文献

1) 熊野宏昭：ストレスに負けない生活−心・身体・脳のセルフケア. pp14-17, ちくま新書, 2012.
2) 竹中晃二（編）：ストレスマネジメント. p9, pp15-17, p33, p50, ゆまに書房, 2005.
3) 島　悟・佐藤恵美：ストレスマネジメント入門. pp65-76, 日本経済新聞出版社, 2007.
4) 水口和彦：部下を持つ人の時間術. pp216-217, 実務教育出版, 2011.
5) 野口悠紀雄：続「超」整理法・時間編. pp12-13, 中公新書, 1995.
6) 水口和彦：たったこれだけのことで！仕事力が3倍アップする時間活用法. pp26-55, 実務教育出版, 2008.

コラム⑥　私の休日の過ごし方

　勤務が終わり，明日は休日である. 私は，休日は楽しく過ごすことを目標にしている.

　休日の前日は夜更かしをして海外ドラマを観たり，天気のいい休日にはカメラを持ち出かけたりする. また，友達や，職場の先輩や後輩とご飯へ行き談笑する. 会話が盛り上がると，次の日に影響を及ぼすことも少なくはないが，このような過ごし方が，よい息抜きとなっている. 他には作業療法中の会話で，対象者に教えていただいたお店や場所に，実際に足を運んでみたりする.

　しかし，楽しい休日ばかりではない. 論文の執筆に向けてデータの収集や分析を行う日や，病院内の勉強会に向けて資料を作成する日もある. また，作業療法の技術向上を目的に研修会や学会に参加したり，参考書を読み作業療法プログラムを計画したりすることもある. このような休日を，学生時代には想像していなかった. 休日が休日でないように感じることも多々あるが，同時に作業療法士として肝心なことでもあると感じている.

　そして，休日が終わっていく. 電気を消し，布団に入り，大まかに次の日からの勤務でしなければならないこと，したいこと，予定を見積もる. スマートフォンで，ニュースやコラムを読み，対象者との作業療法中の話題をみつけながら眠りにつき，日が昇ると勤務に向かう.

　私が考える休日とは，「楽あれば苦あり，苦あれば楽あり」. いかに楽しく過ごそうかと思えば，すべきことを乗り越えられる. 乗り越えた先にこそ楽しさはあるものだと確信している.

第8章

作業療法業務のマネジメント③
実践からの学び

学習のねらい

- 作業療法実践のための業務管理と人材育成について理解する.
- 作業療法実践における連携の重要性を理解する.
- 地域で活動する作業療法士の役割を理解する.
- 行政機関の作業療法士の役割を理解する.
- 災害時の作業療法士の役割を理解する.

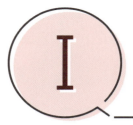

I 作業療法部門の業務管理

作業療法部門の業務管理については，現在も試行錯誤中という組織が多いことだろう．作業療法士が学生時代にマネジメントについて学ぶ機会は少なく，社会人になってもマネジメントを意識することはあまりないかもしれない．しかし，作業療法士として経験を積み，徐々に管理をする立場になると，個人での業務管理には限界があり，組織的なマネジメントが必要であると実感できるようになる[※1]．

管理者は，一定の水準で業務が遂行できるよう組織をコントロールすること，また，組織の目指す方向性を理解し，「ヒト」「モノ」「カネ」「時間」「情報」についてのマネジメントを通して，組織として効率よく成果をあげることが求められる．また一方で，職員一人ひとりの個性を大切にすることを忘れず，管理者自身の価値観の押しつけにならないようにすることが必要である．

作業療法業務のマネジメントでは，さまざまな資源を活用し，職員が気持ちよく成果を出せるマネジメントの実践が望まれる．

ここでは，業務管理マネジメントの実践における「**人**」を中心に，ある作業療法部門の一例を示し解説する．

[※1] 管理とは，「①管轄し処理すること．よい状態を保つよう処理すること．②財産の保存・利用・改良を図ること．③事務を経営し，物的設備の維持・管轄をなすこと」[1]と示される．

1. ある作業療法部門の業務管理のための組織

- 回復期リハビリテーション病院
- 全180床で，入院リハビリテーション，外来リハビリテーション，短時間通所リハビリテーション，訪問リハビリテーションを展開
- 作業療法士は，60名以上．病棟，外来・短時間通所，訪問のいずれかに配属されており，多職種でのチームアプローチを実践している．また，部門教育・人事・業務管理を行う管理者として部門長を設置している．

作業療法部門運営は部門長が統括し，部門運営を円滑に行うため，教育係，業務係，研究班を設けることで組織としての役割と責任を明確にする（**図8-1**）．各係，班には，リーダーを任命し，そのリーダーは随時，部門長へ活動の報告・連絡・相談を行う．**教育係**は，部門の教育に関連する内容を担う．各年次に応じた部門研修などについては，研修の目的・内容・日程について案内，また研修当日の運営に参画する．**業務係**は，作業療法室の物品管理を担う．月に1回程度の活動機会をもち，物品の所在確認，修理依頼，在庫確認・補充，新規物品購入などを行う．また，部門内への注意事項の伝達や，年間予算の提案なども行う．**研究班**は，専門性の向上と業務の標準化を担う．研究班ごとに，研究活動，勉強会（自己研鑽(けんさん)）の実施，専門技術マニュアルの作成などを行う．

I 作業療法部門の業務管理

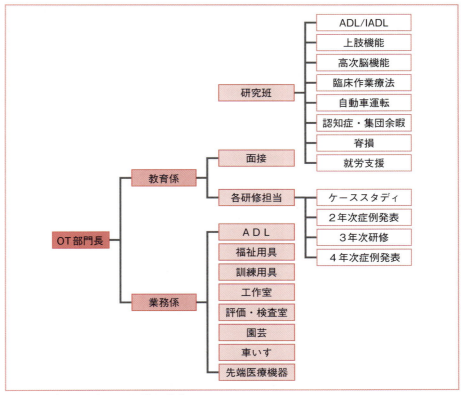

図8-1 作業療法部門の組織図（例）

2. 目標設定について

　作業療法部門の目標設定は，前年度の部門全体の振り返りから重点課題を抽出し，社会のニーズを取り入れ，病院目標と連動するものとする．決定した部門目標については，5月に作業療法部門全体会を開き，目標についての周知を図る．あわせて，部門目標を受けて自分たちが何を意識して行動するかを検討する機会をもつ．
　その後，個人の目標を「**目標自己管理シート**」（図8-2）に記入する．目標は，社会人として，専門職として，チームの一員としての3つに分かれており，目標内容・具体的行動・期間を設定する．そして，**目標設定**，**進捗状況確認**，**目標達成**へつなげるために，上司との定期面談を年3回実施する．「目標管理シート」の専門職についての項目では，部門目標，また，部門の専門職評価[※2]を意識してもらい，各人の力量を考慮して上司が助言を行う．
　魅力ある部門目標を設定することで，モチベーションを向上させ，組織・部門の目指すべき方向性へ導くことにつながる．目標を設定するうえで必要なことは，わかりやすく，具体的な行動が示されており，後で目標が達成されたのかどうかがわかることである．目標については，個人，部門ともに有言実行を目指し，全員参加で取り組むことに意味がある．

※2 ①患者理解（情報収集），②評価，③目標・計画の立案・見直し，④直接的な支援（知識・治療・マネジメント），⑤ADL（他職種と協働するADLへの直接的支援），⑥生活構築への支援の6つの項目を定めている．

93

第8章　作業療法業務のマネジメント③　実践からの学び

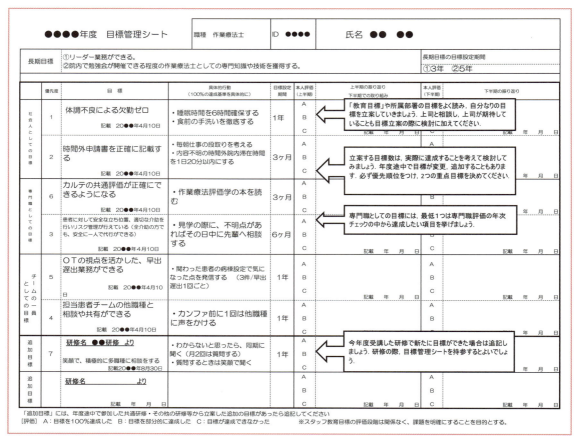

図8-2　目標自己管理シート

3. 人事考課について

　　　　人事考課とは,「従業員個々の能力や勤務成績を判定すること, 給与査定や人事決定の資料となる」[1]と示される. 人事考課を活用することによって, 職員の業務の遂行について**評価**を行い, 職員個々人の教育につなげる. 人事考課の項目には, 理念・倫理, ルールの遵守・指示命令系統の理解, 客観的な自己評価, 仕事の段取り・効率性, 仕事の正確さ・安全性・確実性, 問題解決, 自己研鑽, チームアプローチ, 接遇が含まれる. 評価にあたり, 一次考課者は, 各所属チームの主任, 二次考課者は, 部門長を含めた管理職が担い, 考課者会議を半期ごとに実施し, 職員一人ひとりのよい点と課題について協議する. 考課者会議で協議した内容について, 目標の定期面談と合わせて本人へ共有する機会をつくり, 次へのステップへつなげる.

4. 臨床業務のマネジメント─OJTを参考として─

　　ここでは，入院患者を対象とした作業療法臨床業務のマネジメントについて示す．365日のリハビリテーションを提供する場合，日勤（8：30〜17：30）作業療法士のリハビリテーション実施単位数は，1日に19単位程度を目安とする．担当する対象者数は4〜5名程度であり，対象者への評価，目標設定，方針を定め，訓練プログラムを立案し，作業療法を展開する．多職種で行うカンファレンスは対象者1人につき1か月に1度開催され，経験3年未満の職員は作業療法の方針などについて上司に確認してもらう機会をつくる．経験1年未満の職員はプレカンファレンスを実施し，所属チームの職員から作業療法の方針や伝え方への助言などをもらう．

　　教育の手法として，Off-the-Job-Training（以下Off-ＪＴ），On-the-Job-Training（以下ＯＪＴ）を活用する[※3]．ここではOJTの一例を示す．**OJT**の内容は，目標設定，訓練プログラムの立案，また，困難事例への関わり方など多岐にわたる．同席前に，対象者の評価・目標設定・方針などを確認し，これから何を実施するのかを確認する．同席中は，対象者との関わり方についての助言や，実際に関わり方を見せる場面を設ける．同席後に，職員へのフィードバックの時間をとり，今後の方向性について検討する．

　　通常のOJTとは別に，チェックシート（**巻末表5**）を用いたOJTについても一例を示す．「作業の実現化を支援する」「作業療法士の実践能力を評価する」ことを目的とし，チェックシートを用いた訓練同席およびフィードバックを行う．年度内に1回，作業療法士全員の臨床場面へ主任が同席し，他者評価を行う．主任へは部門長が同席，他者評価を行う．主任・部門長は，OJT実施前に，作業療法計画について触れ，作業の実現化に向けた計画の妥当性（対象者が希望する作業の内容，長期目標，短期目標など）について，カルテの内容を確認しておく．実際の作業療法場面について，6項目（①接遇，②対象者への関わり，③安全管理，④評価，⑤分析結果と訓練目的の説明，⑥作業療法の直接的な支援）からなるOJTチェックシートを用いて自己・他者評価を行う．また，作業療法場面について動画を撮影しておき，フィードバック時の振り返りで活用する．同席後，フィードバックの時間をとり，作業療法場面の動画を確認し，職員から実現化に向けたアセスメントについて自身の言葉で説明する．主任・部門長から作業療法場面を通して助言を行う．OJTチェックシートの自己・他者評価を共有し，専門性向上に向けて取り組む課題，課題解決に向けた具体的行動について検討する．1か月後，職員は専門性向上に向けて取り組んだ具体的行動の達成度とコメント，また，実現化したい作業の実現度，対象者の満足度を記入し，主任・部門長へ提出し，フォローアップを行う．OJTチェックシートを活用することで，項目に沿って偏りなく評価でき，課題の共有・改善行動につながりやすく，作業療法士の質向上につながる．

[※3] Off-JTでは臨床場面を離れて座学などの研修を通して教育を行い，OJTでは実際の臨床場面に同席して上司が教育を行う．

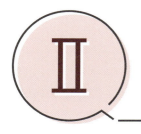

II 人材育成のマネジメント
―新人作業療法士が知っておきたい心得―

1. 新卒者・若年者に必要な態度

　　　　　　専門職としての知識・技術が必要なことはいうまでもないが，それ以前に社会人としての**適切なふるまい**が必要である．たとえば，始業時間なら，就業規則に定められた時間に仕事が始められる状態で待機していることである．仕事に備えて対象者の状態把握などが必要な場合は，さらに早い行動が求められる．筆者は，本当の仕事の開始は勤務先の敷地に入った時点からと捉えている[1]．更衣室に向かう途中で何かに困っている来院者がいたら声をかける，廊下にゴミが落ちていたら拾うなど，仕事のスタートはそういった場面からと考えている．

　　　　　　専門職として作業療法ができるようになるというのは，どういうことだろうか．働き出して1年も経過すると患者の評価や記録ができるようになる．しかし，この段階は仕事ができるようになったにすぎない．専門職として作業療法ができることは，患者に対して最良の作業療法を提供し続けることである．その知識・技能は2～3年で身につくものではない．「仕事ができる」と「作業療法ができる」は異なることを肝に銘じ，日々研鑽を続けることを心がけている．

2. 人件費とコスト意識

　　　　　　多くの場合は，病院や施設に勤務し労働の対価として報酬を受け取る[2]．一般には基本給に諸手当などが合算され，月給と賞与として給与を受け取る．自身が作業療法を実践し対価として受け取る診療報酬点数などを計算すると，自身がどれくらい収入に貢献できているかがわかり，自身の給与が十分でないと感じる人がいるかもしれない．じつは，雇った施設側は皆さんに支払う給与の他に社会保障費や福利厚生費（退職金の準備など），その他の間接費用（総務費用など）を負担しており，一般には1人を雇うと給与の1.5～2倍の**人件費**がかかるといわれている．人件費には，他に見えないお金として雇用に伴うリスク（たとえば，対象者や対象者の家族に損害を与えた場合や病院の信用を傷つける行為などをした場合の損害）に対する費用も含んでいる．1人の作業療法士を雇用するためには簡単にいってもこれだけの費用を要しており，自身が受け取っている給与だけが人件費だと考えてはいけない（図8-3）．

3. 作業療法士はサービス業

　　　　　　作業療法士は**サービス業**である．病院などでは，患者が作業療法士に「ありがとう」と礼を述べている風景をよく見かける．作業療法士はそれを当たり前のように

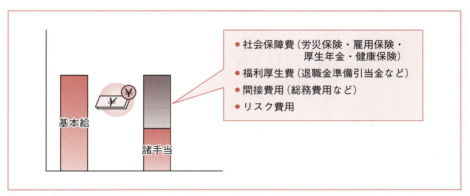

図8-3　給与のしくみ

受け取っているが，この関係は正しいだろうか．あなたが小売店で買い物をした際，「ありがとう」と言うのは商品を売った小売店である．その言葉がないと「愛想が悪い」「サービスが悪い」と評判が落ちる．では，作業療法の場面はどうか．同じように考えると，作業療法という商品を販売しているのは私たちで，患者は顧客側である．この関係のなかでは，商品をお買い上げいただいた顧客（患者）に対して作業療法士が「ありがとう」を伝えなければいけない．実際の小売店の売買では購入した側も謝辞を伝えており，患者と作業療法士の間でも同じことがいえるのではないだろうか．

4. リスク管理

今日の医療は，**受ける側の安全**が保障されていることが求められる．これはリハビリテーションにおいても同様で，安全を担保していることが重要である．リハビリテーションや運動療法は，実施基準に応じて適切に行う．その他に回復期リハビリテーションや年休取得で生じる代行実施はリハビリテーションのなかでは日常的なことといえる．このような場合や初めて何かを行う際で不安なときには，援助を求めたり，自信がないことを告げたりする．これができるかどうかがリスク管理だといえる．何より優先すべきことは対象者の安全であることをつねに意識しておきたい．

5. 作業療法士の付加価値

社会においては付加価値をもつことが求められる．作業療法の技術や知識を高めることが付加価値と勘違いしている人を見かけるが，作業療法の専門職がその知識・技術を高めることは当然の義務である．稀に付加価値となるのは，その知識・技術で新たな顧客を多数集客できる場合，通常とは別に診療報酬などの収入が得られる場合など限定的である．**付加価値**とは，作業療法以外のことで勤務先に貢献できることである．たとえば，ITのスキルが高く病院全体のインフラに貢献できる場合，イラストを描くことに優れていて広報物のイラストを請け負うことができる場合などである．

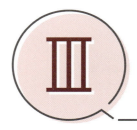

III 連携のマネジメント

1. 「連携」と「連絡」の違い（図8-4）

広辞苑によると「**連絡**とは互いに関連すること，相手に通報すること」「**連携**とは同じ目的をもつ者が互いに連絡をとり，協力し合って物事を行うこと」である[1]．作業療法士から看護師やヘルパーに「Aさんのトイレ動作の練習をしました」と口頭やFAXで伝えるのは連絡となる．一方「Aさんがトイレの自立を希望されているのですが，肩の痛みがほぼ消失したので，ご自分で下着を上げることが可能です．少し見守る時間をとっていただけますでしょうか？」と伝えると連携の始まりとなる．その後，連携相手より「上手に下着を上げられていましたよ」「ゴムがきつめの下着は難しいです」などと報告があり，作業療法士のアプローチにも影響を与え，結果「互いに連絡をとり協力して物事（この場合トイレ動作の自立支援）を行う」こととなる．いい換えれば「連絡」は相手に情報を伝え，その情報を相手がどのように扱うかまでは強く求めず，「連携」は相手に情報を伝え，さらにその情報に基づいて相手にもその物事への参画を求めるまでが含まれるという考え方もできる．

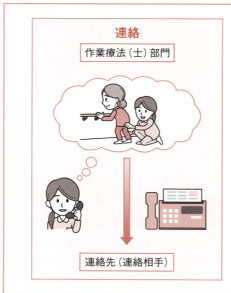
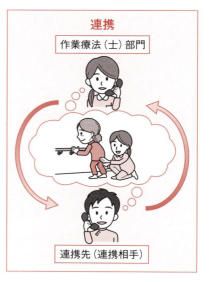

図8-4　連絡と連携

2. 「作業療法の専門性を発揮する連携」と「チームの一員としての連携」

　連携はどの部門，どの職種からも発信される．トイレ動作において高次脳機能障害が影響している場合は，作業療法士が評価を行い，移乗介助時の口頭指示や介助するタイミングなどを介護部門へ伝達することになる．それによって移乗の課題が改善した場合，それは介護部門が作業療法士の**専門性を発揮**したという連携となる．

　一方，家族が面会に来ないと不満を訴える対象者への対応は，どの職種の専門性が必要かは明確にはできず，関わるスタッフが「自分の関わる時間だけ我慢すれば済む」「私は関係ない」と捉えることもある．しかし，その対象者が信頼を置いているスタッフがゆっくり話を聞いてみる⇒その後関連スタッフで対応を統一する⇒家族と話したことのあるスタッフがまず家族に連絡を入れるなど，専門性にとらわれず，各々が**チームの一員**として互いに連携をとることが必要な場面もある．

　現場では作業療法士として専門性を発揮する連携だけでなく，チームの一員として連携に積極的に関わることも求められる．また，作業療法士は難渋している生活行為に対してマネジメントすることを得意とするため，専門性を超えた場面においても有効な介入が期待される．

3. つねにマネジメントを心がける（図8-5）

　連携がうまくいかない場合，こちらの発信内容や確認作業が不足している場合も多い．発信後は相手が理解できたか，相手の取り組み結果はどうだったか確認作業を行い，追加や修正が必要であれば適宜対応する．この繰り返しが「連携のマネジメント」の大切な部分だということを忘れずに連携することが重要である．

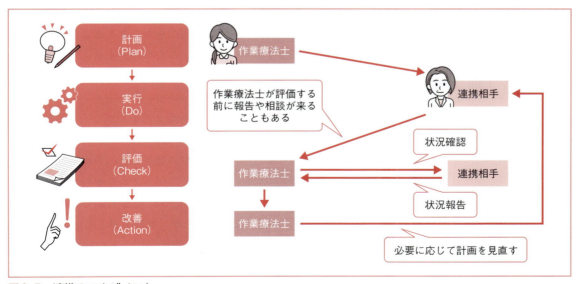

図8-5　連携のマネジメント

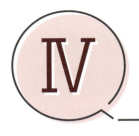

地域で活動する作業療法士のマネジメント

　作業療法士は名称独占資格であり，作業療法士免許があっても「作業療法」と名乗って起業することはできない．医療保険制度では診療報酬，介護保険制度では介護報酬，障害福祉制度では障害福祉サービス等報酬など，それぞれの法律に基づいて作業療法士の仕事に単価をつけて報酬を与えてもらえないと，作業療法士の資格を用いて仕事をすることはできない．WHOは，「**Health for all**（すべての人に健康を）」という概念[4]で，全世界で人の健康を向上することの意義を表明し，作業療法においてもヘルスプロモーションの領域で実践されている．持続可能な開発目標（Sustainable Development Goals：SDGs）のなかにも，「すべての人に健康と福祉を」とあり，健康に対する概念は，発展途上国のみならず先進国自身が取り組むユニバーサル（普遍的）な課題と捉えられている．

　作業療法は「人は作業を通して健康や幸福になる」という基本理念と学術的根拠に基づいて行われる[5]．作業に焦点を当てた介入をより効果的に地域で行うためには，環境と個人が交わる生活の場での介入が必要であり，対象者の生活の場である地域で報酬単価が得られるような介入を行政に認められる必要がある．

　作業療法士が働く領域は，歴史的に発達領域，精神障害領域，身体障害領域，高齢者領域などと分けられており，働く場も医療，福祉，保健，地域と分けられている．しかし，近年は不登校，貧困，引きこもりなどに表われるような複合的な課題やニーズをもつ当事者に対して，年齢，障害や疾患の有無などで分けられて介入をする制度では限界があるのが現状である．本項では，年齢や障害や疾患の有無，「**地域**」や「**まち**」のなかで作業に焦点を当てた活動を行っている本施設の取り組みについて紹介する．作業療法士が免許を使わず，街のなかでさまざまな課題やニーズをもつ方々に対してどのような基盤で活動しているかを報告する．

1. 若者活動スペースちゃんくすの対象者

　2010年に発足したNPO法人ちゃんくすとして活動を始めた頃から〔現在は，若者活動スペースちゃんくす（以下，「ちゃんくす」）として活動〕，筆者が得意としていた分野は思春期の発達障害の方々だった．思春期の発達障害の方が困る点としては，学校になじめない，進路選択の判断材料がない，引きこもりがちな生活，ゲームやSNSに没頭してしまう，仕事が続かない，という現象が生じていた．当事者は小学校高学年から20歳代まで多種多様であったが，課題を感じているのは周囲の方（家族や学校，職場の関係者）であり，実際に筆者が関わるのは当事者ではなく周囲の方であった．そのようななか，福祉・保険制度に関わるには診断名や障害を表す手帳が必要だが，当事者はそのような関わりを望んでいないので，自費で相

表8-1　行政（市）の委託事業（三鷹市の例）

名称	対象者	目的	担当課
思春期の社会参加型体験事業	15歳から39歳までの発達障害と診断され，福祉サービスの提供がなされていない市民．半年間を1クールとして更新は1回のみ	対象者や家族のアセスメント，社会参加のための活動の実施	保健福祉課
若者の居場所づくり事業	15歳から49歳までで引きこもりの状態にある市民．期間はなし	引きこもりの若者に対する居場所づくり	生涯学習課
障害者雇用企業推進事業	市内企業	障害者雇用やいわゆる就労弱者に対する雇用を促す活動．就労支援事業所との連携による就労の促進や工賃向上の取り組み	障害者福祉課

談や支援をする施設という形で事業をスタートした．つまり，あまり課題やニーズを感じていない当事者から対価を得るのではなく，周囲の方々から対価を得ることになる．しかも，なかには経済的に困窮している世帯もあるので，さまざまな世帯から収入を得るようなしくみを作る必要があった．現在の「ちゃんくす」を支える財源は，①自費負担，②市からの委託事業，③地域の団体によるまちづくりの活動費などが主な財源になっている．そのなかで，いくつかの特徴を述べたい．

2. 市の委託事業：財源と活動の対象者と目的を明確にすること

特に，市からの委託事業は，行政との関わりのなかで事業を進めることになる．事業の目的，課題，達成すべき目標，その目標に対する実績値の設定，費用にかかる細目など，イメージを文章や金額に落とし込む必要がある．**表8-1**のように「ちゃんくす」には現在3つの委託事業があり，それぞれに対象者や目的が異なる．

3. まちづくりの活動：当事者の作業がまちづくりの視点にも有効だと根づかせる活動

「ちゃんくす」のミッションには，活動のなかで当事者の能力や技能のアセスメントや介入もあるが，当事者の社会参加を通じて，社会参加の環境を整えることも必要である．「ちゃんくす」は駅前にあり，当事者が公共交通機関や自転車などで通いやすい場所に立地している．そのため，当事者との接点を街中に求めることも多い．

まちづくり活動をボランティアで行わず，かかる費用を事業として行い，当事者にも還元できるようにまちづくりの活動費を得ている．そのなかに当事者の作業を達成するためのしくみを埋め込み，社会のなかで当事者が役割を果たすことも目指している．

4. 地域のなかで作業に焦点を当てて活動するために

医療に携わる作業療法士から，なかなか自身の理想とする作業療法ができない，と相談されることがある．仕事を辞めなくてもできることはある．「週末だけ活動したい」「月1回だけ自分の時間を使って理想に近づくようなことをしたい」など，それぞれの"やってみたいこと"を実現するには時間と労力を重ね合わせることが必要である．経験を継続して積み重ねられるように地域で活動できれば，本来の仕事に役立てることも可能である．ぜひ，やってみたいことを形にしてみてほしい．

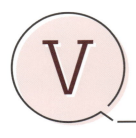 行政機関で働く作業療法士の地域住民の生活を支えるマネジメント

1. 行政職員として働く作業療法士

保健師や栄養士などのようにその雇用を義務づけるような法的基盤が整っていないなか，1982（昭和57）年に制定された「老人保健法」の保健事業の施行をきっかけに，自治体における作業療法士や理学療法士の雇用が進んだ．

行政に所属する作業療法士は，作業療法士である前に行政職員であることを忘れてはならない．つまり，全体の奉仕者として公共の利益のために勤務し，これに専念しなければならない．また，行政事務は，福祉や介護保険など，各分野の根拠法令などに基づいて行われていることも忘れてはならない．

2. 地域住民を支える≒すべての領域に関わる

※4 高齢者，障害者，子どもをはじめ，誰もが安心して暮らし続けられる環境を整備し，支援が必要な人により適切な支援を届ける施策を展開する部署．

兵庫県明石市では作業療法士や理学療法士が福祉局※4に配置されており，高齢者福祉を中心とする保健・福祉事業，医療型児童発達支援センターでの通園児・家族などに対する支援，障害福祉施策に従事している．領域は身体障害，老年期，発達障害領域が中心になるが，精神疾患をもつ高齢者や市民に関わることもある．つまり，地域住民の支援に関わるということは，作業療法におけるすべての領域に関する知識を活用し，地域住民の理解を図り，必要な支援を導き出すことともいえる．

3. さまざまな支援・アプローチのかたち

兵庫県明石市のあかしSDGs推進計画では，2030年のあるべき姿を「SDGs未来安心都市・明石～いつまでも　すべての人に　やさしいまちを　みんなで～」と定めて，取り組みを進めている．作業療法士もその実現に向けて，個々の住民や地域の団体，地域全体に対して，直接的・間接的なアプローチを行っている（表8-2）．

ここからは，高齢者福祉を中心とする保健・福祉事業などの業務の概要について，行政リハビリテーション専門職の活動概念図にあてはめて説明する．

1）個別支援・直接的アプローチ

要介護認定者や障害者手帳保持者に対する住環境整備や補装具等の相談対応などを行う．

2）個別支援・間接的アプローチ

要支援認定者などの自立支援やQOLの向上を目指し，多職種で事例検討を行う自立支援型ケアマネジメント会議や，介護保険サービスからの卒業を目指す短期集中予防サービスなどに係る他の専門職やサービス事業所への研修や支援などを行う．

表8-2 行政に所属する作業療法士の役割・機能

		具体的内容
個別支援	直接的アプローチ	個人を対象にした直接的な作業療法の実施や相談業務
	間接的アプローチ	直接的業務を行わず，個人に関わる支援者やチームに対して支援を行い，間接的に「個人」を支える業務
地域支援	直接的アプローチ	「組織」や「会」などへ直接的に介入し，その地域づくりの支援を実施する業務
	間接的アプローチ	担い手となるグループや人への関わりを通し，住民の主体的な地域づくり活動が発展していくよう，間接的にサポートする業務
計画策定・事業管理 など		計画策定や評価，新規事業の立ち上げ，委託管理などのプロデュース的業務

※ここでいう個人は，高齢者，障害者，住民など，内容によって異なる．

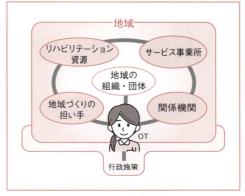

図8-6 行政機関で働く作業療法士のイメージ

3) 地域支援・直接的アプローチ

地域の介護予防力の強化のため，高年クラブ，自治会，地域ボランティアなどの地域のさまざまな団体からの依頼を受けて行う介護予防に関する基本的な知識の普及啓発や，住民主体で介護予防体操に取り組む自主グループ活動の育成・支援などを行う．

4) 地域支援・間接的アプローチ

市民ボランティアや支援者へ介護予防活動を支援する際に必要な知識や視点を伝える研修などを行う．また，「地域リハビリテーション活動支援事業（新しい総合事業）」を活用し，市内や近隣の病院や施設などで働く作業療法士，理学療法士などを，自主グループや地域ケア会議などへ派遣している．派遣する作業療法士らと，地域住民の生活行為の維持・向上や自立支援に役立つ支援方法や，リハビリテーション領域での医療・介護連携の推進方法などについて，研修会やOJT（On-the-job training），連絡会を通して話し合っている．

4. 作業療法士だからできること

作業療法士は，「その人の"主体的な生活"の再獲得と維持」を目指して「心身機能，活動，参加」にバランスよくアプローチし，生活行為の向上の助けになる支援を行っている．つまり，行政において作業療法士は，地域住民やそれを取り巻く環境や資源について適切に評価し，行政施策に働きかけ，施策が効果的に機能するようコーディネートすることができる職種（図8-6）といえる．

今後，「わがこと・丸ごと」地域共生社会の実現に向けた取り組みが各市町で展開されていくにあたり，「地域住民の主体的な生活を支える」視点をもつ作業療法士が，政策形成に直接関わる機会が増えていくことを期待したい．

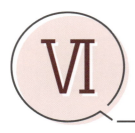# 災害時の作業療法士の役割

1. 災害が人々に及ぼす影響

災害は，人間の生活環境を破壊し，暮らしに影響を与える（図8-7）．その影響は，災害の種類や規模によって異なるが，まず避難所生活などによって日常生活や社会参加が制限され（図8-8），時間経過とともに身体的および精神的に不健康な状態を引き起こす．

2. 災害時の作業療法士の役割

作業療法士は，人と環境と作業を管理・調整する職種である．その支援活動は，災害規模や被災地からの距離，被災状況により変化する．以下，支援活動の具体例を紹介する．

1）避難所アセスメント

支援活動は，避難所の状況把握から始まる．施設の広さに対する避難者数や窓口担当者の情報，医療提供状況，支援物資の有無から妊婦や高齢者など配慮を要する人の人数など，今後の支援活動を計画するうえで必要な情報を支援本部に集約する．また，この情報は定期的に更新される（図8-9）．

2）啓発活動

発災直後の避難所においては，体調不良やケガの治療を要する人は多いが作業療法士の支援内容や役割を理解している人は少ない．私たちは，健康管理と並行し，生活の安全性と社会活動の確保を目指して支援活動を行うことを他職種団体や避難所の窓口である保健師などへ説明することも必要である．

3）生活不活発の予防

エコノミークラス症候群や生活不活発の予防は，私たちの大きな役割であり，集団体操・運動指導は多くの避難所にて実施することになる（図8-10）．ただ，時間の経過に伴い避難所内の環境整備が進み，プライバシー保護を重視した生活空間ができ上がることがある（図8-11）．これは，プライベート空間の確保という点では生活の質を向上させているが，閉じこもりという新たな課題も発生させる．このような生活環境では，同じ生活不活発の予防でも，体操ではなく生活リズムや集団生活における役割の確保など，避難所内のコミュニティを意識した主体的な活動を促す対応が求められる．

4）継続的な生活環境評価と調整

支援活動においては，生活環境の評価は継続的に必要である．避難所全体としては，誰もが使用する出入り口の段差解消や履物着脱空間の確保（図8-12）などは，

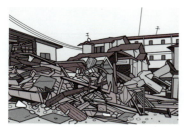

図8-7　被災状況（倒壊した家屋）

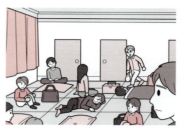

図8-8　初期の過密している避難所

避難所	避難者数	担当者	ダンボールベッド	毛布	シーツ	介護用ベッド	簡易シャワー	風呂
県民ホール	540	A	×	○		×	×	×
保健福祉センター○○	295	B	○（22台）	○（500枚）		○（22台）	×	○（自衛隊）
○○児童館	25?	C	○	○				○（自衛隊）
○○小	230	D	○（13台）	○		○（2台）	×	×
△△小	450	E	○（200台）	○		○（1台）	×	×
□□小	288	F	畳有り					
☆☆小	78	G	畳有り	○		×	×	×
総合体育館	1274	H	○	○		×	○（介護用）	○（自衛隊）

図8-9　避難所アセスメント表（例）

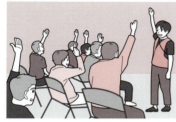

図8-10　集団体操風景

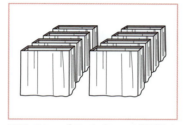

図8-11　プライバシーが保護された避難所

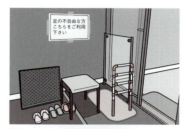

図8-12　環境調整の例

多くの人が使用しやすいように迅速な対応が求められる．また，避難者個別の課題として床上動作やトイレまでの動線を相談された場合は，段ボールベッドや簡易式据え置き手すりの設置などの福祉用具による解決策が考えられる．ただ，災害時の支援活動は，限りある空間や資源による対応となるためすべての個別課題への対応が難しい場合もある．

5）被災者の心理面への配慮

被災者のストレスは，時間経過によって変化する．たとえば，突然の生命危機と環境破壊による喪失感を伴うストレス，避難所における生活物資の不足や集団生活によるストレス，仮設住宅に移り孤独感と将来への不安によるストレスなどである．これは，発症や受傷直後の患者の喪失感や入院生活，在宅生活へ移行時のストレスと重ねて考えられる．

3. 作業療法マネジメントとして

災害対応であっても，支援すべきことは社会生活への復帰であり生活の質の向上であることは，他の作業療法場面と同様である．もちろん，チーム医療として他職種との連携協働は重要である．ただ，被災者からすれば，私たちは支援者であり，部外者でもある．専門外のことを求められることもあれば，支援を拒否されることもある．専門性だけでは解決できない状況もあり，相手の立場を理解した接遇や社会性が求められる．また専門外のことに関しては，他の専門職につなげる勇気とスピード感も大切となる．

第8章　作業療法業務のマネジメント③　実践からの学び

> ## 学習課題
>
> ・作業療法部門における業務管理のポイントを説明しなさい.
> ・新人作業療法士がもつべき心得について説明しなさい.
> ・作業療法実践における「連携」の重要性について説明しなさい.
> ・地域で活躍する作業療法士の役割について説明しなさい.
> ・行政機関で働く作業療法士の役割について説明しなさい.
> ・災害時の作業療法士の役割について説明しなさい.

文献

1) 新村　出（編）：広辞苑　第7版. 岩波書店, 2018.
2) 千種義人：新版経済原論. pp79-80, 慶応通信株式会社, 1993.
3) 宇田　薫：在宅との連携を実践から考える,『特集　作業療法における「連携」を考える』. 作業療法ジャーナル, 45（2）, 2011.
4) Mahler H：The meaning of "Health For All by the year 2000". World Health Forum, 2（1）, 1981.
5) 日本作業療法士協会ホームページ：日本作業療法士協会　作業療法の定義.（2024年8月閲覧）
6) 一般社団法人日本公衆衛生協会：平成28年度「地域保健総合推進事業」：行政リハビリ専門職のための手引き. 一般財団法人 日本公衆衛生協会, 2017.
7) 石川　齊・他（編）：作業療法技術ガイド　第3版. 文光堂, 2011.
8) 内田正剛：自然災害と作業療法. 作業療法ジャーナル, 51（3）：206-212, 2017.
9) 原　玲子：学習課題とクイズで学ぶ看護マネジメント入門. pp153-180, 日本看護協会出版会, 2017.

コラム❶　作業療法士はアイデアマン

　作業療法士になると, 道具の活用, 自助具の作製, 環境の調整などを行う機会が多い. 福祉用具も含め, 既製品を導入できれば目標としていた動作の獲得に至ることも多いが, 資源（お金）は限られており, 所属施設に何でもかんでも買ってもらえるわけではない. また, 対象者のニーズ, 性格, 生活様式, 動作手順, 上肢・手指機能, 対象者の受け入れ度合いなども, 多様性に富んでいる. なかには「必ずこのやり方じゃないと受け入れられない」という対象者もいる. このようにさまざまな条件のもと, 作業療法士は対象者の作業の実現に関わっているが, 参考にしたいような内容が教科書や文献に書かれていないことも多々ある. 私は, 自分自身の経験はもちろん, 今までの対象者から学ぶことも多くあり, これらの経験・情報が作業療法士としての引き出しを増やしていると感じている. その経験・情報が「使える」と思えるためにも, 常日頃よりさまざまなシチュエーションを想像しながら「これは使えるかな？」という視点で物事を捉える必要があると感じている. この視点こそアイデアにつながると考えられるが, 作業療法士になってすぐはこのような視点, 経験・情報はないので, まずは先輩作業療法士の真似をすることをお勧めしたい. そのときに, ただ真似をするのではなく,「なぜ？」という視点をもって真似をしてもらいたい. その「なぜ？」の視点こそがアイデアマンになるための大事な要素なのである.

第9章

作業療法の役割と職域

- 作業療法の法的根拠を理解する.
- 作業療法に関連する法律および定義を理解する.
- 職能団体の意義と役割を理解する.
- 作業療法の領域について理解する.

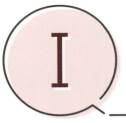

作業療法の法律と定義

1. 作業療法の法的根拠（法律）

作業療法は法律で定められた医療行為であり，作業療法士は国家資格を有する医療専門職である．これらの法的根拠は，日本国憲法※1の第二十五条「すべて国民は，健康で文化的な最低限度の生活を営む権利を有する」に基づいている．さらに，病気になった際の経済的補償として，国民は国民皆保険により必要な医療保障を受けることができる．また，社会保障制度※2では，疾病，老齢，失業などに対して最低限度の生活を保障するとともに国民が文化的社会の成員たるに値する生活を営むことができるように定めている．

日本における作業療法士の身分は，1963年に医療制度調査会の答申から始まった．1965年6月29日に昭和四十年法律第百三十七号として**理学療法士及び作業療法士法**（表9-1）が公布され，作業療法の定義，免許，業務などについて明記された．

※1 日本国憲法は，現在の日本の国家形態および統治の組織・作用を規定している憲法で，「国民主権」「基本的人権の尊重」「平和主義」が基本原則として定められている．1947（昭和22）年5月3日に施行された．

※2 社会保障制度は，具体的には「社会保険」「社会福祉」「公的扶助」「保健医療・公衆衛生」を総称したものである．

表9-1　理学療法士及び作業療法士法（一部抜粋）

第一章　総則
　　　　（この法律の目的）
　第一条　この法律は，理学療法士及び作業療法士の資格を定めるとともに，その業務が，適正に運用されるように規律し，もつて医療の普及及び向上に寄与することを目的とする．
　　　　（定義）
　第二条
　　2　この法律で「作業療法」とは，身体又は精神に障害のある者に対し，主としてその応用的動作能力又は社会的適応能力の回復を図るため，手芸，工作その他の作業を行なわせることをいう．
　　4　この法律で「作業療法士」とは，厚生労働大臣の免許を受けて，作業療法士の名称を用いて，医師の指示の下に，作業療法を行なうことを業とする者をいう．

第二章　免許
　　　　（免許）
　第三条　理学療法士又は作業療法士になろうとする者は，理学療法士国家試験又は作業療法士国家試験に合格し，厚生労働大臣の免許（以下「免許」という．）を受けなければならない．
　　　　（欠格事由）
　第四条　次の各号のいずれかに該当する者には，免許を与えないことがある．
　　　一　罰金以上の刑に処せられた者
　　　二　前号に該当する者を除くほか，理学療法士又は作業療法士の業務に関し犯罪又は不正の行為があつた者
　　　三　心身の障害により理学療法士又は作業療法士の業務を適正に行うことができない者として厚生労働省令で定めるもの
　　　四　麻薬，大麻又はあへんの中毒者

第四章　業務等
　　　　（秘密を守る義務）
　第十六条　理学療法士又は作業療法士は，正当な理由がある場合を除き，その業務上知り得た人の秘密を他に漏らしてはならない．理学療法士又は作業療法士でなくなつた後においても，同様とする．
　　　　（名称の使用制限）
　第十七条
　　2　作業療法士でない者は，作業療法士という名称又は職能療法士その他作業療法士にまぎらわしい名称を使用してはならない．

I　作業療法の法律と定義

2. 作業療法の定義

※3 それぞれの語の公共的に使用されている意味を集約した報告的役割.

※4 ある表現についてそれぞれの文脈で特定の表現の意味を任意に約定する制度的役割.

※5 ある表現を特定の意味で使用することを相手に勧める役割.

　定義とは,「概念の内容を明確に限定すること.すなわち,ある概念の内包を構成する本質的属性を明らかにし他の概念から区別すること」である[1].また,定義には,辞書的定義※3や約定的定義※4,説得的定義※5[2]などもあり,時代やその状況に応じて定義も変化することがある.作業療法に関する定義を**表9-2**に示す.

　また,「医療スタッフの協働・連携によるチーム医療の推進について」の通知(医政発0430第1号)(**表9-3**)では,各医療スタッフが実施することができる業務の具体例として,作業療法士が喀痰などの吸引の行為が実施できることや作業療法の範囲が示された.

表9-2　作業療法の定義

「理学療法士及び作業療法士法」の定義(1965年)
この法律で「作業療法」とは,身体又は精神に障害のある者に対し,主としてその応用的動作能力又は社会的適応能力の回復を図るため,手芸,工作その他の作業を行なわせることをいう.

「一般社団法人日本作業療法士協会」の定義(2018年)
作業療法は,人々の健康と幸福を促進するために,医療,保健,福祉,教育,職業などの領域で行われる,作業に焦点を当てた治療,指導,援助である.作業とは,対象となる人々にとって目的や価値を持つ生活行為を指す. (註釈) ・作業療法は「人は作業を通して健康や幸福になる」という基本理念と学術的根拠に基づいて行われる. ・作業療法の対象となる人々とは,身体,精神,発達,高齢期の障害や,環境への不適応により,日々の作業に困難が生じている,またはそれが予測される人や集団を指す. ・作業には,日常生活活動,家事,仕事,趣味,遊び,対人交流,休養など,人が営む生活行為と,それを行うのに必要な心身の活動が含まれる. ・作業には,人々ができるようになりたいこと,できる必要があること,できることが期待されていることなど,個別的な目的や価値が含まれる. ・作業に焦点を当てた実践には,心身機能の回復,維持,あるいは低下を予防する手段としての作業の利用と,その作業自体を練習し,できるようにしていくという目的としての作業の利用,およびこれらを達成するための環境への働きかけが含まれる.

「世界作業療法士連盟」の定義(2012年)
作業療法は,作業を通して健康と安寧を促進することに関心をもつ,クライエント中心の健康関連専門職である.作業療法の主な目標は,日常生活の活動に人々が参加できるようになることである.作業療法士は,人々や社会の人と一緒に,彼らがしたいこと,必要なこと,期待されることに関する作業ができるようになることをしたり,彼らの作業への関わりをサポートするために環境や作業を修正したりすることで,アウトカムを達成する.

表9-3　「医療スタッフの協働・連携によるチーム医療の推進について」の通知

各医療スタッフが実施することができる業務の具体例としての作業療法の範囲
以下に掲げる業務については,理学療法士及び作業療法士法第2条第1項の「作業療法」に含まれるものであることから,作業療法士を積極的に活用することが望まれる. ・移動,食事,排泄,入浴等の日常生活活動に関するADL訓練 ・家事,外出等のIADL訓練 ・作業耐久性の向上,作業手順の習得,就労環境への適応等の職業関連活動の訓練 ・福祉用具の使用等に関する訓練 ・退院後の住環境への適応訓練 ・発達障害や高次脳機能障害等に対するリハビリテーション (一部抜粋)

〔(医政発0430第1号)平成22年4月30日〕

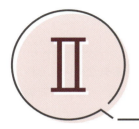

II 作業療法士数と職域

1. わが国における作業療法士数の推移

※6 5年ごとに日本作業療法士協会が発刊するわが国の作業療法および作業療法士の動向である．

日本作業療法士会が発行している『作業療法白書』[5]※6 によると，わが国の作業療法士数の統計は1966年度から開始されており，最初の有資格者数は22名であった．その後，1981年度には1,000人を超え（1,011人），1998年度には10,000人を超えた（11,049人）．そして2021年度には104,277人に達している．近年では，5年間におよそ19,000人増加しており，2023年度では113,665人に達している（2023年9月1日時点）．日本作業療法士協会会員数の推移を図9-1に示す．このような急激な作業療法士の増加には，わが国の超高齢社会や地域包括ケアシステムなど国が進める医療や福祉に関する政策などが少なからず影響している．

また，日本作業療法士協会の会員の年代別数では，21～30歳が33.6％，31～40歳が37.3％，41～50歳が21.7％，51～60歳が6.4％，61～70歳が0.9％，70歳以上が0.17％になっている（図9-2）．このように年齢層別では，若い年齢層の数が多いことがわかる．

2023年度における作業療法士養成校数は，203校（208課程・入学定員数7,685人）であり，国家試験合格率からみれば，今後は毎年およそ4,000～5,000人の作業療法士が誕生することになるだろう．

2. 作業療法士の職域（就業状況）

国家資格をもつ作業療法士は，医療保険制度・介護保険制度・障害者福祉制度などの社会保障制度のなかで作業療法業務を行うことが多い．そのため，病院や診療所，介護施設，福祉施設といった社会保障制度の関連施設で働くことになる．それ以外では，教育機関である特別支援学校や行政機関である保健所などで，作業療法の視点をもって働く作業療法士もいる．

また，作業療法士としての身分ではなくても，一般企業などのいわゆる法外施設で作業療法の視点をもちながら働き顧客のニーズに対応するなど，作業療法士の活躍する場が広がりつつある．その他には，作業療法士養成校の教員や大学などの研究施設で研究員として働く作業療法士もいる．表9-4に，『作業療法白書』にある作業療法士の就業施設一覧表を一部改変して示す．

Ⅱ 作業療法士数と職域

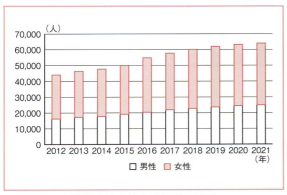

図9-1 日本作業療法士協会会員数の推移
（一般社団法人日本作業療法士協会，2021)[5]をもとに作成

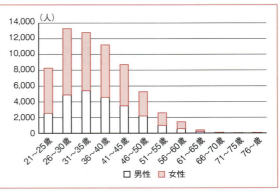

図9-2 作業療法士の年代別数
（一般社団法人日本作業療法士協会，2021)[5]をもとに作成

表9-4 作業療法士の就業施設一覧

医療法関連施設	病院	一般病院（回復期リハ病床，地域包括ケア病棟など） 特定機能病院 精神病院 その他
	診療所	有床診療所，無床診療所，在宅療養支援診療所など
身体障害者福祉法関連施設	身体障害者更生援護施設	身体障害者更生施設，身体障害者授産施設，身体障害者福祉センター
	身体障害者更生相談所	
精神保健福祉法関連施設	精神障害者社会復帰施設	精神障害者生活訓練施設，精神障害者授産施設など
	精神保健福祉センター	
	精神障害者社会復帰促進センター	
	精神障害者グループホーム	
	精神障害者小規模作業所	
児童福祉関連施設	児童福祉施設	知的障害児施設，知的障害児通園施設，肢体不自由児施設など
	児童相談所	
	心身障害児総合通園センター	
知的障害者福祉関連施設	知的障害者援護施設	
	知的障害者更生相談所	
老人福祉法関連施設	老人福祉施設	特別養護老人ホーム，老人福祉センターなど
	有料老人ホーム	
	在宅介護支援センター	
	高齢者総合相談センター	
介護保険法関連施設	介護老人保健施設	
	訪問看護ステーション	
	地域包括支援センター	
障害者総合支援法関連施設	指定障害者福祉サービス事業所	自立訓練事業所，多機能型事業所，就労移行支援事業所など
	指定障害者支援事業所	生活介護支援施設，自立訓練施設，多機能型支援施設
	指定相談支援事業所	
	指定地域活動支援センター	
	指定福祉ホーム	
	基幹相談支援センター	
その他の分類	特別支援学校	肢体不自由児，知的障害児
	養成校	大学，短期大学，専門学校
	保健所等	保健所，保健センター，高齢サービス課など
	その他	職業センター，訪問看護ステーション，リハ関連企業など
法外施設		

（一般社団法人日本作業療法士協会，2021)[5]をもとに作成

III 職能団体の意義と役割[※7]

1. 日本作業療法士協会・都道府県作業療法士会・日本作業療法士連盟

[※7] 職能団体の意義と役割について，幅広い作業療法士の活動範囲で，それが社会的に認知され次世代へと受け継がれるためには，少なくとも次の3つの前提がある．①当該分野において技能をもつ作業療法士が育成され作業療法の提供体制が継続的に整備されること，②作業療法士がもつ知識や技能が効果的かつ必要時確実に利用者のもとへ届けられること，③法を整備し社会資源に作業療法士の職名が明記されるなどの報酬制度上の保障が認められること，である．

障害の有無にかかわらずすべての人に作業療法が適用されるためには，作業療法を取り巻く支援に関して学術的に検証された正しい知識を蓄積し，その根拠に基づいた技能を高めること．そして，作業療法士養成教育から卒後教育にかけて，時代の要求に対応できる作業療法士をいかに育成していくかが課題となる．また，それらを継続し発展させるためには，国内外の最新動向を捉え，学術基盤を固め，国の基準と照らし合わせ作業療法の提供体制を整える必要もある．これらを中心に担うのが**日本作業療法士協会**（以下，協会）である．現在，協会の事業は国民の健康に寄与することを目的に，**表9-5**に示す7つに整理されている[6]．

あわせて作業療法士の支援が，地域で暮らす人にきめ細かく届けられることが重要となる．しかし，国民に求められる作業療法士が育成され，その対象となる人が利用できる制度が整備されたとしても，地域に作業療法士が存在しなければ作業療法は届けられない．地域の特性と実態を細かく捉え，対応を丁寧に分析することができるのは，その地域で生活する作業療法士である．そこで，会員個々の属性（勤務先や専門領域など）を把握し，その都道府県の独自のニーズに応じ，作業療法士の実践をいかに拡げていくのかを，企画し支援することを中心に担うのが**都道府県作業療法士会**[※8]である[7]．

[※8] 地域特性に応じて作業療法の普及発展を図るため，都道府県ごとに組織されている団体．

新しい分野に対応できる作業療法士が増えても，既存の報酬制度などが変わらなければ，新たな分野でより細やかな支援をする作業療法士の雇用は進まない．雇用されなければ国民に作業療法士のもつ知識と技術は届きにくく，その分野は先細るか消失することも起こり得る．そこで，作業療法士の雇用が安定するよう報酬制度などを整えることが必須となる．制度整備には，①学術的根拠，技術のある人材の確保をもって改定を要求するとともに，②作業療法に関わる制度の整備と運用の拡充につながる政策を支持する必要がある．①は協会が中心となるが，②を中心に担うのが**日本作業療法士連盟**[※9]である．協会は**表9-5**の(3)〜(5)で行う渉外活動として，関係省庁や関連職能団体を対象とすることが中心であるのに対し，同連盟では，政策懇談会などで議員や政党に直接働きかけることがおもな活動である[8]．

[※9] 作業療法が適切に提供できる制度などの環境をつくるため，政治的な働きかけをおもな活動とする団体．

表9-5 一般社団法人日本作業療法士協会の事業

事業の分類（定款　第4条より）	事業内容の要約
(1) 作業療法の学術の発展に関する事業	効果を検証しその根拠を示し，学問として作業療法の質を高める
(2) 作業療法士の技能の向上に関する事業	養成教育と卒後研修等により作業療法士個々の技能を磨く
(3) 作業療法の有効活用の促進に関する事業	関係諸機関と連携し，作業療法が活用されることを推進する
(4) 作業療法の普及と振興に関する事業	国民が広く作業療法を知り，活用できるための広報を行う
(5) 内外関係団体との提携交流に関する事業	国内国外の関係団体と交流し，(1)～(4)の事業を推進する
(6) 大規模災害等により被害を受けた人の自立生活回復に向けた支援を目的とする事業	大規模災害時直後の支援体制および，被災者の広域支援に関する準備や，平時の支援体制を整える
(7) その他法人の目的を達成するために必要な事業	(1)～(6)以外で，「国民の健康と生活に資する」ための事業を行う

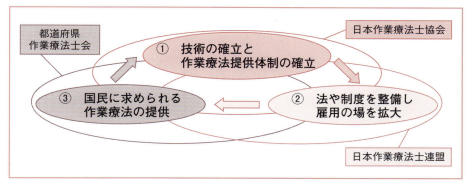

図9-3　国民の健康と生活を支える作業療法士職能団体の役割

2. 職能団体の役割

以上をふまえ，職能団体に求められる役割を要約すると，
①根拠に基づく技術を確立し，その知識と技能をもった作業療法士を育成し作業療法の提供体制を整備する．
②地域の実情に応じた作業療法士個々の実践を支援し，国民に作業療法を届ける．
③作業療法士が国民によりよく活用されるような政策を支持し，法や制度を整備して雇用される場を拡げる．

それぞれはつねに相互に作用し合う．この相互作用を継続することが各職能団体の役割といえよう（図9-3）．

作業療法士が社会に浸透し，幅広い生活の場で国民に活用される未来は，個人としても職能団体としても自立し，そのうえで各団体が連携することにより実現される．それぞれの職能団体には図9-3のように連携し好循環を継続しながら，その意義も役割も時代の背景や課題に応じてつねに進化が求められている．

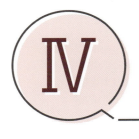

Ⅳ これから期待される作業療法の領域

1. 『作業療法ガイドライン』からみた作業療法の領域

わが国の現状の作業療法を知るにあたり，参考になるのは1991年に初版が刊行された『作業療法ガイドライン』であろう．これは日本作業療法士協会が発刊するわが国の作業療法の指針といってよい．この初版では作業療法業務内容を「身体障害」「精神障害」「発達障害」「老年期障害」に分けてに示した．

第2版では，3つの視点から作業療法を捉えている．1つめは，疾病の時期として「予防期」「急性期」「回復期」「維持期」「終末期」，2つめは，勤務領域として「保健」「医療」「福祉」「教育」「職業」，3つめは，公的管轄圏域として「単一市町村」「複数市町村」「都道府県」とした．

第3版では，国際生活機能分類（ICF）をもとに作業療法の対象者を「生活者＝生活する主体」として捉え，作業療法の治療・指導・援助などの基本的な視点を示した．

第4版は，第3版の枠組みを基盤に，作業療法の基本的な視点，内容，目標，実施場所，勤務先，その手段などを明確に示している．

第5版では，本ガイドライン読者の対象を作業療法士のみとせず，作業療法の対象者や家族，養成校の学生，関連職種，行政機関などにわかりやすく説明できるように整理されている．この『作業療法ガイドライン』は，その時代の作業療法の領域を知る方法として，改訂版が刊行されるたびに注目してほしい．

2. これから期待される作業療法の領域

わが国における作業療法や作業療法士は，「理学療法士及び作業療法士法」や日本作業療法士協会が定める「作業療法の定義」などで位置づけられている．作業療法士はその内容を理解して遵守することはいうまでもない．

一方で，社会情勢の変化や作業療法の研究や実践においては，その範囲を超えて新たな領域を開発することは，なくてはならない重要な点である．なぜならば，作業療法の考え方は，その対象者を「生活者＝生活する主体」として捉えており，作業療法の目的を活動参加の獲得に置いているからである．

また，作業療法評価では，心身機能や活動参加にとどまらず個人の歴史や環境を分析し，それぞれの促進因子や阻害因子を的確に把握して，活動参加のための具体的かつ段階的なアプローチを行う．そのような意味では，作業療法の考え方は，保健・医療・福祉の領域のみならず広く人々の生活に役に立つ考え方ともいえる．近年では，障害者の旅行などの企画運営に作業療法士が関わることも少なくない．

以下に，これから期待される作業療法の領域について示すが，これに限らず作業

療法のさらなる領域拡大に期待したい.

1) 産業保健分野で働く作業療法士

労働者が,健康で安全に安心して働ける職場づくりは重要である.この分野にはすでに医師や看護師が関わっているが,作業分析や環境が心身に及ぼす影響をみることのできる作業療法士はこの分野での活躍が期待される.

2) ホームセンターやデパートで働く作業療法士

作業療法士は,生活の便利道具や自助具に詳しい.ホームセンターなどで日曜大工道具を買いに来た高齢者や女性,子どもに,その人に合った生活道具を提案することはできないだろうか.また,作業療法士が考案する日曜大工や家具にも期待したい.

3) 住宅メーカーで働く作業療法士

住宅は,作業療法において重要な環境因子であり,住宅環境が及ぼす動作や気分の変化は作業療法士が得意とする分野である.また,住宅内にとどまらず,街づくりなどの土地開発について作業療法士のアイデアが活かされることを期待したい.

4) 玩具メーカーで働く作業療法士

作業療法場面で,玩具は治療道具として活用される.人間発達と子どもの動作・興味関心を知る作業療法士の発想が,作業療法場面のみならず,赤ちゃんや子どもの玩具開発に活かされることを期待したい.

5) 家電機器メーカーで働く作業療法士

作業療法で,対象者の課題として家事活動は欠かせない.家事には,さまざまな家電製品が使われるが,使いやすいものもあればそうでないものもある.作業療法士が工夫や改良を加えた掃除機などの家電製品,箒やはたきなどの道具もある.作業療法士が考える家電やその使い方などのアイデアを期待したい.

6) 災害支援や難民支援などを行う作業療法士

災害や紛争・貧困などで,生活の場を失う難民がいる.その人々は,心身ともに疲れ,やりたい活動や参加の機会を失っている.ここに作業療法士の視点や考え方が活かされるべきではないだろうか.すでに取り組んでいる作業療法士もいる.多くの作業療法士が興味をもち,関わることを期待したい.

すでにこれらの領域で活躍している作業療法士もいるかもしれない.また,ここで紹介した領域のみがこれからの領域とは限らない.内閣府は,科学技術・イノベーション基本計画を策定し,未来社会 **Society 5.0** を提言している.Society 5.0は,IoT(Internet of Things)ですべての人とモノがつながり,さまざまな知識や情報が共有され,今までにない新たな価値を生み出すことで,課題や困難を克服するとされている.また,人工知能(AI)やロボットなどの技術で,少子高齢化,地方の過疎化,貧富の格差などの課題が克服を目指している.これらの活動に作業療法士が参画することもまた,作業療法の領域拡大につながるだろう.

第9章　作業療法の役割と職域

> **学習課題**
>
> ・理学療法士および作業療法士法について説明しなさい．
> ・作業療法に関連する職能団体を挙げ，それぞれの役割の違いを説明しなさい．
> ・将来に期待される作業療法の役割や領域を考えてみよう．

文献

1) 新村　出（編）：広辞苑　第七版．岩波書店，2018.
2) 廣松　渉・他（編）：哲学・思想辞典．p1104，岩波書店，1998.
3) 一般社団法人日本作業療法士協会：日本作業療法士協会五十年史．pp36-41，2016.
4) 一般社団法人日本作業療法士協会（監修）：作業療法学全書改訂第3版第1巻作業療法概論．pp23-27，協同医書出版社，2013.
5) 一般社団法人日本作業療法士協会：作業療法白書2021．pp27-34，2023.
6) 一般社団法人日本作業療法士協会ホームページ：協会について．（2024年8月閲覧）
7) 一般社団法人日本作業療法士協会：協会と地方組織，日本作業療法士協会五十年史．pp79-81，2016.
8) 日本作業療法士連盟ホームページ：連盟について．（2024年8月閲覧）
9) 一般社団法人日本作業療法士協会：日本作業療法士協会五十年史．pp30-61，2016.
10) 一般社団法人日本作業療法士協会：日本作業ガイドライン2012年度版．2012.

コラム⑧　ともに成長できる仲間の「存在」

　作業療法士となり初めて勤務した病院では，幸いなことに多くの同期スタッフに恵まれた．理学療法士・言語聴覚士を合わせただけでも20名を超える．入職当時は，目まぐるしい日々が続いた．新しい環境に慣れること，先輩からの指導，多職種とのコミュニケーション，そして対象者との関わりすべてに悩み，怒られ，不安で，苦しい経験も多かった．ただ，業務終了後にふとスタッフルームを見渡すと，夜遅くまで日々の業務と向き合っている同期の仲間の姿があった．その「存在」は多くを語らずとも，自分と同様に苦しい時期であろうことが感じられ，勇気を与えられた．

　大学時代の同級生には，作業療法士としてメキメキと力をつけている者，地域へ出向き作業療法の啓発活動や地域リハビリテーションのあり方を考える者，職場環境の改善に尽力する者，1年留年後に就職し同期に負けないよう努力する者など，さまざまな仲間がいる．そんな仲間が集まって作業療法について共に考える機会があれば，喧嘩になる手前まで議論が白熱する．その「存在」はすごくありがたい．間接的にしろ直接的にしろ，そのとき抱いている苦難を共有でき，自分を後押ししてもらえる．そして，自分も皆を鼓舞させられるような存在でありたい．

　私が考える仲間はそんな大切な「存在」である．

第10章

作業療法士の職業倫理

学習のねらい

- 倫理的態度について理解する.
- 道徳的苦悩と倫理的ディレンマについて理解する.
- 作業療法士の職業倫理・研究倫理について理解する.
- 患者, 対象者(児)の権利と尊厳について理解する.
- ハラスメントとその防止について理解する.

〈日本作業療法士協会倫理綱領〉
作業療法士は, 人々の健康を守るため, 知識と良心を捧げる.
作業療法士は, 知識と技術に関して, つねに最高の水準を保つ.
作業療法士は, 個人の人権を尊重し, 思想, 信条, 社会的地位等によって個人を差別することをしない.
作業療法士は, 職務上知り得た個人の秘密を守る.
作業療法士は, 必要な報告と記録の義務を守る.
作業療法士は, 他の職種の人々を尊敬し, 協力しあう.
作業療法士は, 先人の功績を尊び, よき伝統を守る.
作業療法士は, 後輩の育成と教育水準の高揚に努める.
作業療法士は, 学術的研鑽及び人格の陶冶をめざして相互に律しあう.
作業療法士は, 公共の福祉に寄与する.
作業療法士は, 不当な報酬を求めない.
作業療法士は, 法と人道にそむく行為をしない.
(日本作業療法士協会ホームページより)

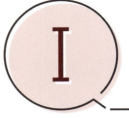 倫理とは

1. 倫理（ethic）とは

倫理は，「人と人が関わり合う場でのふさわしいふるまい方」であり，他者と共生しようとする意思を背景に，具体的な状況で「何が最善か」を判断し行為するきわめて個別具体的なプロセスと関係している[2]．倫理は，省察し，熟考し，批判的に議論し，十分な根拠を示し，結果を見極めて決定することでもある[3]．

倫理と同義語として扱われるものに道徳がある．道徳は個人や家族内といった小集団のとるべき態度や心のもち方を示すが，倫理は私たちが所属する社会や共同体といったより広い集団に焦点が当たる[1]．他者への感謝の気持ちを「ありがとう」の言葉で表すことは道徳であるが，「患者から金品を受け取らない」というふるまいは作業療法士の職業倫理である[※1]．日常の個別具体的な課題に対して検討を重ね，「人と人が関わり合う場でのふさわしいふるまい方」を磨いていくことが倫理的態度である．

※1 患者さんがやっと自分で折ることができるようになった「折り紙の鶴」を手渡された場合，あなたはどうするだろうか．

2. 倫理的課題

倫理的課題に向き合うには，そもそも起こっている現象が「倫理的に変だ」と気づかなければならない．この気づきのことを倫理的感受性という[4]．倫理的感受性は，倫理的課題への取り組みを重ねることで先鋭化されていくが，異なる文化から入ってきた「新入り」だからこそ気づく場合もある．

倫理的課題には，大きく分けて道徳的苦悩と倫理的ディレンマがある．道徳的苦悩は，何をするのが正しいか（道徳的要求）を知っているが制度上・組織上の制約によってそれができない状況をいう[※2]．倫理的ディレンマは，XとYの両方をする義務があるが両方をすることはできない，またはXとYどちらかを選択しなければならないがどちらも好ましくない場合をいう[※3]．倫理的ディレンマは，ある種の信念をもって正しい人間関係を考えようとする人々が悩まざるを得ない状況なのである[4]．

※2 たとえば，患者さんの話をゆっくりと聞くことが重要であることはわかっているが，時間の制約でできない場合など．

※3 たとえば，転倒を繰り返す患者さんに身体拘束が検討される場面で，患者さんの安全を守る義務と患者さんの自由を奪ってはいけないという義務が衝突する．

3. 倫理的課題の検討に向けて

個別具体的な状況で何が倫理的に問題なのかを明確にし，理解し，行動を導くために必要な道具として倫理理論がある．代表的なものを紹介しよう．

1）帰結主義（consequentialism）

帰結主義は，ある判断や行為が道徳的に正しいか否かを，それによってもたらされる結果で判断しようとする立場である．帰結主義を代表する理論に功利主義（utilitarianism）があり，「最大多数の最大幸福」を生み出すことを行うべしとしている[※4]．災害時におけるトリアージや臓器移植法の制定がその例である．一方，この立

※4 利益や快楽，健康，正義，満足感などの幸福が最大多数の人たちにもたらされることが善とされ，公共政策を議論する際にも使用される．

場では誰が傷つき，誰が救われるかという結果を予測し，見定めることが必要となる．

2) 義務論 (deontology)

義務論は帰結主義の立場をとらない理論に対する総称であり，カントの倫理学に代表される．功利主義とは逆に，ある判断や行為は結果ではなく動機が重要であり，それ自体が「もし〜ならば」という条件をつけることなく「なすべきことであるからなす」という立場をとる[6]．代表的な義務には「自律を尊重せよ」「真実を語れ」「嘘をつくな」「人を殺してはならない」などがあり，医療倫理における普遍的なルールとして位置づけられている．

3) 徳倫理学 (virtue ethics)

徳倫理学は，行為選択の基準を「有徳の士が行うであろう行為」に求める考え方である．徳とは「行為の選択に関わる性格の性向（選択に際して感情を適切にコントロールできること）」であり，善意，公正，忍耐，礼儀正しさ，友情，思慮，共感などがある[5]※5．徳倫理学は人を問い直す視点でもある[6]．

4) 医療倫理の四原則

医療倫理は，医療従事者と患者・家族との間を調整するための規範であり，医療従事者が「いかになすべきか」を提示する諸ルールである．倫理規範のなかで基本的なものは倫理原則とよばれる．ビーチャム (Beauchamp TL) とチルドレス (Childress JF) による四原則は，**自律尊重の原則**，**無危害の原則**，**善行の原則**，**正義の原則**である[7]．これらの四原則に支えられる道徳規則には，真実の告白，プライバシーを尊重すること，守秘義務，インフォームド・コンセントに関することがある[9]※6．

具体的な場面でどうすればよかったか，またこれら四原則や道徳規則が対立することを対立を防ぐには，あらかじめ事例検討を重ね，ルールや原則を適用する際の優先順位や解釈を決めておくことが必要である[9]．

5) 決疑論 (casuistry)

決疑論は，問題解決の鍵を倫理理論や原則にではなく，具体的なケースにみる立場である．四原則では具体的な行動指針を導くことが困難であり，仮に導けたとしてもその正当性が不安定なものにならざるを得ない状況が生じる．ジョンセン (Jonsen AR) らは決疑論を背景に臨床倫理学を提唱し，ケースに着目することで適切かつ現実的な解決策を導こうとした[10]※7．多職種によるケース検討を行い，チームのなかで，誰が，いつまでに，何をするのか，最適な意思決定を行っていく．このようなケース検討を重ねることで，価値判断の確定したケースが蓄積され，「模範的なケース」がいくつか浮上し，そこに判断の基準を求めていくことができる[11]．

6) 物語倫理 (narrative ethics)

物語倫理は，患者が生きる物語から患者の選択を理解しようとする立場である．人生の意味は与えられた「法」や「原則」のなかから生じるのではなく，生きられた多層的な経験から生じている．正しいことと善いことを決めるのは必然的にその生きられた文脈，文化，そして時間である．病の個人的な物語はその人の苦悩の要であり，自分が被ったことを理解するにはそれを語らなければならない．それゆえ，医療者には患者の物語を最後まで「聴く」責任が生じる[12]．

※5 例を挙げよう．急な仕事が入り上司が手伝ってくれたが，仕事が遅いからだと逆に叱責されてしまった．それでも手伝ってくれた上司に感謝していたのだが，後から聞くと上司は部長の機嫌を取るためにいやいや手伝っていたということがわかった．この上司の行動は善意や忍耐，礼儀正しさや共感に欠けていると徳倫理学の観点からは評価されるだろう．

※6 患者さんから「死にたいんです．でも誰にも言わないで」と秘密を打ち明けられたとする．差し迫った危険を感じたあなたはどうするだろうか．守秘義務の基礎となる「自律尊重の原則」と患者さんに危害が及ぶことを避ける「無危害の原則」が対立する倫理的ディレンマの場面である．

※7 ジョンセンらが開発した4分割表は，医学的適応，患者の意向，生活の質 (QOL)，周囲の状況という4項目ごとに問題点を具体的に把握し，ケースの記述と分析を行うものである．多職種によるケース検討を行い，最適な意思決定を行っていく際に用いられる．

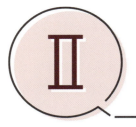

作業療法士の職業倫理と研究倫理

1. 職業倫理

　作業療法は人々の生命と健康に深く関わり，心身と生活に直接的あるいは間接的に影響を及ぼす侵襲を伴う行為であり，人々へ悪影響を及ぼす可能性を孕んでいる．それゆえ作業療法士には，医師や看護師がそうであるように，**高い倫理観**が求められる．

　「作業療法士の倫理綱領」は，専門職として最善を尽くすための意思決定のよりどころとなる自律的な規制であり，ガイドラインや指針とともに基本的な責任と義務ならびに行動を示している（**表10-1，10-2**）[13,14]．ぜひ一度，これらの全文を声に出して読んでみよう．

2. 作業療法士の法的責任

　作業療法士は国家資格を取得した瞬間から専門職として公的存在になり，職務上遵守すべき義務を負う．**表10-3**は作業療法に関連する法律の一部である．倫理はどのような行為が正しいかを示す一方，法はどのような行為が正しくないかを示している．倫理は内面化された規範であるのに対し，法は外的な規範として存在する．

　作業療法士が業務上事故を起こし，その過失が立証された場合，民事上の責任，刑事上の責任，行政法上の責任が問われる．**民事上の責任**とは，診療契約に基づく安全な医療を提供する責任が果たせなかった場合の被害者の救済と個人が受けた損害を賠償することを目的とするものである．**刑事上の責任**とは，たとえば法律上要請される注意義務を怠り（注意義務違反[※8]），そのために患者に何らかの損害が発生した場合などで問われるものであり，罰金刑，禁固刑，懲役刑が科せられる．**行政法上の責任**は，理学療法士及び作業療法士法第4条に基づき，「戒告」「業務停止」「免許取り消し」の行政処分を受ける責任である．罰金刑以上の刑に処せられた場合などに適用される．たとえば酒気帯び運転は道路交通法に抵触し，行政処分の対象となる．

　このように法には強制力があり，反省を促すための処分が科せられるが，心のなかで本当に反省しているかはじつは本人にしかわからない．心のなかの規範は倫理なのである．ゆえに法は倫理の一部であり，また最低限なのである[16]．

[※8] 注意義務違反には「診療当時の臨床医学の実践における水準」を満たさない行為が含まれる．「実践における水準」とは社会や患者が期待する作業療法の水準であり，ガイドラインや教科書，文献など，客観性および根拠のある資料の記述により認定される[15]．作業療法士は，根拠もなく我流で実践することがあってはならないのである．

3. 研究倫理

　作業療法の実践を進展させていくために研究活動は欠かせない．人を対象とした医学研究を実施する場合，「人を対象とする生命科学・医学系研究に関する倫理指針」[17]に基づいて研究計画を作成し，所属する施設ならびに関連施設の倫理委員会

Ⅱ　作業療法士の職業倫理と研究倫理

表10-1　日本作業療法士協会の倫理綱領と行動指針

倫理綱領	行動指針等
日本作業療法士協会倫理綱領 (1986)	作業療法士業務指針 (1989) 臨床作業療法部門自己評価表 (1997, 2008) 作業療法ガイドライン (2012) 作業療法ガイドライン実践指針 (2013) 作業療法マニュアル (1993〜) 作業療法士の職業倫理指針 (2005) 作業療法事故防止マニュアル (2005)

表10-2　作業療法士の職業倫理指針

第1項	自己研鑽
第2項	業務上の最善努力義務 (基本姿勢)
第3項	誠実 (良心)
第4項	人権尊重・差別の禁止
第5項	専門職上の責任
第6項	実践水準の維持
第7項	安全性への配慮・事故防止
第8項	守秘義務
第9項	記録の整備・保守
第10項	職能間の協調
第11項	教育 (後輩育成)
第12項	報酬
第13項	研究倫理
第14項	インフォームド・コンセント
第15項	法の遵守
第16項	情報の管理

(日本作業療法士協会)[14] をもとに作成

表10-3　作業療法に関連する法律・通達

法律・通達等	規定内容
日本国憲法 (1946)	基本的人権の享有 (第11条) 自由・権利の保持の責任とその濫用の禁止 (第12条) 国民の生存権，生存権の保障 (第25条)
医療法 (1948)	医療提供の理念 (第1条の2)　医療関係者の責務 (第1条の4)
理学療法士及び作業療法士法 (1965)	作業療法士の定義 (第2条第2項)　作業療法士の免許 (第3条) 欠格事由 (第4条)　免許の取消，業務停止及び再免許 (第7条) 作業療法士の業務 (第15条)　秘密を守る義務 (第16条) 名称の使用制限 (第17条第2項)
医師法 (1948) 医療スタッフの協働・連携によるチーム医療の推進について (厚生労働省通知) (2010)	非医師の医業禁止 (第17条) 理学療法士及び作業療法士法第2条第2項の「作業療法」に含まれる範囲を明記

に諮ったうえで研究を行うことが求められている.

　この倫理指針の基盤となる倫理原則として，人格尊重の原則，善行原則，正義原則が挙げられる．**人格尊重の原則**にはインフォームド・コンセントや研究協力者のプライバシー，個人情報を保護する守秘義務が含まれる．**善行原則**は，研究対象者が研究に参加することによって身体的・精神的リスクを必要以上に負わないことを保障し，研究協力者の福利（well-being）を守ることをさす．**正義原則**には個人レベルの正義と社会レベルの正義がある．個人レベルの正義とは，研究者が特定の個人に便宜を図るような研究や，逆に危険が伴う研究を特定の個人だけに不適切に行うべきではないことをさす．社会レベルの正義とは，研究協力者が社会的に弱い立場の人や脆弱性をもつグループに偏りその集団に不当な負担を与えてしまわないよう，公平さと特別な配慮が必要であることをさす[18].

　研究は，他者に伝達可能な意味のある知を産出するプロセス全般を含んでいる．とりわけ質的研究の場合，研究協力者のプライベートな生活や人には語らないような思いを研究対象にすることが多い[19]．そのために，研究計画のみならずインタビューの最中も，また結果を書く段階においても倫理的配慮が求められる．個人が匿名化されているとしても，それを読んだ研究協力者が傷つくことがあってはならない.

121

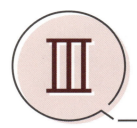

III 患者・対象者（児）の権利と尊厳

1. 医療の提供者として

　医療提供の根拠を示す法律である医療法の理念は，生命の尊重と個人の尊厳を旨とし，患者本位の医療提供，信頼関係の構築，インフォームド・コンセントの重要性を示している（医療法第1条2）．作業療法士を含む医療の提供者は，医療を受ける者に対して良質かつ適切な医療を行うよう努めなければならない（医療法第1条4）．

　保健・医療・福祉などの現場で，現在では当然の認識とされている患者・対象者（児）の権利やインフォームド・コンセントが，どのように定着してきたのか，医療を提供する者としてそれらの重要性とその歴史的背景を踏まえておくべきである．

2. 歴史的背景

※9 その後もこの綱領は数度にわたり改正されているが，その骨子は世界的に広く容認され，医学研究の倫理として尊重されている．

※10「患者の権利宣言案」(1984年) の内容は，平等な医療を受ける権利や知る権利，およびプライバシーの権利を明示し，患者は医療現場においては主体者としてその生命・身体・人格が尊重されなければならないことを強調している．

　患者の権利は古くから医の倫理の内容として示されてきた．それが社会的な課題として明確な形となったのは，第二次世界大戦時にナチスが行った非人道的な人体実験を裁いたニュールンベルグ裁判が契機となった「ニュールンベルグ綱領」(1947年) である．その中で人を対象とした医学的実験（研究）では十分な説明に基づく被験者の自発的な同意が不可欠であると示された．その後，世界医師会において出された「ヘルシンキ宣言」(1964年) では「ヒトを対象とする生物学的研究（臨床実験）に関する倫理綱領」を採択し，人を対象とした研究における被験者の意思の尊重および手続きの重要性を示した[20]※9．

　1973年に米国病院協会が「患者の権利章典に関する宣言」を発表し，その後，世界医師会が「患者の権利に関するリスボン宣言」(1981年)[21] によって，被験者の権利を拡大して患者の権利を明確にした．わが国では欧米からの医療改革の流れや国内の社会的価値観の多様化により，1980年代から患者の権利運動が始まり，「患者の権利宣言案」※10 を発表した (1984年)．

3. 患者の利益

　わが国の医療においては，長年，パターナリズム※11 あるいは"お任せ医療"の考え方が支配していた．しかし，医療行為の結果（利益および不利益）は患者・対象者本人にもたらされる．よって，患者・対象者本人が自身の状態を理解・把握し，検査・治療について選択・同意できるよう，患者・対象者の**自己決定(権)** を尊重するための支援を行うことが医療を提供する者にとって重要な義務である．そのために不可欠なのがインフォームド・コンセントである．

Ⅲ　患者・対象者(児)の権利と尊厳

表10-4　インフォームド・コンセントにまつわる裁判事例

	裁判事例	判決のポイント
①	患者未承諾の乳房摘出事件 東京地裁，昭和46 (1971) 年5月19日判決	医師が患者のためと考え，患者本人が承諾していない医療行為を行い，その結果，手術そのものは成功したが医師が患者への説明義務を果たさなかったとして医師の不法行為を認めた (医師に損害賠償責任あり)
②	承諾なき舌癌切除事件 秋田地裁大曲支部，昭和48 (1973) 年3月27日判決	
③	「エホバの証人」輸血拒否事件 最高裁，平成12 (2001) 年2月29日判決	患者の意思と治療方針が一致しないとわかりながら，必要な説明義務を果たさず，患者の意に反した医療行為を行い，手術は成功したが，患者の意思決定する権利を奪い精神的苦痛を与えたとして医師側の損害賠償請責任を認めた

1) インフォームド・コンセントとは

医療を提供する者が，患者・対象者に十分な説明を行い (説明義務)，患者・対象者はそれを理解したうえで，自身が受ける検査や治療について選択，同意 (あるいは拒否) すること，つまり，自身が受ける医療行為について自己決定するプロセスそのものが**インフォームド・コンセント**である．説明される内容としては，病名・病状，検査や治療の目的・内容・危険性・予測される副作用・成功の確率，代替治療の存在，治療拒否の場合の予後などである[22]．インフォームド・コンセントにまつわる裁判事例を**表10-4**に示す．

作業療法においては，日々の関わりはもちろんのこと，本人や家族の意思・ニーズの確認，治療目標や支援の方向性の合意，また，福祉用具や道具・自助具などが必要な場合の情報提供の際においても丁寧に対応していくことが重要である．

2) 子どもの場合

対象が子どもであっても，自分に行われる医療行為について十分な説明を受け，理解・納得したうえで，検査や治療に同意することは重要である．その際には，子どもの年齢や発達状況 (理解力) に合わせてわかりやすく説明する必要がある．

「小児集団における医薬品の臨床試験に関するガイダンス」[23]によると，「原則として，小児の被験者から法的に定められた同意を得ることはできないため，保護者に対してインフォームド・コンセントを行うが，もし適切と考えられる場合は**インフォームド・アセント**[※12]を行うべきである」としている．

なお，「人を対象とする医学系研究に関する倫理指針ガイダンス」[25]では，「未成年であっても中学校等の課程を修了している又は16歳以上の未成年で，研究の実施に対して十分な判断能力を有する場合は保護者ではなく研究対象者本人からインフォームド・コンセントを受けるものとする」としている．

※11 医師を父親に，患者を子どもになぞらえ，患者にとっての善し悪しを医師が判断し，患者は医師の判断を素直に受け入れるべきだという考え．父親が子どもに対して権威的・権力主義的にふるまう側面と，温情的な保護を与える側面を表しており，父権主義，保護的温情主義ともいう．

※12 子どもの理解度に応じてわかりやすく臨床試験について説明し，子ども自身が発達に応じた理解をもって了承 (合意) することであり，子どもの人権を尊重した十分な倫理的配慮が必要，とされている[24]．

Ⅳ ハラスメントとハラスメント防止

1. ハラスメント

ハラスメント (harassment) とは，広辞苑によると「人を悩ますこと，優越した地位や立場を利用した嫌がらせ」とある．つまり，立場の違いを用いて人を困らせることや人を悩ませ追い詰めることである．その種類はさまざまで，いじめ，差別，迷惑，強要など他人に対する発言・行動などが本人の意図と関係なく，相手を不快にさせたり，尊厳を傷つけたり，不利益や脅威を与えたりすることである．もちろん，立場の違いがなくても，いじめや差別などの行為はあってはならないことである．また，ハラスメントは犯罪行為に発展するケースも少なくない．そのため国の施策において，ハラスメント防止を目的にパワハラ防止法（労働施策総合推進法）やマタハラ防止法（男女雇用機会均等法）などが法律で定められている．

2. ハラスメントの種類

※13 パワハラ防止法：「労働施策の総合的な推進並びに労働者の雇用の安定及び職業生活の充実等に関する法律」（略称：労働施策総合推進法）（施行日：大企業2020年6月1日，中小企業は2022年4月1日）

※14 LGBT：Lはレズビアン（女性に性的魅力を感じる女性），Gはゲイ（男性に性的魅力を感じる男性），Bはバイセクシュアル（男性と女性に性的魅力を感じる人，性的魅力を感じる相手の性別は重要ではない人），Tはトランスジェンダー（生まれたときに法律的／社会的に割り当てられた性別とは異なる性別を生きる人）

ハラスメントの種類は，2020年現在で約50種類ほどあるといわれており，私たちの生活にも大きな影響を与えている．ここでは，代表的なハラスメントについて解説する．

1) パワー・ハラスメント（パワハラ）[※13]

職権などの権力を背景にして，本来業務の適正な範囲を超えて，継続的に人格や尊厳を侵害したり，就労者の働く環境を悪化させたりし得る行為（図10-1）．

2) セクシャル・ハラスメント（セクハラ）[※14]

本人が意図する，しないにかかわらず，相手が不快に思い，相手が自身の尊厳を傷つけられたと感じるような性的発言・行動などの行為．

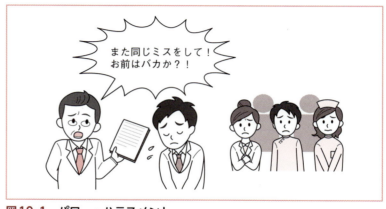

図10-1　パワー・ハラスメント

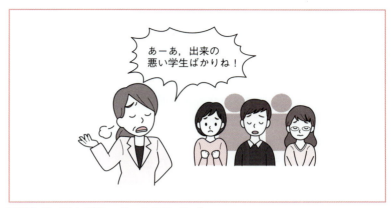

図10-2　アカデミック・ハラスメント

3) アカデミック・ハラスメント（アカハラ）

教育・研究・就労の場における権力を利用した嫌がらせ．嫌がらせを意図した場合はもちろん，上位にある者が意図せずに行った発言・行動などの行為（図10-2）．

4) ジェンダー・ハラスメント

性に関する固定観念や差別意識に基づく嫌がらせなどをさし，性別の違いを理由に，特定の役割を担わせたり，能力の評価などを行ったりする行為．

5) マタニティ・ハラスメント（マタハラ）

妊娠・出産・育児休業などに対して，不当または不利益な扱いをする行為．

その他，アルコール・ハラスメント（アルハラ），モラル・ハラスメント（モラハラ），ケア・ハラスメント（ケアハラ）などがある[※15, 16]．

※15 レイシャル・ハラスメント：人種，民族的要素に基づいた嫌がらせ．
※16 ソーシャルメディア・ハラスメント：ソーシャルメディアを通じて行われる嫌がらせや不利益を与えるなどの言動．

3. パワー・ハラスメントの6類型

ハラスメントは，「優越した地位や立場を利用した嫌がらせ」であるが，その手段はさまざまで，よりよい職場環境のためにあってはならないものである．しかし，パワー・ハラスメント（パワハラ）は職場において行われるハラスメントとしては代表的である．以下の行為がパワハラに発展したり，該当したりする場合がある．

①身体的侵害：殴る，蹴る，突き飛ばすなどの暴力，それが原因となる傷害．
②精神的侵害：脅迫，侮辱，暴言など人格を否定するような言動．結果的に相手が精神疾患を患うことも多い．
③人間関係からの切り離し：無視，仲間はずれ，長時間の隔離などの行為．仕事を教えないことも該当する．
④過大な要求：必要な教育などを行わず，達成不可能な業務や業務目標を課すこと．
⑤過小な要求（評価）：退職などをさせるために程度の低い単調な業務を与え続けること．
⑥個の侵害：私物（スマートフォンなど）や嗜好，個人情報などプライベートな内容に過剰に踏み込んでくる行為．

4. ハラスメント防止のために講ずるべき措置

ハラスメントは，誰でも「する側」「される側」になり得る．そのためハラスメントを防止するための体制を構築することが大切である．近年では厚生労働省で，「職場におけるハラスメント対策マニュアル」を作成したり，日本弁護士連合会などにおいて相談が可能になったりしている．また，職場や学校などにおいてハラスメント相談室などを設けていることも少なくないので積極的に活用すべきである．

1) ハラスメントを受けたら

もしもあなたが，ハラスメントを受けて嫌な思いや不快な思いを感じていたらどのような対応をすべきだろうか．まずは，「NO（やめてほしい）」を言えるかどうかを考え行動に移す．また，その相手との距離を置くなどして避難ができないか考える．そして，そのときのあなたの気持ちや出来事について記録（メモ）を取ることも重要である．いろいろな対応が考えられるが，友人や家族，職場の先輩，相談施設などに相談することも忘れないでほしい．そして，自身の心身のリラックスができる活動を行うこともよい．

2) ハラスメントをしていたら

もしもあなたが，他者に「それはハラスメントだ」と言われたら，また自らハラスメントをしているかもしれないと思ったらどのように対応すべきだろうか．まずは，その相手に聞けるならば，ハラスメントだと感じた理由を聞くことである．その理由が理解できない場合は，あなたの信頼できる人に相談してその事象について検討すべきである．ハラスメントは相手の気持ちが最優先事項となるので，慎重かつ丁寧な対応が求められる．そして，ハラスメントを訴えられない人も多いため，「NOと言われていないから大丈夫！」とは考えず，つねに自身の行為について考える必要がある．

3) ハラスメントを目撃したら・相談されたら

もしもあなたが，ハラスメントを目撃したり，ハラスメントについて相談されたりしたらどのように対応すべきだろうか．これはとても難しいことかもしれないが，自分自身ができることを考えて行動することがハラスメントの防止につながることを忘れないでほしい．たとえば，ハラスメントを受けている人に声をかけてみる，ハラスメントをしている人に注意する，他の誰かに助けを求めるなどがある．相談施設など第3者に相談することも有効な手段である．

Ⅳ　ハラスメントとハラスメント防止

> **学習課題**
>
> ・代表的な倫理理論について説明しなさい.
>
> ・作業療法士の職業倫理・研究倫理について説明しなさい.
>
> ・患者・対象者 (児) にもたらされる医療行為の結果 (利益および不利益) とは
> 具体的にどのようなことか説明しなさい.
>
> ・作業療法場面においてインフォームド・コンセントがきちんと行われなかっ
> たことによってどのようなトラブルが生じるか具体例を挙げなさい.
>
> ・ハラスメントの種類と, ハラスメントが発生したときの対応について説明し
> なさい.

文献

1) 赤林　朗 (編):改訂版入門・医療倫理Ⅰ. p5, 勁草書房, 2005.
2) 能智正博:質的研究法. p93, 東京大学出版会, 2011.
3) 勝原裕美子:組織で生きる　管理と倫理のはざまで. 医学書院, 2016.
4) 砂屋敷忠・他:医療:保健専門職の倫理テキスト. 医療科学社, 2000.
5) 奈良雅俊:倫理理論〔赤林　朗 (編):改訂版入門・医療倫理Ⅰ〕. pp31-55, 勁草書房, 2005.
6) 田上孝一:本当にわかる倫理学. 日本実業出版社, 2010.
7) Beauchamp, TL, Childress, JF (著), 永安幸正, 立木教夫 (訳):生命医学倫理. 成文堂, 1997.
8) 水野俊誠:医療倫理の四原則〔赤林　朗 (編):改訂版入門・医療倫理Ⅰ〕. pp57-66, 勁草書房, 2005.
9) 清水哲郎, 伊坂青司:生命と人生の倫理. 放送大学教育振興会, 2005.
10) 堂園俊彦:その他の倫理理論〔赤林　朗 (編):改訂版入門・医療倫理Ⅰ〕. pp80-83, 勁草書房, 2005.
11) 宮坂道夫:医療倫理学の方法　原則・ナラティヴ・手順. 医学書院, 2005.
12) Scharon, R (著), 斉藤清二・他 (訳):ナラティブ・メディスン　物語能力が医療を変える. pp302-308, 医学書院, 2011.
13) 日本作業療法士協会ホームページ:倫理綱領. (2024年8月閲覧)
14) 日本作業療法士協会ホームページ:職業倫理指針. (2024年8月閲覧)
15) 水澤亜紀子:PTにとって必要な法律知識. 理学療法の歩み, 20 (1):2-5, 2009.
16) 赤林　朗 (編):改訂版入門・医療倫理Ⅰ. p5, 勁草書房, 2005.
17) 厚生労働省ホームページ:人を対象とする生命科学・医学系研究に関する倫理指針. (2024年2月閲覧)
18) 額賀淑郎, 赤林　朗:研究倫理〔赤林　朗 (編):改訂版入門・医療倫理Ⅰ〕. pp373-391, 勁草書房, 2005.
19) 能智正博:質的研究法. pp92-93, 東京大学出版社, 2011.
20) 森岡恭彦:医の倫理と法—その基礎知識—　改訂第2版. p6, 南江堂, 2010.
21) 資料集 生命倫理と法編集委員会 (編):資料集 生命倫理と法. p34, 太陽出版, 2003.
22) 近藤　均・他 (編):生命倫理事典. p75, 太陽出版, 2002.
23) 厚生労働省:医薬審第1334号「小児集団における医薬品の臨床試験に関するガイダンス」ICH-E11 (平成12年12月15日)
24) 東京都立小児総合医療センターホームページ:同意説明文書・アセント文書〜改訂の意図と使い方ガイド. (2024年8月閲覧)
25) 厚生労働省ホームページ:人を対象とする医学系研究に関する倫理指針ガイダンス. (2024年8月閲覧)

第11章

作業療法を取り巻く諸制度①

- 社会保障制度のなかで,病院や診療所,介護施設,福祉施設といった作業療法士の多くが所属する事業所の運営に関連する制度を理解する.
- 関連する制度で定められている基準などに則ったリハビリテーションの実施,部門管理や事業計画策定などの業務遂行ができる作業療法士を目ざす.
- 関連する制度理解のもと,地域における連携や役割分担に貢献する.
- 日本の社会保障制度の現状と課題を考察する.

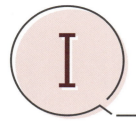

I 社会保障制度

1. 日本の社会保障制度

　日本の社会保障制度は，日本国憲法25条にある「すべて国民は，健康で文化的な最低限度の生活を営む権利を有する」「国は，すべての生活部面について，社会福祉，社会保障及び公衆衛生の向上及び増進に努めなければならない」とするいわゆる生存権の規定に基づいており，**社会保険**，**公的扶助**，**社会福祉**，**公衆衛生**の4事業を主軸に，恩給や戦没者遺族年金などの戦争犠牲者援護なども含めて制度化されている（**表11-1**）．

　近年は少子高齢化に関連する事業を中心に需要は増加しており，制度にかかる費用も増加傾向となっている（**図11-1**）．

2. 社会保障制度の財源

　制度の財源は社会保険料，公費負担，その他（資産収入など）で成り立っている．財源の比率は，近年では社会保険料が50％程度を下回ることもあり減少傾向となっている．一方，公費負担は増加傾向で40％程度になっている（**図11-2**）．

　支出となる社会保障給付費は，年金が全体の40％程度を占めており，次に医療費が30％程度，福祉その他が25％程度となっている（**図11-3**）．

表11-1　社会保障制度

広義の社会保障		○戦没者遺族年金，戦争犠牲者援護，恩給等
	狭義の社会保障	○**社会保険**：国民の生活遂行に困難をもたらす病気や障害，老齢等の状況に対し，生活の安定を図ることを目的とした強制加入の保険制度 ○種類：医療保険，労災保険，年金保険，雇用保険，介護保険
		○**公的扶助**：低所得等により生活に困窮する国民の最低限度の生活を保障し，自立を支援する制度 ○種類：生活保護
		○**社会福祉**：障害者や母子家庭等，社会生活に影響を及ぼす可能性がある不利益に対して安心して生活を遂行するための公的な支援を行う制度 ○種類：障害者福祉，老人福祉，児童・母子福祉
		○**公衆衛生**：国民の健康を守る目的で予防，衛生等の事業を行うシステム ○種類：医療施策，生活環境施策

Ⅰ　社会保障制度

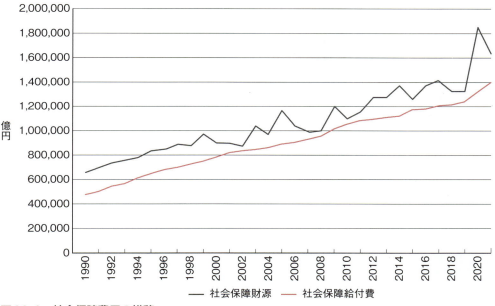

図11-1　社会保障費用の推移
（国立社会保障・人口問題研究所2023年8月4日公表データをもとに作成）

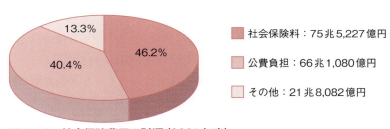

■ 社会保険料：75兆5,227億円
■ 公費負担：66兆1,080億円
□ その他：21兆8,082億円

図11-2　社会保障費用の財源（2021年度）
（国立社会保障・人口問題研究所2023年8月4日公表データをもとに作成）

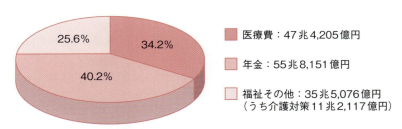

■ 医療費：47兆4,205億円
■ 年金：55兆8,151億円
□ 福祉その他：35兆5,076億円
　（うち介護対策11兆2,117億円）

図11-3　社会保障給付費（2021年度）
（国立社会保障・人口問題研究所2023年8月4日公表データをもとに作成）

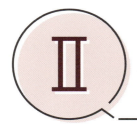

医療保険制度

わが国の医療保険制度は，すべての国民が必要な医療提供を受けることができることを目的に，健康保険に強制加入（**国民皆保険**）することで成り立っている．保険を利用することによって，医療機関を利用する際，保険証（被保険者証）を提示すれば自己負担は一定の割合となる．行政手続における特定の個人を識別するための番号の利用等に関する法律（マイナンバー法）等の一部改正により，現行の健康保険証発行は2024（令和6）年12月2日より終了し，マイナンバーカードでの保険証利用を基本とする仕組みに移行となる[※1]．自己負担となる医療費は，原則として医療費の3割と定められているが，義務教育就学前の小児や70歳以上の高齢者においては所得に応じて低い負担割合が設定されている．また，医療費の自己負担額が高額になる場合，所得などによって支払い額に一定の上限を設ける制度（高額療養費制度）も設定されている．

[※1] 健康保険証発行終了後，マイナ保険証を持っていない場合は，加入する医療保険者から送付される資格確認書により資格確認を行う．

1. 保険医療機関

病院や診療所といったいわゆる「医療」として健康保険の診療を行う事業所を**保険医療機関**（**表11-2**）という．保険医療機関は，施設の種類とともに実施する診療項目ごとに医療保険制度で定められた設備や人員などの基準（**施設基準**）に基づいた整備をし，地方厚生局に対する届出により施設基準を取得したうえで医療提供を実施できる．提供した医療行為，治療材料，薬などに対する報酬は，それぞれ定められている報酬額（**診療報酬**）を患者の負担割合に合わせて患者本人と保険者（**表11-3**）に請求する．

表11-2 保険医療機関の種類

保険医療機関	概要
病院	医師または歯科医師が診察，治療を行う施設であって，入院用ベッド数が20床以上ある医療機関
診療所	医師が診察，治療を行う施設であって，入院用ベッド数が19床以下，または入院設備を有さない医療機関 ※医療法上の定義はないが，医院，クリニックといった名称は診療所と同意である
歯科診療所	歯科医師が診察，治療を行う施設であって，入院用ベッド数が19床以下，または入院設備を有さない医療機関

表11-3 保険者と保険の種類

保険者	管轄する保険
全国健康保険協会（協会けんぽ）	健康保険，船員保険
健康保険組合（組合健保）	健康保険
市区町村	国民健康保険
後期高齢者医療広域連合	後期高齢者医療制度

Ⅱ　医療保険制度

表11-4　病院の機能別分類

病院の分類	病床数	主な役割
特定機能病院	400床以上	・高度医療提供体制を有する. ・高度医療技術の開発および評価を行う. ・高度医療に関する研修を行う.
地域医療支援病院	200床以上 (原則)	・他医療機関からの紹介患者に対し医療を提供する. ・病床や高額医療機器が共同利用できる体制を有する. ・救急医療提供体制を有する. ・地域の医療従事者に研修を行う.
一般病院	20床以上	・医療従事者が患者に医療提供を行う.
精神病院		・精神病床のみを有する病院
結核病院		・結核病床のみを有する病院

2. 病院の種類

　保険医療機関の種類のうち病床数が20床以上ある病院においては，医療法によって医療機関の設立が可能な団体が定められている．都道府県や市町村といった公的組織以外では，医療法人や社会福祉法人，大学病院などを有する学校法人といった非営利組織となっている．また，病院はそれぞれの有する機能によって主に5つに分類される（**表11-4**）.

3. 施設基準

　保険診療では，実施する診療行為ごとに施設基準が定められている．施設基準には，診療行為を実施する場所の広さや設備，関わる職種や人数などの項目がある．これは，各医療機関で実施する診療行為について，内容や効果の差異をなくし，治療に対する報酬額の公平性を保つためにも重要である．施設基準は，診療報酬とともに原則として2年に1回見直しが実施されている（診療報酬改定）.

　ここでは，医療保険制度下で作業療法士がリハビリテーションを実施する際に関連する主な施設基準を掲載する（**表11-5**）[※1]．なお，今回掲載している施設基準はリハビリテーションに関連する項目の一部である．また，掲載項目については面積，人員以外にも設備，機器等の基準も設定されている.

※1 所属施設，部門に関連する制度だけではなく，すべての制度を理解するようにしよう.

4. 診療報酬

　保険医療機関が基準等に基づいた診療を行った場合に発生する対価を診療報酬という．診療報酬は，点数として設定されており，1点を10円として計算する．診療行為ごとに実施する内容や関わる専門職種，実施時間等が定められている．条件を満たして診療行為を実施した場合に診療点数として決められた報酬額を請求することができる．診療報酬は，施設基準とともに原則として2年に1回見直しが実施される.

　リハビリテーションとして直接関係する主な診療報酬としては，施設基準として**表11-5**に挙げた疾患別リハビリテーション料と精神科作業療法料がある．それぞ

第11章 作業療法を取り巻く諸制度①

表11-5 リハビリテーション関連の主な診療行為区分と施設基準（2024年改定時点）

区分		面積 ※m²数は内法	人員
H001 脳血管疾患等リハビリテーション料・H001-2 廃用症候群リハビリテーション料	I	病院・診療所：160m²以上 （STは個別療法室8m²以上）	経験ある専任医1名＋専任医1名 ①PT：5名以上 ②OT：3名以上 ③ST：1名以上 ①〜③の合計で10名以上
	II	病　院：100m²以上 診療所：45m²以上 （STは個別療法室8m²以上）	専任医1名 PT・OTが各1名以上 （STは行う場合専従1名） 合計4名以上
	III	病　院：100m²以上 診療所：45m²以上 （STは個別療法室8m²以上） ※STのみの場合は前段不要	専任医1名 PT・OT・STいずれか1名
H002 運動器リハビリテーション料	I	病　院：100m²以上 診療所：45m²以上	経験ある専任医1名 PT・OT合わせて4名以上
	II	病　院：100m²以上 診療所：45m²以上	経験ある専任医1名 ①PT：2名以上 ②OT：2名以上 ③PT・OT各1名以上 ①②③のいずれかを満たすこと
	III	45m²以上	専任医1名 PT・OTいずれか1名
H003 呼吸器リハビリテーション料	I	病　院：100m²以上 診療所：45m²以上	経験ある専任医1名 PT1名を含めてPT・OT合わせて2名以上
	II	45m²以上	専任医1名以上 PT・OTいずれか1名以上
H000 心大血管疾患リハビリテーション料	I	病　院：30m²以上 診療所：20m²以上	当リハビリテーション実施時間帯に循環器科または心臓血管外科の経験ある専任医1名以上 経験ある専従PTおよび専従Ns2名以上または専従PTか専従Ns2名以上※2名のうち1名は専任者可 ※必要に応じて，経験を有するOT勤務が望ましい.
	II	病　院：30m²以上 診療所：20m²以上	当リハビリテーション実施時間帯に循環器科または心臓血管外科の経験ある医師（非常勤含む）いずれか1名以上 経験ある専従PTか専従Nsいずれか1名以上
I007 精神科作業療法		OT1名に対し50m²を基準とする ※当療法実施時間帯において「専用」とする	作業療法士は，専従者として最低1名が必要

れにおいて，診療点数とともに実施する時間数（単位）や，療法士が実施する単位数の上限などが設定されている[※2]. その他にも各種加算や計画書作成，訪問や通院など地域生活支援に関する診療報酬の算定に関わるものが多数ある. ここでは，疾患別リハビリテーション料と精神科作業療法料の主な診療報酬と関連する項目を掲載する（**表11-6**）.

なお，2024年度診療報酬改定において，疾患別リハビリテーション料は今後NDB（レセプト情報・特定健診等情報データベース）・DPC（診療群分類）データにより実施職種ごとの実態が把握できるよう，実施職種を明確化した評価体系となった.

[※2] 所属部門に関連する制度を熟知して，部門の役割と収益を両立した運営につなげよう.

II 医療保険制度

表11-6　リハビリテーション関連の主な診療報酬（2024年4月改定時点）

区分		点数		備考
H001 脳血管疾患等リハビリテーション料	I	イ 理学療法士による場合 ロ 作業療法士による場合 ハ 言語聴覚士による場合 ニ 医師による場合	245点 245点 245点 245点	起算日：発症，手術もしくは急性増悪または最初に診断された日 算定日数：180日以内
	II	イ 理学療法士による場合 ロ 作業療法士による場合 ハ 言語聴覚士による場合 ニ 医師による場合	200点 200点 200点 200点	
	III	イ 理学療法士による場合 ロ 作業療法士による場合 ハ 言語聴覚士による場合 ニ 医師による場合 ホ イからニまで以外の場合	100点 100点 100点 100点 100点	
H001-2 廃用症候群リハビリテーション料	I	イ 理学療法士による場合 ロ 作業療法士による場合 ハ 言語聴覚士による場合 ニ 医師による場合	180点 180点 180点 180点	起算日：廃用症候群の診断または急性増悪 算定日数：120日以内
	II	イ 理学療法士による場合 ロ 作業療法士による場合 ハ 言語聴覚士による場合 ニ 医師による場合	146点 146点 146点 146点	
	III	イ 理学療法士による場合 ロ 作業療法士による場合 ハ 言語聴覚士による場合 ニ 医師による場合 ホ イからニまで以外の場合	77点 77点 77点 77点 77点	
H002 運動器リハビリテーション料	I	イ 理学療法士による場合 ロ 作業療法士による場合 ハ 医師による場合	185点 185点 185点	起算日：発症，手術もしくは急性増悪または最初に診断された日 算定日数：150日以内
	II	イ 理学療法士による場合 ロ 作業療法士による場合 ハ 医師による場合	170点 170点 170点	
	III	イ 理学療法士による場合 ロ 作業療法士による場合 ハ 医師による場合	85点 85点 85点	
H003 呼吸器リハビリテーション料	I	イ 理学療法士による場合 ロ 作業療法士による場合 ハ 言語聴覚士による場合 ニ 医師による場合	175点 175点 175点 175点	起算日：治療開始日 算定日数：90日以内
	II	イ 理学療法士による場合 ロ 作業療法士による場合 ハ 言語聴覚士による場合 ニ 医師による場合	85点 85点 85点 85点	
H000 心大血管疾患リハビリテーション料	I	イ 理学療法士による場合 ロ 作業療法士による場合 ハ 医師による場合 ニ 看護師による場合 ホ 集団療法による場合	205点 205点 205点 205点 205点	起算日：治療開始日 算定日数：150日以内
	II	イ 理学療法士による場合 ロ 作業療法士による場合 ハ 医師による場合 ニ 看護師による場合 ホ 集団療法による場合	125点 125点 125点 125点 125点	
I007 精神科作業療法		220点　（1日につき）		患者25人を1単位として，1人の作業療法士の取扱い患者数は1日2単位50人以内を標準とする.

135

III 介護保険制度

　介護保険制度は，高齢化や核家族化などの拡大といった課題のなかで，介護を社会全体で支え合うことを目ざして，1997（平成9）年に介護保険法として制定され，2000（平成12）年に施行された．介護保険は，国民が40歳になった月から加入となり，保険料の支払いが開始される．40歳からではあるが，医療保険制度の健康保険と同様に国民全員が加入することになっている．

　介護保険の保険者は市区町村であり，徴収された保険料と公費を財源として介護保険事業が運営されている．

1. 介護保険の概要

　介護保険制度では，被保険者が介護や支援を必要とする状態になった際に必要書類を揃えて市町村に届出を行い，認定（**要介護認定**）（**図11-4**）を受けることでそれぞれの状態に応じたサービスが利用できる．要介護認定は，要支援2段階，要介護5段階の7段階に区分されており，各区分で月単位の支給限度額が定められている（**表11-7**）．要介護認定においては，"介護や支援の必要がなく日常生活を送ることが可能な状態"と判断される場合は，「自立」や「非該当」という判断になる．

　被保険者は，65歳を境に2つに区分されている（**表11-8**）．65歳以上の第1号被保険者は，原因に関係なく，介護や支援が必要な状態となった場合には申請のうえで認定を受けサービスの利用が可能となる．一方，40～64歳の第2号被保険者は，

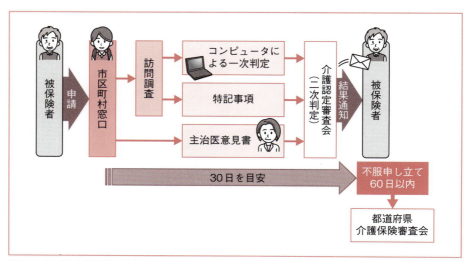

図11-4　要介護認定の流れ

Ⅲ　介護保険制度

介護保険法で定められた特定疾病（**表11-9**）により介護や支援が必要になった場合に申請が可能となる．サービスの利用料は，被保険者ごとの負担割合に応じて保険料と自己負担でサービス提供者に支払われる．診療報酬は「**点**」で設定されているが，介護報酬においては「**単位**」で表記されており，1単位を10円として報酬が設定されている．

表11-7　要支援・要介護度の区分と支給限度額（2019年10月1日以降）

区分	心身の状態（目安）	支給限度額（月単位）
自立・非該当	介助なしで日常生活の遂行が可能な状態	0円
要支援1	食事や排泄等の基本的な日常生活動作は自立しているが，家事動作や服薬管理などの生活関連動作において一部支援が必要な状態	50,320円
要支援2	生活関連動作に支援や部分的介助を必要とし，立ち上がりや移動などの基本動作や日常生活動作に支え等が必要な状態	105,310円
要介護1	要支援2の状態に加え，安全配慮や理解低下などがある，または疾患等の状態が不安定と判断される状態	167,650円
要介護2	生活関連動作に全般的な援助を必要とし，日常生活動作においても部分的な介護が必要な状態	197,050円
要介護3	生活関連動作，日常生活動作全般に介護が必要であり，基本動作も一人ではできないことがある状態	270,480円
要介護4	介護3に比べさらに動作能力に低下があり，介護なしでは日常生活の遂行が困難な状態	309,380円
要介護5	「寝たきり」「意思疎通が困難等」，生活全般に全面的な介助を必要とする状態	362,170円

表11-8　被保険者の分類

分類	年齢	保険料	サービス利用条件
第1号被保険者	65歳以上	年金からの天引き，直接納付	原因を問わず，介護や支援が必要となった場合
第2号被保険者	40～64歳	加入している健康保険料と一緒に納付	定められた「特定疾病」が原因で介護や支援が必要となった場合

表11-9　第2号被保険者が給付対象となる特定疾病（16種類）

①末期のがん（回復の見込みがないと医師が判断した場合）	⑨脊柱管狭窄症
②関節リウマチ	⑩早老症
③筋萎縮性側索硬化症	⑪多系統萎縮症
④後縦靱帯骨化症	⑫糖尿病性神経障害，糖尿病性腎症，糖尿病性網膜症
⑤骨折を伴う骨粗鬆症	⑬脳血管疾患
⑥初老期における認知症	⑭閉塞性動脈硬化症
⑦進行性核上性麻痺，大脳皮質基底核変性症，パーキンソン病，パーキンソン病関連疾患	⑮慢性閉塞性肺疾患
⑧脊髄小脳変性症	⑯変形性関節症（両側の膝関節又は股関節に著しい変形を伴う）

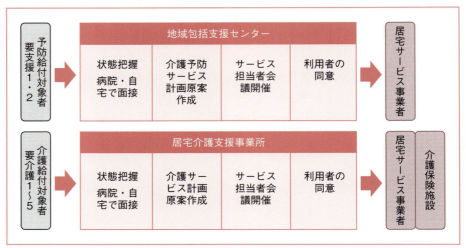

図11-5 介護(予防)サービス計画

2. 介護保険サービスの種類

　介護保険で利用できるサービスは，被保険者の状態や環境，本人や家族の希望などを勘案して作成される「**介護サービス計画**」に基づいて提供される．「介護サービス計画」は，被保険者が要介護の状態として認定を受けた場合は，居宅介護支援事業所に所属する**介護支援専門員(ケアマネジャー)** に作成を依頼するのが一般的である．被保険者が要支援として認定を受けた場合は，居宅介護支援事業所の介護支援専門員のほか，地域包括支援センターの職員に計画作成を依頼する場合がある(**図11-5**)．

　サービスの種類は，被保険者にとって適切なサービスが利用できるよう「介護サービス計画」を作成する「支援サービス」と，在宅生活を基盤とする被保険者に対して訪問や通所といった形で提供される「**居宅サービス事業**」，施設に入所するなどの形で提供される「**施設サービス事業**」に分けられる．

　なお，要支援の状態と認定を受けた場合は，介護予防サービスを利用する(**表11-10**)．

3. 介護保険下におけるリハビリテーション

　介護保険下においては，「リハビリテーション」として療法士の関与に対して制度化された介護報酬は，指定居宅サービスにおける訪問リハビリテーションと通所リハビリテーション，施設サービス事業における介護老人保健施設入所や指定介護療養型医療施設入院者に対するリハビリテーションとなっている．その他，訪問看護ステーションにおける療法士の実施する訪問看護や，通所介護における機能訓練指導としての関わりに対しても介護報酬が設定されている．

III　介護保険制度

表11-10　介護保険サービスの種類

	サービスの種類	概要	療法士の配置・算定	介護予防サービス有
居宅介護支援事業	居宅介護支援	被保険者の依頼を受け，ケアマネジャー等が介護サービス計画（ケアプラン）の作成や連絡調整を行う	―	
指定居宅サービス事業	訪問介護（ホームヘルプサービス）	介護福祉士や資格を有する介護員が訪問し，身体介護（食事，排泄，入浴など），生活援助（掃除，洗濯，調理など）を行う	―	
	訪問入浴介護	看護師や介護員等が訪問し，組立浴槽や入浴車で入浴の介護を行う	―	○
	訪問看護	医師の指示に基づいて看護師が訪問し，診療の補助を中心に行う	算定あり	○
	訪問リハビリテーション	医師の指示により理学療法士，作業療法士，言語聴覚士が訪問してリハビリテーションを行う	配置，算定あり	○
	居宅療養管理指導	医師，歯科医師，薬剤師，歯科衛生士，管理栄養士のなかから必要な専門家が訪問し，療養上の管理，指導を行う	―	○
	通所介護（デイサービス）	送迎や通いによって事業所で日中の介護サービスを行う	機能訓練指導員として算定あり	
	通所リハビリテーション（デイケア）	送迎や通いによって事業所で必要なリハビリテーションを行う	配置，算定あり	○
	短期入所生活介護（ショートステイ）	介護老人福祉施設に30日以内で期間を決めて短期間入所を行う	―	○
	短期入所療養介護（ショートステイ）	介護老人保健施設，介護療養型医療施設に30日以内で期間を決めて短期入所を行う	―	○
	特定施設入居者生活介護	有料老人ホームや軽費老人ホーム，サービス付き高齢者向け住宅の利用者に対し，機能訓練や介護サービスを行う	―	○
	福祉用具貸与	貸与として厚生労働大臣が定めた福祉用具の貸与を行う	―	○
	特定福祉用具販売	福祉用具のうち，入浴や排泄用具等，貸与にはなじまないものを販売する	―	○
地域密着型サービス事業	定期巡回・随時対応型訪問看護介護	定期的な巡回や利用者からの連絡によって，利用者の居宅を訪問して看護や介護を行う	―	
	夜間対応型訪問介護	訪問介護（ホームヘルプサービス）のうち，夜間を含め24時間対応できる体制をとっている	―	
	地域密着型通所介護	地域を限定し小規模（18人以下）の体制で送迎や通いによって事業所で日中の介護サービスを行う	機能訓練指導員として算定あり	
	療養通所介護	常時看護師による観察が必要な難病などの重度要介護者またはがん末期患者を対象に介護などを行う	―	
	認知症対応型通所介護	通所介護（デイサービス）のうち，認知症を有する方に特化して日中の介護サービスを行う	―	○
	小規模多機能型居宅介護	登録定員25名以下に対し，「通い」「訪問」「宿泊」のサービスを一体化して24時間継続したサービス提供を行う	―	○
	認知症対応型共同生活介護（認知症高齢者グループホーム）	認知症高齢者に対し，認知症の進行抑制，心身機能維持を目的に共同生活を行う	―	○
	地域密着型特定施設入居者生活介護	地域密着型特定施設（入居定員29人以下の有料老人ホーム，養護老人ホームおよび軽費老人ホームであって，入居者が要介護者とその配偶者などに限る）入居者に対して介護などを行う	―	
	地域密着型介護老人福祉施設入所者生活介護	地域密着型介護老人福祉施設（入居定員29人以下の特別養護老人ホーム）入居者に対して介護などを行う	―	
	看護小規模多機能型居宅介護（複合型サービス）	居宅への訪問，利用者による通所，短期間宿泊等で看護，介護などを行う	―	
施設サービス事業	介護福祉施設サービス	特別養護老人ホーム（入所定員30人以上）の入所者に対し介護などを行う	―	
	介護保険施設サービス	介護老人保健施設において，医療機関退院後のリハビリテーションの継続や在宅復帰を目的としたリハビリテーション，看護，介護を行う	配置，算定あり	
	介護医療院サービス	介護医療院において，医療，医学的な管理の必要となる介護，機能訓練などを行う	―	

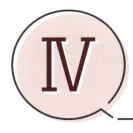

IV 障害者福祉制度

障害者に対する福祉体制は，自立支援，地域社会における共生の実現をめざして制度の見直しが進められてきた．現在，本制度の基礎となる法律は，2013（平成25）年施行の「**障害者の日常生活及び社会生活を総合的に支援するための法律（障害者総合支援法）**」[※3]である．

1. 障害者福祉制度の概要

※3 障害者総合支援法の基本理念は，「法に基づく日常生活・社会生活の支援が，共生社会を実現するため，社会参加の機会の確保及び地域社会における共生，社会的障壁の除去に資するよう，総合的かつ計画的に行われること」とされている．

※4 障害程度区分とは，障害福祉サービスの必要性を明らかにするため，障害者の心身の状態を総合的に表す区分であり，区分1から区分6までの6段階で認定される．

日本における障害者福祉の制度化は，1951（昭和26）年の「**措置制度**」に始まる．措置制度は，社会福祉事業法をもとに運用されていた．特徴は，対象者が利用するサービスの決定は申請を受けた行政が実施していた点であった．2003（平成15）年に「**支援費制度**」が導入され，サービス利用は原則対象者自身の自己決定に基づき契約により提供される形となった．2006（平成18）年には，それまで障害の種別（身体障害，精神障害，知的障害）により分かれていたサービス体系の一元化や，既に導入されている介護保険制度への移行や整合も視野に「**障害程度区分**」[※4]を設けた「**障害者自立支援法**」が施行となった．その後，障害者の範囲に難病などが追加され，「障害程度区分」の呼称を「障害支援区分」とするなど障害者自立支援法を基礎とした整備（**表11-11**）が行われ，地域社会における共生をめざしたサービスのさらなる充実をめざして2013年（平成25年）に「**障害者総合支援法**」が施行された（**図11-6**）．

障害者総合支援法におけるサービス利用は，介護保険制度と同様に申請のうえで認定を受ける流れとなっている（**図11-7**）．障害支援区分は障害の程度ごとに6区分となっており，非該当を含めると7区分となる．

表11-11 障害者総合支援法の特徴

特徴	備考
1. 障害の範囲（身体・知的・精神・難病）にかかわらず，サービス利用の仕組みを一元化し利用者主体で必要なサービスが受けられる	障害の範囲に難病等を追加し障害者自立支援法から継続
2. 利用者の生活基盤に最も身近な市町村が一元的にサービスを提供する	障害者自立支援法から継続
3. 障害支援区分認定を設け，支給決定の過程を明確化している	障害者自立支援法から呼称変更して継続 障害程度区分→障害支援区分
4. 就労の場の確保や就労に向けたサービス提供等，就労支援体制を強化している	障害者自立支援法から継続 就労移行支援，就労継続支援に加え，就労定着支援事業が新設（平成30年度）
5. 費用負担率の明確化と，利用するサービスと所得に応じて原則1割の自己負担となっている	障害者自立支援法から継続

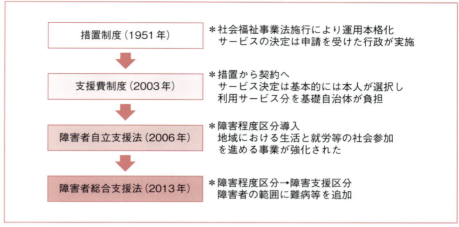

図11-6　障害者福祉制度の変遷

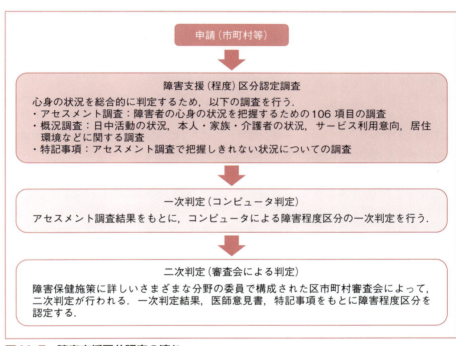

図11-7　障害支援区分認定の流れ

2. 障害者福祉サービスの種類

　　障害者総合支援法における事業は，給付と支援事業に大別される．給付には，障害支援区分によって給付決定となる**介護給付**と，障害支援区分に関係なくサービス適合の検討が可能な**訓練等給付**がある．その他医療費の給付（自立支援医療）や補装具購入などの給付も設定されている．地域生活支援事業は，地域で生活を遂行する際に必要となる居室の提供や移動の支援，日常生活用具の給付などがある（**表11-12**）．福祉サービス費用の表記は，介護保険と同様に「単位」で示される．

141

第11章 作業療法を取り巻く諸制度①

表11-12 障害者福祉サービスの種類

介護給付 ※障害程度区分によって受けられる給付

居宅介護 (ホームヘルプ)	自宅生活者の日常生活動作の介護などを行う
重度訪問介護	常に介護を必要とする重度の障害者 (身体，精神，知的) に自宅での日常生活動作の介護，外出の援助などを行う
同行援護	視覚障害者の支援，外出の援助などを行う
行動援護	自己判断能力低下者の支援，外出の援助などを行う
重度障害者等包括支援	重度障害者に必要な複数のサービスを包括的に行う
短期入所 (ショートステイ)	介護者が不在になる間など，短期間，施設などで介護を行う
療養介護 (通所)	医療と介護を必要とする方に医療機関で機能訓練や看護，介護などを行う
生活介護 (通所)	常に介護を必要とする方に，日中，日常生活動作の介護，活動の機会提供などを行う
施設入所支援	施設入所者に夜間や休日の日常生活動作の介護などを行う 療養介護，生活介護との併用利用も可能

訓練等給付 ※障害程度区分に関係なくサービス適用

自立訓練 (機能訓練・生活訓練)	日常生活動作や社会参加の向上を目指して，一定期間必要な訓練を行う
宿泊型自立訓練	自立訓練 (生活訓練) 対象者で，日中時間帯に一般就労や障害福祉サービスを利用している方に対し，帰宅後の生活に支援などを行う
就労移行支援	一般企業等への就労を目指して，一定期間必要な訓練を行う
就労継続支援 (雇用型→A型)	雇用契約のうえで就労の場を提供するとともに，さらなる能力向上を目指した就労訓練などを行う
就労継続支援 (非雇用型→B型)	雇用契約のうえでの就労が困難な方に就労の場を提供するとともに，さらなる能力向上を目指した就労訓練などを行う
就労定着支援	生活介護，自立訓練，就労移行支援，就労継続支援利用後に一般就労した方に対し，企業への訪問や利用者との対面，関係機関との連絡調整などを行う
自立生活援助	独立生活を希望する障害者に対して相談，援助を行う
共同生活援助 (グループホーム)	グループホーム利用者に対し，夜間や休日相談や日常生活動作の援助を行う

地域生活支援事業

移動支援	外出などにおける移動の支援を行う
地域活動支援センター	創作などの活動の機会の提供とともに社会交流の場とする
福祉ホーム	低額な料金で居室などを提供し，日常生活の支援を行う

・相談支援　　・コミュニケーション支援　　・日常生活用具の給付または貸与
・その他の日常生活または社会生活支援

IV　障害者福祉制度

3. 障害者福祉サービスとリハビリテーション

　　障害者福祉制度において作業療法士の配置は，**生活介護事業，自立訓練事業（機能訓練）**の職員配置基準に定められているほか，相談支援事業における**相談支援専門員**の実務要件として「理学療法士，作業療法士，言語聴覚士」が明記されている．また，「リハビリテーション」という呼称で設定されている算定項目は，生活介護事業，自立訓練事業（機能訓練）の「**リハビリテーション加算**」となっている（**表11-13**）．さらに，2024（令和6）年度改定により，提供主体の拡充を目的に医療保険のリハビリテーションを提供する病院・診療所，介護保険の通所リハビリテーション事業所において，共生型サービスまたは基準該当サービスとして自立訓練事業（機能訓練）の提供が可能となった（**表11-14**）．

　　現状においては，本制度下における療法士の配置や算定可能項目は少ない．しかし，障害者が地域生活において一人ひとりの能力を最大に発揮し，自立生活や役割をもって社会参加を行うためには，前述した以外の事業においても積極的な関与が重要となっている[※5]．

※5 障害者福祉制度や地域支援事業におけるリハビリテーション専門職種の関与は重要である．課題分析とそれに基づく工夫を見つけ，積極的に関わろう．

表11-13　リハビリテーション加算

リハビリテーション加算（Ⅰ）　　48単位/日
【算定要件】 次の①から⑤に適合する事業所において，頸髄損傷による四肢麻痺等の状態にある障害者に対してリハビリテーション実施計画を作成し支援を実施した場合または次の①から⑥に適合する事業所において，障害者に対してリハビリテーション実施計画を作成し支援を実施した場合に，加算する． ①頸髄損傷による四肢の麻痺その他これに類する状態にある障害者であって，リハビリテーション実施計画が作成されているものに対して，指定生活介護等を行った場合． ②医師，理学療法士，作業療法士，言語聴覚士その他の職種の者が共同して，利用者ごとのリハビリテーション実施計画を作成していること． ③利用者ごとのリハビリテーション実施計画に従い医師または医師の指示を受けた理学療法士，作業療法士もしくは言語聴覚士が指定生活介護等を行っているとともに，利用者の状態を定期的に記録していること． ④利用者ごとのリハビリテーション実施計画の進捗状況を定期的に評価し，必要に応じて当該計画を見直していること． ⑤指定障害者支援施設等に入所する利用者について，リハビリテーションを行う医師，理学療法士，作業療法士または言語聴覚士が，看護師，生活支援員その他の職種の者に対し，リハビリテーションの観点から，日常生活上の留意点，介護の工夫等の情報を伝達していること．それ以外の利用者について，リハビリテーションの観点から，日常生活上の留意点，介護の工夫等の情報を伝達していること． ⑥ 支援プログラムの内容を公表するとともに，社会生活の自立度評価指標（SIM）に基づき利用者の生活機能の改善状況等を評価し，当該評価の結果を公表していること．
リハビリテーション加算（Ⅱ）　　20単位/日
【算定要件】 リハビリテーション加算（Ⅰ）の②〜④を満たし，リハビリテーション加算（Ⅰ）の①に定める利用者以外に対してサービスを実施した場合．

143

第11章　作業療法を取り巻く諸制度①

表11-14　自立訓練（機能訓練）における提供主体の拡充（2024年度障害福祉サービス等報酬改定）

病院または診療所における基準該当サービスに関する基準

地域において自立訓練（機能訓練）が提供されていないこと等によりサービスを受けることが困難な障害者に対して病院または診療所が行う基準該当サービスに関して事業者が満たすべき基準

① 事業所の専用の部屋等の面積を，基準該当サービスを受ける利用者の数で除して得た面積が3㎡以上であること．

② 管理者とともに，専従の理学療法士，作業療法士もしくは言語聴覚士または看護職員もしくは介護職員を10：1以上配置していること．

③ 基準該当サービスの利用者に対して適切なサービスを提供するため，指定自立訓練（機能訓練）事業所等から必要な技術的支援を受けていること．

通所リハビリテーション事業所における共生型サービスに関する基準

① 通所リハビリテーション事業所の専用の部屋等の面積（介護老人保健施設または介護医療院である場合は，利用者用に確保されている食堂の面積を加える）を，通所リハビリテーションの利用者の数と共生型サービスの利用者の数の合計数で除して得た面積が3㎡以上であること．

② 通所リハビリテーション事業所の従業者の員数が，当該通所リハビリテーションの利用者の数を当該通所リハビリテーションの利用者の数および共生型サービスの利用者の数の合計数であるとした場合の必要数以上であること．

③ 共生型サービスの利用者に対して適切なサービスを提供するため，他の自立訓練（機能訓練）事業所等から必要な技術的支援を受けていること．

※ 通所リハビリテーション事業所において，基準該当サービスを提供する場合の基準も同様．

> **Ⅳ　障害者福祉制度**

学習課題

- ・医療保険，介護保険それぞれの報酬の表記方法を説明しなさい．
- ・自身が関わる患者がどのような治療や制度下のサービスを経て，今後どのようなサービスを利用していくのかを考えることは重要である．所属施設，所属部門に関連する制度だけではなく，すべての制度を理解するようにしよう．
- ・障害者福祉制度や地域支援事業におけるリハビリテーション専門職種の関与は重要である．積極的な関与に向けた課題分析と工夫に取組み，活動の幅を広げよう．
- ・所属部門に関連する制度を熟知して，部門の役割と収益を両立した運営につなげよう．
- ・関連する制度を理解して，療法士の役割，課題等を考察し，説明しなさい．

文献

1) 厚生労働省ホームページ：介護予防・日常生活支援総合事業のガイドライン．（2024年8月閲覧）
2) 厚生労働省ホームページ：介護予防普及展開事業　専門職向け手引き．（2024年8月閲覧）

コラム ⑨　作業療法士になって考える「臨床の疑問」との向き合い方

　日本作業療法学会の口述発表は7分間である．学会発表には研究報告，事例報告などさまざまなものがあるが，どんな発表であれ私は目の前にいる対象者に関する疑問から始めることが重要と考えている．対象者と関わるなかで抱く疑問は膨大にある．参考書や論文，経験のある作業療法士からのアドバイスで解決できる疑問もあるが，解決せず疑問のままになることも少なくはない．そのような疑問に対して深く考えるチャンスが学会発表なのではないだろうか．

　たとえば事例報告では，現象を振り返り，疑問を言語化し，さまざまな視点から疑問を吟味した後，抄録を書き上げる必要がある．そして演題が採択されれば，発表に向けてさらなる熟考が必要となる．実際はわからないことも多く，自分一人では解決できないこともあるが，「わからないこと」に気づけたときこそ，「わかること」を増やせるチャンスである．疑問を疑問のままにするのでなく，「今の自分にはわからないこと」を「わかること」に変えていくことこそ7分間という時間を作り上げるうえで最も大切で，学会発表を通して得たものを対象者に還元することにも大きな意義がある．そのためには，疑問をもち続ける姿勢，目の前の対象者とともに成長していく姿勢が必要であろう（そして，全国のうまいお酒やご飯を楽しみにすることも，7分間の発表を成就させるために大切なことである）．

第12章

作業療法を取り巻く諸制度②

学習のねらい

- 関連制度の理解のもと，地域包括ケアシステムにおける連携や役割分担に貢献する．
- 作業療法士の関与が期待されている介護予防について目的や事業を理解する．
- 就労支援，就学支援における作業療法士の役割を理解する．

I 地域包括ケアシステム

1. 地域包括ケアシステムとは

　今後のわが国は少子高齢化に伴う人口構造の変化によって医療と介護を必要とする人口が増加する．そのような状況下でどのように住み慣れた地域で安心して元気に暮らせるかが重要になってくる．そのしくみづくりとして**地域包括ケアシステム**の構築が急務となる．地域包括ケアシステムとは，地域の実情に応じて，高齢者が可能な限り住み慣れた地域でその有する能力に応じ自立した日常生活を営むことができるよう，医療，介護，介護予防，住まいおよび自立した日常生活の支援が包括的に確保される体制のことをさす．市町村や都道府県が，専門職や住民と一体となり，地域の自主性，主体性，特性に基づいて作り上げていく（**図12-1**）．

2. 地域包括ケアシステムでの作業療法士の役割

[※1] 地域支援事業には，①介護予防・日常生活支援総合事業，②包括的支援事業，③任意事業の3つがある（表12-2参照）．

　地域包括ケアシステムでの作業療法士の役割を**表12-1**に示す．
　地域支援事業[※1]における地域ケア会議[※2]（**図12-2**）では，行政や地域包括支援センター，サービス提供事業所に対してADL・IADLの自立を阻害している要因を抽出すること，またその要因に対する支援内容を助言することが大きな役割であ

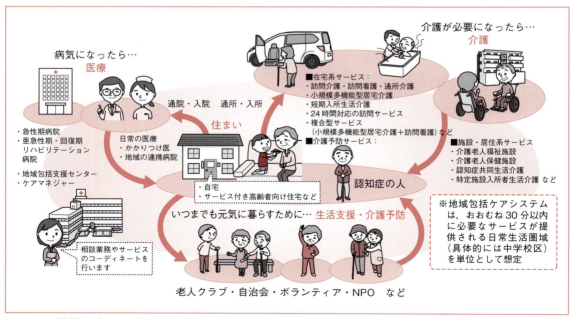

図12-1　地域包括ケアシステムの姿（厚生労働省）[1]

I 地域包括ケアシステム

表12-1 地域包括ケアシステムでの作業療法士の役割

場		作業療法士の役割
医療・介護		心身機能・ADLの向上
住まい		自立した生活を営める住環境整備
地域支援事業	地域ケア会議	ADL/IADL自立の阻害要因の抽出・支援内容の助言
		地域課題に対する助言・政策提言
	日常生活支援総合事業	対象者のアセスメントについて通所介護・訪問介護事業所への間接的支援
		認知症者に対するアセスメント支援・困難事例への対応
		リスク管理として医師・多職種と連携するポイントを介護職に助言
		高齢者の居場所・住民運営によるサロン・通いの場などの創生
		高齢者の就労支援

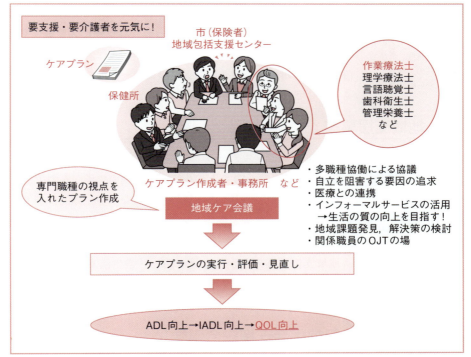

※2 地域ケア会議は，対象者のADL・IADLの自立を阻害している要因を多職種，行政・地域包括支援センターが協議する場である．QOL向上を目指して個別課題や地域課題を把握する重要な役割を担っている．

図12-2 地域ケア会議（大分県高齢者福祉課）

る．また，さまざまな地域課題に対しても助言や政策提言をしていかなくてはならない．個別や地域へのアセスメントやアプローチの助言が役割となる．

3. これからの作業療法士に求められる技術

地域包括ケアシステムを進めていくなかでは，作業療法士は多職種，行政，住民など多種多様な人々と関わることになる．その際は豊かな人間性はもちろんのこと，「誰にでもわかりやすい説明力」，つまりプレゼンテーション能力が必要になる．作業療法の技術と知識をたくさんの方に理解していただき，多くの人が主体的にいつまでも元気に暮らせる地域を創生していくことが，地域包括ケアシステムにおける作業療法士の役割である．

149

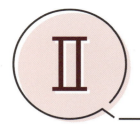

Ⅱ 介護予防

1. 介護予防の目的

※3 介護保険の基本的な考え方において，予防やリハビリテーションを重視し，要介護状態とならないように健康時から日常生活における健康管理・健康づくりを進めるべきという観点から検討がなされた．

　介護が必要な状態にならないように予防すること，介護が必要であっても状態の悪化を防ぐことが**介護予防**の一般的な概念である．日本の介護予防の制度上の位置づけは，2000（平成12）年の介護保険制度創設時に「**いわゆる虚弱老人（要支援者）に対して寝たきり予防等の観点から必要なサービスを提供する**」という目的で予防給付を設けたことに始まる※3．その後の介護保険法改正で，地域支援事業創設，介護予防事業再編，介護予防と保健事業の一体的な実施の推進など，変遷を重ねている．

2. 地域支援事業

　地域包括ケアシステムの実現に向けて，高齢者の社会参加・介護予防に向けた取り組み，配食・見守りなどの生活支援体制の整備，在宅生活を支える医療と介護の連携および認知症の方への支援のしくみなどを一体的に推進しながら，高齢者を地域で支えていく体制を構築するため，市町村において「**地域支援事業**」が実施されている（**表12-2**）．

　地域支援事業のなかの介護予防・日常生活支援総合事業（通称，総合事業）は，制度・分野の枠や，支える側，支えられる側といった関係を超えた包括的な社会を目指す地域共生社会の実現に向けても重要なものである（**図12-3**）．

3. 介護予防・日常生活支援総合事業（図12-4）

　介護予防・日常生活支援総合事業は「介護予防・生活支援サービス事業」と「一般介護予防事業」とに分かれる．

　「**介護予防・生活支援サービス事業**」のうち，**訪問型・通所型サービスC**は，生活行為に支障のある高齢者を対象に，保健・医療・介護の専門職が短期集中的に関わることで，社会参加，地域での役割をもった自分らしい生活の（再）獲得を実現するもので，作業療法士の関与が求められる事業である．

　「**一般介護予防事業**」のなかでおもに作業療法士の関与が求められるのは，介護予防活動の普及・啓発を行う「**介護予防普及啓発事業**」，地域における住民主体の介護予防活動の育成・支援を行う「**地域介護予防活動支援事業**」，地域における介護予防の取り組みを強化するために通所，訪問，地域ケア会議，サービス担当者会議，住民主体の通いの場などへのリハ専門職等の関与を促進する「**地域リハビリテーション活動支援事業**」の3事業である．

表12-2 介護保険給付・地域支援事業の全体像

介護給付（要介護1～5）	
介護予防給付（要支援1～2）	
地域支援事業	**介護予防・日常生活支援総合事業（総合事業）** （要支援1～2，それ以外の者） ○介護予防・生活支援サービス事業 ・訪問型サービス ・通所型サービス ・生活支援サービス（配食など） ・介護予防支援事業（ケアマネジメント） ○一般介護予防事業 **包括的支援事業** ○地域包括支援センターの運営 （上記に加え，地域ケア会議の充実） ○在宅医療・介護連携の推進 ○認知症施策の推進 （認知症初期集中支援チーム，認知症地域支援推進員など） ○生活支援サービスの体制整備 （コーディネーターの配置，協議体の設置など） **任意事業** ○介護給付費適正化事業 ○家族介護支援事業 ○その他の事業

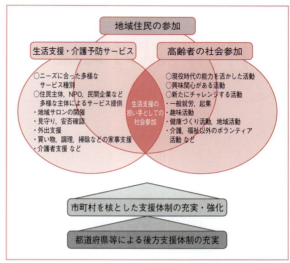

図12-3 介護予防・日常生活支援総合事業の推進～生活支援・介護予防サービスの充実と高齢者の社会参加～

（厚生労働省）[3]

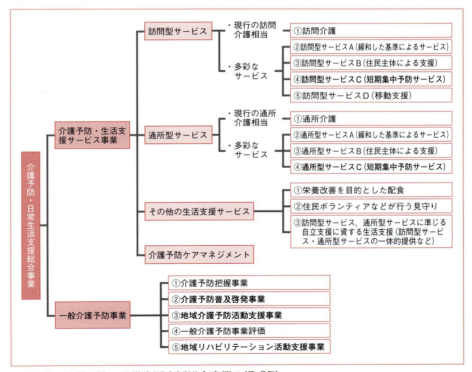

図12-4 介護予防・日常生活支援総合事業の構成例
サービスの典型例を示す．市町村はこれらの例をふまえて，地域の実情に応じたサービス内容を検討する．

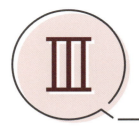

III 就労支援

　Occupationが「職業」と訳されるように，社会参加のひとつである働くことへの支援は，作業療法士にとって重要な役割である．教育課程には「職業関連活動」が含まれており，障害のある人の雇用就労，福祉就労および在宅での活動に関わる能力評価や具体的支援を修得する．疾病や障害のある人への就労支援には，対象者への支援だけではなく，就労先の人的・物的環境調整も含まれるため，関連する機関や制度を把握しておくことが重要である．

1. 働くことの意義とディーセント・ワーク

　世界人権宣言（1948年）第二十三条において「すべて人は，勤労し，職業を自由に選択し，公正かつ有利な勤労条件を確保し，及び失業に対する保護を受ける権利を有する」と宣言されており，日本国憲法第27条では「すべて国民は，勤労の権利を有し，義務を負う」とされている．働くことは義務であるとともに，障害の有無にかかわらずすべての人にとっての権利であることは世界の共通認識である．そして目指すべき「働く」姿はILO[※4]により，「ディーセント・ワーク：働きがいのある人間らしい仕事，より具体的には，自由，公平，安全と人間としての尊厳を条件とした，すべての人のための生産的な仕事」と示されている．ただ仕事に就ければよいのではなく，障害者の就労支援においても，その仕事のよりよいあり方が希求されるのである．

　わが国においては，障害者の就労支援における基本的な考え方は，「障害のある人もない人も共に働く社会」を目指し，多様な働き方が広がるなか，障害者本人のニーズをふまえたうえで，「一般就労」の実現とその質の向上に向けて，障害者本人や企業など，地域の就労支援機関を含むすべての関係者が最大限努力すること[4]，と整理されている．

※4 International Labour Organization：ILO．すべての人のディーセント・ワークの実現を目指し，労働基準を設定し，政策を発展させ，プログラムを策定する国際機関．

2. 障害者就労の現状

　障害者の雇用対策としては，障害者雇用促進法において，企業に対して，雇用する労働者の2.5％[※5]に相当する障害者を雇用することを義務づけている（障害者雇用率制度）．これを満たさない企業からは納付金を徴収しており，この納付金をもとに雇用義務数より多く障害者を雇用する企業に対して調整金を支払ったり，障害者を雇用するために必要な施設設備費等に助成を行ったりしている（障害者雇用納付金制度）．

　2023（令和5）年時点で，民間企業（従業員43.5人以上規模）に雇用されている障害者の数は約64万2,000人である．20年連続で過去最高を更新し，国の機関や都道

※5 2026年7月に2.7％と段階的に引き上げられる．

府県等も合わせると合計約72万8,200人の障害者が働いている．民間企業の雇用者数のうち身体障害者が約36万人，知的障害者が約15万2,000人，精神障害者が約13万人となっている[5]．

3. 就労支援に関係する制度

　わが国の障害者の就労支援には，労働施策によるものと福祉施策によるものがあり，それらが連携して障害者雇用の促進に向けて取り組まれている．その内容は，時代とともに変化し，障害のある人個人に対する支援だけではなく，雇用する企業に社会的責務として環境や支援体制の整備を求めるものに広がり，2021（令和3）年には，障害者差別解消法改正により事業者による障害のある人への合理的配慮の提供が義務化されている（令和6年4月1日施行）．

　労働施策としては，前述の法定雇用率制度のほかに，ハローワーク，障害者職業センター，障害者就業・生活支援センターにおいて職業リハビリテーションが推進されている（**表12-3**）．

　福祉施策としては，障害者総合支援法に基づき，就労系サービスとして，就労移行支援事業，就労継続支援A型事業，就労継続支援B型事業，就労定着支援事業の4事業がある（**表12-4**）．就労移行支援，継続支援A型，B型の福祉専門職員配置等加算にはその算定対象職種として作業療法士も含まれている．

表12-3　障害者雇用促進法に基づく職業リハビリテーション実施機関

	概要	おもな実施内容
ハローワーク（公共職業安定所）	国が運営する地域の総合的雇用サービス機関．仕事を探す人，働く人を探す事業主が無償で利用できる．障害のある求職者の方のための職業相談窓口がある．	○ 関係機関と連携して1人ひとりの特性をふまえた支援 ◎精神障害者雇用トータルサポーターや，就職支援ナビゲーター（発達障害者担当）による専門的支援 ○就職支援ナビゲーター等による職業相談・紹介 ◎トライアル雇用 ◎各種助成金による支援 ◎職場適応指導
地域障害者職業センター	障害者に対する専門的な職業リハビリテーションを提供する施設．障害者職業カウンセラー等を配置．	○本人への職業準備支援 ◎研修・セミナー等の開催 ◎雇用マニュアルや好事例の紹介 ◎ジョブコーチによる支援 ○職場への適応に関して助言等 ◎主治医と連携したリワーク支援
障害者就業・生活支援センター	障害者の身近な地域において就業面と生活面の一体的な相談・支援を行う．就業支援担当者と生活支援担当者がいる．	○職場実習のあっせん等就業に向けた支援 ○本人への職業生活の自立に必要な生活支援 ◎事業主支援（雇用管理についての助言など） ○日常生活や職場での悩みなどをサポート

○：主に障害者本人に対する支援施策
◎：事業主に対する支援施策（障害者と事業主双方を支援するものを含む）

表12-4　障害者総合支援法における就労系障害福祉サービス

	事業概要	対象者
就労移行支援事業	通常の事業所に雇用されることが可能と見込まれる者に対して，①生産活動，職場体験等の活動の機会の提供その他の就労に必要な知識および能力の向上のために必要な訓練，②求職活動に関する支援，③その適性に応じた職場の開拓，④就職後における職場への定着のために必要な相談等の支援を行う． （標準利用期間：2年） ※必要性が認められた場合に限り，最大1年間の更新が可能．	①企業等への就労を希望する者 ※2018年4月から，65歳以上の者も要件を満たせば利用可能．
就労継続支援A型事業	通常の事業所に雇用されることが困難であり，雇用契約に基づく就労が可能である者に対して，雇用契約の締結等による就労の機会の提供および生産活動の機会の提供その他の就労に必要な知識および能力の向上のために必要な訓練等の支援を行う． （利用期間：制限なし）	①移行支援事業を利用したが，企業等の雇用に結びつかなかった者 ②特別支援学校を卒業して就職活動を行ったが，企業等の雇用に結びつかなかった者 ③就労経験のある者で，現に雇用関係の状態にない者 ※2018年4月から，65歳以上の者も要件を満たせば利用可能．
就労継続支援B型事業	通常の事業所に雇用されることが困難であり，雇用契約に基づく就労が困難である者に対して，就労の機会の提供および生産活動の機会の提供その他の就労に必要な知識および能力の向上のために必要な訓練その他の必要な支援を行う． （利用期間：制限なし）	①就労経験がある者であって，年齢や体力の面で一般企業に雇用されることが困難となった者 ②50歳に達している者または障害基礎年金1級受給者 ③①および②に該当しない者で，就労移行支援事業者等によるアセスメントにより，就労面に係る課題等の把握が行われている者
就労定着支援事業	就労移行支援，就労継続支援，生活介護，自立訓練の利用を経て，通常の事業所に新たに雇用され，就労移行支援等の職場定着の義務・努力義務である6カ月を経過した者に対して，就労の継続を図るために，障害者を雇用した事業所，障害福祉サービス事業者，医療機関等との連絡調整，障害者が雇用されることに伴い生じる日常生活または社会生活を営むうえでの各般の問題に関する相談，指導および助言その他の必要な支援を行う． （利用期間：3年）	①就労移行支援，就労継続支援，生活介護，自立訓練の利用を経て一般就労へ移行した障害者で，就労に伴う環境変化により生活面・就業面の課題が生じている者であって，一般就労後6カ月を経過した者

4. 医療機関で行う就労支援

多くの作業療法士が所属する医療機関においても，就労を希望する患者に対しては就労支援が行われる．仕事に関わる高次脳機能障害の評価や，実際の業務を想定しての動作練習などの他に，入院患者への疾患別リハビリテーションは医療機関外での実施が3単位まで認められており，就労先の環境調整や通勤の訓練が行われる．また，がんや糖尿病，難病等は治療の対象であるだけではなく，治療をしながら職業生活を続ける両立支援の対象とみなされるようになっており，本人を中心に医療と企業が連携し，職業生活を支えることが必要になっている．

コラム⑩ 産業保健における作業療法士の可能性

　人々が働く場では，健康診断に基づく健康管理やメンタルヘルス対策をはじめとして，労働者の健康確保に向けたさまざまな取り組みが行われてきた．近年では，厳しい経営環境のなかでも，労働者の健康確保や疾病・障害を抱える労働者の活用に関する取り組みが，健康経営やワーク・ライフ・バランス，ダイバーシティ推進といった観点からも推進されている[7]．

　また，日本の高齢化の伸展に伴い高年齢労働者の就労がいっそう進むなか，高年齢労働者が安心して安全に働ける職場環境の実現も急務とされている．『高年齢労働者の安全と健康確保のためのガイドライン』[8]に示される具体的な取り組みのうち，たとえば，職場環境の改善には，照度の確保，段差の解消，補助機器の導入など，身体機能の低下を補う設備・装置の導入などのハード面の対策とともに，勤務形態などの工夫，ゆとりのある作業スピードなど，高年齢労働者の特性を考慮した作業管理などのソフト面の対策，といった例が挙げられている．職場を作業療法士が「人-作業-環境」の観点からみれば，ここに挙げられた取り組みについて，具体的な提案が思いつくのではないだろうか．

　産業保健には産業医や保健師，産業カウンセラーといった職種がすでに関わっているが，作業分析や，環境が心身に及ぼす影響をみることができる作業療法士が加わることで，よりいっそう職場環境を改善し，働く人の心身の健康を保つこと，働きがいのある人間らしい仕事のできる企業文化づくりを進めることができるのではないだろうか．

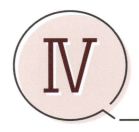

IV 就学支援

1. インクルーシブ教育

わが国の教育は、共生社会の形成に向けてインクルーシブ教育システムの構築が目指されている。**インクルーシブ教育**とは、「子どもたちの多様性を尊重し、障害のあるなしなどにかかわらず、すべての子どもを包含する教育方法」をさし、2006年の国連総会で採択された「障害者の権利に関する条約」で示されたものである。誰もが相互に人格と個性を尊重し支え合い、人々の多様なあり方を相互に認め合える共生社会の形成を目的とする。日本では、共生社会の形成に向けて、障害者の権利に関する条約に基づく「インクルーシブ教育システム」の理念が重要であり、その構築のため、小・中学校における通常の学級、通級による指導、特別支援学級、特別支援学校といった、連続性のある「多様な学びの場」を用意することが必要であるとされている。

2022年に文部科学省が行った通常の学級に在籍する特別な教育的支援を必要とする児童生徒に関する調査では、「学習面または行動面で著しい困難を示す」児童が8.8％いるとの結果が出ている。このほかに性的少数者、貧困家庭、片親家庭、外国籍等の子どもたちもおり、すべての子どもたちが質の高い教育を受けられるような環境づくりのためにも、インクルーシブ教育の普及が望まれる。

2. 学校教育と作業療法

学齢期の子どもの社会参加の場の中心となるのは学校であり、作業療法士が学齢期の子どもを対象とした場合、学校への参加、**就学支援**が目標となることが多いだろう。

日本では、学校教育において作業療法士の法的な位置づけはない。特別支援教育を含めて教育の現場で教員ではない作業療法士が直接的に児童生徒を指導することや作業療法を行うことはできないが、インクルーシブ教育の推進のためにも専門家としての関与は期待されている。

3. 作業療法士の学校教育への関与

作業療法士の学校への関与の例として以下のようなものがある。
①所属する施設や病院からの派遣で、非常勤として契約し、学校教育の限定的側面に外部専門家として関与する。
②教育委員会に常勤もしくは非常勤職員として所属し、複数の学校を担当、教育委員会職員として就学相談その他の業務にも関与する。

③エリアの中核になる特別支援学校に勤務し，在籍校の校内支援と，そのエリアの特別支援学校・地域校・幼児教育施設などへの校外支援も実施する.

④自立活動教諭の免許を取得（特別支援学校教員資格認定試験制度）し，特別支援学校に勤務. 自立活動の専任教諭として業務にあたる.

⑤保育所等訪問支援（児童福祉法に基づくサービス）により，学校を訪問する.

⑥所属する施設や事業所，病院で担当する子どもについて，学校教員とのカンファレンスや学校訪問による環境調整などを行う.

4. 保育所等訪問

保育所等訪問支援は「**児童福祉法**」に基づくサービスで，児童発達支援や放課後等デイサービスと同じ「**障害児通所支援**」の一類型である. 前述の①～④の学校教育への関与とは異なり，保護者からの依頼に基づく事業である. 保育所や幼稚園，認定こども園，学校，放課後児童クラブ等，集団生活を営む施設を訪問し，障害のない子どもとの集団生活への適応のために専門的な支援を行う. 集団生活への適応のための専門的な支援とは，対象となる子どもを集団生活に合わせるのではなく，子どもの特性などに集団生活の環境や活動の手順などを合わせていくことである. 保育所等での環境（他の子どもを含む集団の環境を含む）やそこで行われている教育や活動，本人の特性との両方を適切にアセスメントすることが求められる[6].

5. 学校を理解して支援する

どのような形であっても，作業療法士が学校に関与する場合に必要なのは，学校という場を理解したうえで関わることである. 学校は教育全般の基礎となる教育基本法，学校体系の基本を定める学校教育法に規定され，義務教育の教育内容については国が学習指導要領で教育課程の大綱的な基準を定めている. 普通学級の担任は30人程度の児童生徒に対して，教育課程に沿って教育を行う. 作業療法は個人のニーズによって医療や福祉の場で行われるが，学校では教育を受けることが義務となっている. 作業療法士は児童生徒の個々の能力に応じた課題のなかで個々によい経験ができることを目指すが，教員は，学年に応じた経験を，クラスの児童生徒が同じ経験としてできるように授業計画を立て，授業のなかで経験できることを目指す.「**拠って立つ法律もその場に求められる目的も異なる**」という前提に立って関わっていく必要がある.

学校を理解したうえで，作業療法士が学校で行うのは，アセスメントと継続可能な具体案の提示である. 対象児と環境・教授方法・課題の難易度のマッチングをアセスメントし「うまくいかない」要因となることを同定し，説明すること，主訴もしくは問題点に対する具体的対応方法を提案すること，障害のある子どもたちについて解説すること，などである. 作業療法士の提案により，担任教員と周囲の教職員が対象児の理解が進めば，クラス運営が円滑になり，授業がよりよくなる. 環境が整備され，結果として対象児の学力・社会性・自己肯定感によい影響を与えることができる. よい循環ができる提案と関わりが求められている.

第12章　作業療法を取り巻く諸制度②

> **学習課題**
>
> ・地域包括ケアシステムとは何かを説明しなさい.
> ・地域包括ケアシステムにおける作業療法士の役割を説明しなさい.
> ・介護予防の目的と事業の種類を説明しなさい.
> ・障害者の就労支援に関係する制度を説明しなさい.
> ・作業療法士が学校に関与するときに必要なことは何ですか.

文献

1) 厚生労働省ホームページ：地域包括ケアシステム.（2024年8月閲覧）
2) 佐藤孝臣：失敗しない地域ケア会議―作業療法士の役割とは. OTジャーナル，49：1013-1017，2017.
3) 厚生労働省ホームページ：介護予防・日常生活支援総合事業の充実に向けて.（2024年8月閲覧）
4) 厚生労働省ホームページ：障害者雇用・福祉施策の連携強化に関する検討会報告書(2021年6月).
5) 厚生労働省ホームページ：令和5年 障害者雇用状況の集計結果(2023年12月22日).
6) 厚生労働省ホームページ：保育所等訪問支援の効果的な実施を図るための手引書.（2024年8月閲覧）
7) 厚生労働省ホームページ：事業場における治療と仕事の両立支援のためのガイドライン.（2024年8月閲覧）
8) 厚生労働省ホームページ：高年齢労働者の安全と健康確保のためのガイドライン.（2024年8月閲覧）

第13章

教育学―作業療法教育―

- 教育と学習の本来的意味を理解する．
- 学習の理論的立場と方法，評価を，身近な例を挙げながら理解する．
- 世界基準をもつ専門職としての作業療法士になるために求められている能力を理解する．
- 「なすことによって学ぶ(learning by doing)」という教育方針と作業療法の哲学との関連を理解する．

第13章 教育学—作業療法教育—

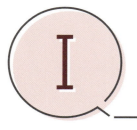

教育の原理と教育心理

作業療法士は，生涯にわたって学び続けることが必要な専門職である．本章では「教育とは何か」「学習とは何か」という問いを考えていこう．

1. 教育の原理[※1]：教育から学習への視点

[※1] 「教育原理」は教員免許取得のために設けられている教職科目のひとつで，教育の基礎理論，理念，歴史，思想などの内容が含まれていた．ここでいう教員とは，「教育職員免許法」で定められている小学校，中学校，高等学校，特別支援学校および就学前の子どもに関する教育，保育などの教員などをさしている．

[※2] 教育基本法第一条で謳われている教育の目的は，「教育は，人格の完成を目指し，平和で民主的な国家及び社会の形成者として必要な資質を備えた心身ともに健康な国民の育成を期して行われなければならない」である．

[※3] 2018年に改正された理学療法士作業療法士学校養成施設指定規則には，臨床経験に加え，大学や大学院で教育学に関する単位を4単位以上取得しておくことなどが要件に盛り込まれた．日本作業療法士協会は，生涯教育のプログラムを用意している．

①教育 (education) とは何か？[※2]

多くの人は教育を教えること (teaching) と同様のことだと捉えているかもしれない．しかし，教育と教えることとは同義ではない．educationはラテン語のeducatioに由来し，「引き出す」という意味をもつ．では何をどのように引き出すのか．人間のもつ内に秘めた可能性を，おもに社会的に価値ある方向に引き出すことが教育なのである[1]．

②学習 (learning) とは何か？

学習は，「学ぶこと」「知識や技能を習得すること」だと解釈されることが多い．心理学の領域ではラットやハトの学習に関する研究があり，学習心理学はパヴロフの犬の条件反射実験がその出発点となっている．つまり，経験や活動の結果として行動や意識などが変容することが学習の本来的な意味である．

③成人教育原理 (アンドラゴジー)

大人と子どもの教育は同じではない．マルカム・ノールズ (Knowles MS) は，成人に対する教育原理のことを**アンドラゴジー** (andragogy；成人教育学) と命名し，「成人の学習を援助するアートと科学」と定義した[2]．成人の学習者には，子どもとは異なる以下の4つの特性があるという．①人は成熟するにつれて，その自己概念が依存的なものから自己決定的なものに移行する．②経験の蓄積が学習への資源になる．③学習へのレディネス (準備状態) は，ますます社会的役割の発達課題に向けられていく．④時間的見通しとして，知識の適用は，いつかは役立つだろうといったものから即時性が求められるものに変化し，教科中心的な学習から課題中心的な学習へと変化していく．アンドラゴジーと「子どもを教える学問」である**ペダゴジー** (pedagogy) は，悪い／良いという評価や子ども／成人という区分を示すものではなく，むしろ考え方の連続体を示し，特定の状況における特定の学習への適切さという点から検討される必要がある[2]．

④教育から学習へ

教える教育は多くの場合，青少年に対して学校という文化装置を介して営まれることが多い．作業療法の教育も，養成校のなかでは定型的でフォーマルな教育が展開されている[※3]．しかし，臨床実習や卒後教育，実践の場では，むしろ日常の経験のなかで，先輩や同僚・上司あるいは他職種や患者・家族などが介する空間そのもの

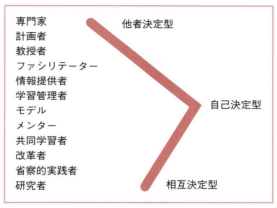

図13-1 教育者の役割と学習のタイプの関連
(Cranton, 1999)[4]

から，私たちは学んでいる．こうしたおもに実践場面での場への参加を通して学ぶ教育のあり方を，レイヴとウェンガー(Lave J & Wenger E)は「状況に埋め込まれた学習(situated learning)」と命名した[3]．ここでは，参加者の学びが生起し得るように場を設営することが教育者の役割になってくる[※4]．この教育者の役割は，学習のタイプによって変容する(図13-1)．

※4 学生を受け入れるために臨床実習指導者がさまざまな準備を行っているのも，このような意図があるためである．

教育という語には「学校で教え育てる」というニュアンスが強く，むしろ学習という語のほうが的を射ており，学習という営みによってこそ開けてくる知見があるという点で，今日では，**生涯教育**から生涯学習へ(あるいは成人教育から成人学習へ)と視点が移行するという，世界的な動向がみられる．

2. 教育心理：発達の概念を中心に

教育心理学の領域では，上記の学習論とともに「発達(development)」論が重要な柱になっている[※5]．発達という語は，成長することや高まることなどと同義に捉えられがちであるが，本来の意味は，写真の現像がそうであるように「時間的経過のなかで内に隠されていた個体の本質が現れてくるプロセス」をさす．そして，**生涯発達**(lifespan development)という語があるように，この本来的意味をふまえるならば，成人期以降も人間は発達するといえる[5]．

※5 この他には人格や社会，臨床などの柱もある．

人生の高齢期においても人は発達するだろうか？「発達」は，人間の誕生から高齢期に向かう展開的な概念であるが，逆に老いや死の側から人生を逆算してそこに向かう収斂的概念を**エイジング**(aging)とよんでいる．高齢期には，発達とエイジングという2つの側面と向き合いながらそこに潜在するポジティヴな可能性を開くことが，高齢期における教育学の重要な課題だといえよう．

先にふれたように，「教育」が「人間の内なる可能性を開く」ことであり，「発達」が「人間の可能性が開かれるプロセス」だとするならば，人間の可能性の開花をその主体の外側から見るか，それとも内部から見るかの違いだということになる．つまり，教育と発達は同様の現象だといえるのである．

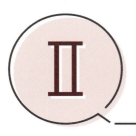

教育方法論と教育評価

1. 教育方法

①学習の理論的立場と学習方法

学習に関する理論的立場には，**行動主義**，**認知主義**，**社会的学習論**，**人間中心主義**，**構築主義**などがある[6,7]．**表13-1**に概要を示した[7]．

共同体や環境そのものが学習を支援するという生態学的な学びがある[8]．これはギブソン（Gibson J）のいうアフォーダンス（affordance）（環境からの価値情報）による学びである[9]※6．医療者教育への芸術の活用も注目されつつある[10]．芸術は感情を揺さぶるとともに，感覚に訴えて真理を理解させようとする．芸術は，医療・疾病との関わり合いを含む人間のありようを理解することに貢献し，内省と熟慮の促進を通じて自己理解・他者理解をも促す※7．この他にも変容的学習（Transformative Learning）の理論や拡張型学習（Expansive Learning）の理論などがある．

②作業療法の養成教育

対人援助職には，伝える役割，人々の自己決定性や経験を引き出す役割，意識変容を促す役割，人々をつなげる役割などさまざまな役割がある[11]．作業療法士も，これらの役割を果たしていくために必要な知識，技能，態度を習得していくことが求められている．

作業療法の養成教育では，学内の授業と臨床実習を組み合わせたカリキュラムが

※6 作業療法士は時間が空いたときにどのような業務を行っているのか，患者が嫌そうな顔をしたときにどのように対応しているのかなど，その場に身を置き，生起する現象の意味や価値を直接知覚し，情報を集め行為する．

※7 演劇，ドラマ，音楽，コラージュやプレイバックシアターもこれに含まれるだろう．

表13-1 学習における5つの理論的立場

側面	行動主義	認知主義	人間中心主義	社会的認知・社会的学習論	構築主義・構成主義
学習理論家	パブロフ，スキナー	ピアジェ，ブルーナー	マズロー，ロジャース	バンデューラ，ロッター	デューイ，レイヴ，ビゴツキー
学習プロセスの視点	行動変容	情報処理（洞察，記憶，知覚，メタ認知を含む）	発達を成就するための個人的行為	社会的文脈の中での他者との相互作用と他者の観察	経験からの意味の構築
学習の目的	望ましい方向への行動変容	よりよく学習する能力と技術を伸長させる	自己実現し，成就し，自律的になる	新しい役割と行動を学ぶ	知識を構築する
指導者の役割	望ましい反応を引き出すために環境を整える	学習活動の内容を構造化する	全人格的人間の発達を支援する	新しい役割と行動をモデル化し導く	学習者とともに意味付けを支援し，それに取り組む
例	対象者に応じて関節可動域を測定できる	「作業療法とは何か」がわかる	学内で学んだことが臨床実習でつながり，感動して生きがいを見出す	ロールモデル	みんなで概念を創りあげていく，場を共同構築する

（ノールズ，2013）[7]より改変

Ⅱ　教育方法論と教育評価

※8　事前学習課題で知識が獲得されていることを前提に，授業ではその応用やディスカッションなど学生主導の学びを展開する．

※9　Team Based Learning (TBL)．予習，準備確認，学習テーマの応用の3つのフェーズがある．大規模クラスでも実施可能．

※10　Problem Based Learning (PBL)．よく計画されたシナリオから自ら問題や課題を発見し，問題解決していく．小グループで行う．

編成されている．個人学習の他，グループの特性を活かした学習が計画される．①**反転学習**※8，②**協同学習**，③**チーム基盤型学習**※9，④**課題基盤型学習**※10，⑤ディベート・討議法，⑥ロールプレイ，体験学習，シミュレーション学習などがある．

　臨床実習では，作業療法参加型実習（クリニカルクラークシップ）が推奨されている．これは，学生がチームの一員として実際の作業療法の場に参加し，より実践的な臨床能力を身に付ける実習のことである．見学，模倣，実施というプロセスのなかで学生は具体的な経験を重ねていく．コルブは，経験学習を「経験に基盤を置く連続的な変換的なプロセス」12) と定義し，学習を「具体的経験」「反省的観察」「抽象的概念化」「能動的実験」の要素からなるサイクルとして捉え，そのプロセスの重要性を主張した．具体的な経験からの学習によって導き出されたものは固定的・普遍的なものではなく，さらなる経験によって再形成・修正され，学習は継続していく13)．

2. 教育評価

※11　臨床実習の学生評価に他職種や患者など多方面から参加してもらう場合など．

　教育目標に到達したかどうかを評価することが教育評価である．教育の目標分類学 (Taxnomy) によると，教育目標の領域には，**認知領域**，**情意領域**，**精神運動領域**があり，梶田は，達成目標，向上目標，体験目標の3分類を挙げている14)．達成目標はその到達度を測定しやすいが，向上目標や情意領域の目標は評価の基準をつくることが難しい．評価は，誰が行うかによって自己評価，他者評価，360度評価※11などがある．

①評価の基準による分類：絶対評価と相対評価

※12　ここでいう認定評価は，たとえば資格取得の「認定評価」とは異なる．

　絶対評価はあらかじめ評価の基準が設定されているもので，認定評価と到達度評価に分けられる．認定評価※12は評価者の主観的目標に評価の基準がある．そのため，評価者の主観による独断に陥りやすいという問題が残る．到達度評価は「〜ができる」などの外的・客観的な基準のもとに行われる．判断しやすい反面，結果しか評価しないなどの問題点が指摘されている．相対評価は，偏差値など評価する集団内の相対的位置を基準としている．

②評価の目的と時期による分類：診断的評価（レディネス），形成的評価，総括的評価

※13　学習者が自ら作成した学習成果物のファイル．学習目標や，日々の経験と問題領域に関する考察・振り返り・自己省察を通じて，自身の成長を示す記録を蓄積する．従来の方法では評価が難しかった領域で学生を評価できることから注目されている．

　診断的評価は，学習内容を計画するために事前に学習者がどのくらいの能力があるかを知るための評価である．形成的評価は，学習の過程で教員の指導の改善点を見出すための評価である．振り返りシートや**ポートフォリオ**※13，小テスト，ルーブリックなどが用いられている．総括的評価は，学習の終了時期に実施し，学習者が到達目標に到達しているかを判定する．単位認定試験や進級判定，卒業試験，国家試験などが該当する．OSCE (Objective Structured Clinical Examination) は，臨床実習に関する診断的評価や総括評価として用いられている．

163

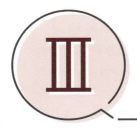

作業療法教育

1. 作業療法士教育に必要不可欠な内容

※14 WFOTの声明書の日本語訳は，日本作業療法教育学会のホームページhttps://www.joted.com/から閲覧できる．

作業療法士数は，国内外で増加傾向が続いている．世界作業療法士連盟（WFOT）は，日本に作業療法が導入される前の1958年から，作業療法士教育に関する文書を出版し改定を続けている[15]※14．これは，世界共通の専門職としての作業療法士の質を保証するための取り組みである．日本作業療法士協会は，2019年3月にWFOTの「作業療法士教育最低基準2016」の邦訳と合わせて，「作業療法教育の最低基準」を出版した（**表13-2**）[16]．

日本は，WFOT加盟国なので，WFOTの基準を遵守する義務がある一方で，国家資格を与える日本の厚生労働省が発令する「理学療法士作業療法士学校養成施設指定規則」や「理学療法士作業療法士養成施設指導ガイドライン」に従わなければならない（**表13-2**）[17]．この指定規則とガイドラインが2018年に一部改定され，日本の作業療法士養成校はカリキュラムを変更することとなった[18]．

このように基準，規則，ガイドラインは，時代の要請に対応するために改定され続けるので，その都度対応する必要がある．WFOTの基準と日本の規則には，違いがある．日本の規則は理学療法との共通内容が多く含まれているが，WFOTは作業療法の専門性を説明する理論や研究を基盤としているため，違いは明白である．日本作業療法士協会教育部養成教育委員会による「作業療法教育の最低基準 改訂第4.1版」[16]は，両者を包含しようと努力した文書となっている．

2. 作業療法の教育観

1922年に「作業療法の哲学」という論文を書いた精神科医マイヤー（Meyer A）は，プラグマティズムと民主主義の論者として知られる教育学者デューイ（Dewey J）と親しい友人だった[19]．マイヤーとデューイには，日常生活の習慣を重視するという共通の考えがあった．マイヤーと類似の考えをもつ精神科医のダントン（Dunton WR Jr），マイヤーの依頼で病院の作業療法科長として働いていたスレーグル（Slagle EC）は，アメリカ作業療法協会設立メンバーだった[19,20]．デューイの思想は，マイヤーから影響を受けているという指摘もある[21]．

デューイは，娘のエヴァリンとともに執筆した『明日の学校』という書籍のなかで，「**なすことによって学ぶ（learning by doing）**」ことの重要性を述べている[22]．デューイが1902年に設立した「実験学校」では，仕事（occupation）として工作，調理，裁縫などが主題探求型プロジェクトとして行われた．活動的，協働的，問題解決的な学びが推奨されたのである．カナダ作業療法士協会は，作業療法士がもつべ

Ⅲ　作業療法教育

表13-2　作業療法士教育の基準

世界作業療法士連盟の教育最低基準における卒業生に求められる知識，技能，態度 (2016年改正)	日本の指定規則における教育内容 (2018年改正)
1. **人─環境─作業の関係と，それと健康・幸福・人権の関係**：複数の作業療法理論に共通する要素である人，環境，作業が影響を与え合うこと，その結果として健康・幸福の状態が決まり，人権が守られるかどうかも決まる 2. **治療的および専門的人間関係**：作業療法士は，クライエントやチームメンバーと適切な人間関係を構築する 3. **作業療法プロセス**：クライエントとの協働関係を基盤としたプロセスには，評価，介入，再評価 (成果確認) が含まれる 4. **専門的リーズニングと行動**：行動を理由づける考えには，いくつかの種類があり，適切に使用される 5. **専門的実践の文脈**：作業療法が行われる時間，場所，文化，職場の形態に沿った実践が求められる 6. **最良の実践を確保するエビデンスの応用**：研究論文で報告されている内容から，有用なエビデンスを読み取り，適切に実践に取り入れる	基礎分野 (14単位) ・科学的思考の基盤 ・人間と生活 ・社会の理解 基礎専門分野 (30単位) ・人体の構造と機能および心身の発達 ・疾病と障害の成り立ちおよび回復過程の促進 ・(栄養，薬理，医用画像，救急救命および予防の基礎を含む) ・保健医療福祉とリハビリテーションの理念 (自立支援，就労支援，地域包括ケアシステムおよび多職種連携の理解を含む) 専門分野 (57単位) ・基礎作業療法学 ・作業療法管理学 (職場管理，作業療法教育および職業倫理を含む) ・作業療法評価学 (医用画像の評価を含む) ・作業療法治療学 (喀痰等の吸引を含む) ・地域作業療法学 ・臨床実習 (臨床実習前の評価および臨床実習後の評価を含む．実習時間の2/3以上は医療提供施設において行うこと．また，医療提供施設において行う実習時間のうち1/2以上は病院または診療所において行うこと．通所リハビリテーションまたは訪問リハビリテーションに関する実習を1単位以上行うこと)

き10の技能のひとつとして教育を掲げており，その教育は「なすことによって学ぶ」という教育観を中心としている[23]．世界作業療法士連盟が，作業療法士教育3,000時間のうち，1,000時間を実習に充てるよう定めていることも，「なすこと」を重視していると理解できる．

　なすこと (doing) には作業が含まれる．世界作業療法士連盟は，作業は人生に意味と目的をもたらす活動[24]としており，日本作業療法士協会は，作業には個別的な目的や価値が含まれる[25]としている．

　デューイも，ただなすこと (doing) だけでは，いかに活発なものであっても十分ではない，生きた経験や興味に基づく活動を取り入れ，科学的に系統立てて組織化することが重要だと述べたという[22]．デューイは，民主主義の根幹である平等主義を，哲学にも科学にも適用した[26]．デューイは1919年に来日し，3か月弱滞在し講演を行ったが，当時の日本の民主主義に賛同する学者たちからは，この平等主義はあまり歓迎されなかったようだ．大正時代の日本人は天皇制を堅持しており，愛国心と親孝行という価値をもっていたからだ．この状況は，1990年代にクライエント中心の作業療法が紹介されたときの状況と似ていると考えられる．医学モデルと要素還元主義を当然のものとして受け入れ，医療従事者として働いていた作業療法士にとって，クライエントの話を聞き，クライエントと協働して作業療法プロセスをつくり上げていくという考えは馴染みのないものだった．

　1960年代に理学療法とともに日本に導入された作業療法には，骨や筋で構成されている人体を動かす神経，それを蝕む疾病の知識が基盤となるという考えがある．この考えを転換することは容易ではない．2000年以降，世界作業療法士連盟

165

は，作業療法を説明する多くの声明書を発行し，改定し続けている．日本作業療法士協会は，こうした世界の流れを取り込もうとしているようだが，矛盾を抱えた状態は続いている．

教育においても，「**主体的・対話的で深い学びの実現**」が推奨され，多くの学校でアクティブラーニングが導入されている[27]．これは，教育が教師のなすことではなく，学生のなすことに焦点を当てている点で，デューイの教育論とも作業療法理論とも共通する考えだといえる．

教師主体の教育には批判がある．ブラジルの教育学者フレイレ（Freire P）は，教師が学生に知識を伝達するような一方向的な教育形態を銀行型教育とよんだ[28]．**銀行型教育**では，教師が教えたとおりに知識を蓄え，行動する学生が優秀だということになるが，こうした学生は，権力者の言いなりになりやすい．フレイレが主張するのは，**対話型教育**，**問題解決型教育**である．何らかの作業の問題を抱えて作業療法士と出会うクライエントの問題を解決するためには，フレイレが説く教育が役立つ．まず何が問題かを意識化し，対話しながら行動する，そしてその行動を振り返るのである．この意識化，対話，行動，振り返りを繰り返すプロセスが学習であり，このプロセスが生じるようにすることが教育である．

「学校教育は創造性を殺してしまっている」という主張で有名なイギリス出身のアメリカの教育学者ロビンソン（Robinson K）は，教育の定義は，民主主義や正義と同じように人によって違うと述べている[29]．そして，学習とは新しい知識やスキルを習得するプロセスであり，教育とは学習の組織的なプログラムであると述べた．学生にとって，どんな新しい知識やスキルを習得することが正しいかは，学生によって異なるだろう．これは，クライエントにとって，どんな作業ができることが正しいかが，クライエントによって異なることと似ている．ロビンソンが紹介する教育の成功例には，作業が登場する．教師が生徒に「大事にしているものは何か」と聞いたり，合唱が得意な生徒が合唱をがんばれるようにしたりしたら成績が向上したのだ．作業療法でも，教室で騒ぎ乱雑な字を書く生徒が上達したいバスケットのシュート練習を作業療法士と一緒に行ったら，教室でも騒がなくなり字も丁寧になったという事例が紹介されている[23]．

終活のために集まった高齢者が，新しい知識やスキルを学ぶ活動を始めた例や，施設に手入れしやすい花壇を作ったことで，入所者たちの生活が変化した例などがある[20]．作業療法士には，クライエントが作業を通して学び，豊かな生活を送ることができるよう支援するという教育者の役割もある．

3. 継続的専門能力開発

専門職は，生涯にわたり学び続ける必要がある．**継続的専門能力開発**（Continuing Professional Development）は，個人としても，組織としても行われている．日本作業療法士協会は，生涯教育制度を設けている[30]（**表13-3**）．

作業療法士という国家資格をもつことで，病院や福祉施設などに就職する可能性が高まる．作業療法士とは，国がその知識や能力に対して与えた資格なので，その

Ⅲ　作業療法教育

表13-3　日本作業療法士協会の生涯教育制度

基礎研修		認定作業療法士	臨床実習指導者	専門作業療法士
共通10テーマ	選択2テーマ			
共通テーマ 1. OT生涯教育概論 2. OTにおける協業・後輩育成 3. 職業倫理 4. 保健・医療・福祉と地域支援 5. 実践のための作業療法 6. 作業療法の可能性 7. 日本と世界の作業療法の動向 8. 事例報告と事例研究 9. 事例検討 10. 事例報告	必修 生活行為向上マネジメント 選択 1. 身体障害領域 2. 精神障害領域 3. 発達障害領域 4. 老年期障害領域	共通研修 ・研究法 ・管理運営 選択研修 ・現在の実践に役立つ2テーマ 事例登録	実践経験5年目で，講習会受講	認定作業療法士取得研修（基礎，応用，研究・開発） 実践（勤務経験，事例経験） 研究（事例登録，研究発表） 教育・社会貢献

OT：作業療法

　資格を名乗ったり使ったりするときは，その時点での知識や能力を備えていなければならない．資格があるから医療保険や介護保険などで報酬を得ることができるのである．つまり，国家試験合格時の知識や能力だけで，作業療法士と名乗り続けることはできない．学生のときに学んだ理論や研究法を，卒業後も使い続ける必要がある．クライエントがなぜ作業ができないのか，できるようになるにはどのような方法があるか，といったことを考えるために作業療法理論を使うことができる．クライエントの問題を解決するための方法について調べるときに，研究法の知識が役立つ．文献を探し，批判的吟味をして，直面している問題に適用できるかどうかを判断するのである．

　作業療法士は，クライエントとの作業療法プロセスのなかで人間関係の構築やリーズニングを学び続けることができる．使用できる制度や地域資源を探し活用することは，実践の文脈を学ぶことにつながる．

　クライエントは作業療法において，病気や心身機能障害をもちながら自分の人生を開花させることを学ぶ．作業療法場面は，その学びを支援する教育の場である．同時に，作業療法士にとっても，作業療法場面は，よりよい作業療法士になるための教育の場であるといえる．学びが促進される職場環境をつくっていく必要もある．都道府県作業療法士会や日本作業療法士協会などの団体には，作業療法士の学びを支援するための教育を担う義務がある．

> **学習課題**
>
> ・教育の原理において，「教育」から「学習」に視点が移行した理由を述べなさい．
> ・学習の理論的立場とその具体的な方法について，身近な例を挙げて説明しなさい．
> ・作業療法士教育基準について，世界と日本の内容を比較しなさい．
> ・知識を伝達する教育と経験・対話を媒介とする教育について，自身の経験から具体例を挙げなさい．

文献

1) 堀　薫夫：生涯発達と生涯学習　第2版．ミネルヴァ書房，2018.

2) Knowls M（著），堀　薫夫，三輪建二（監訳）：成人教育の現代的実践．鳳書房，2002.

3) Lave J, Wenger E（著），佐伯　胖（訳）：状況に埋め込まれた学習－正統的周辺参加．産業図書，1993.

4) Cranton P（著），入江直子・他（訳）：おとなの学びを拓く：自己決定と意識変容をめざして．鳳書房，1999.

5) 堀　薫夫・三輪建二：生涯学習と自己実現．放送大学教育振興会，2006.

6) Merriam SB, Cafarella RS, Baumgartner LM：Learning in Adulthood 3rd ed. pp275-297, John Wiley & Sons, 2007.

7) M・ノールズ（著），堀　薫夫，三輪建二（監訳）：成人学習者とは何か　見過ごされてきた人たち．p337，鳳書房，2013.

8) 福島真人：学習の生態学．ちくま学芸文庫，2022.

9) 佐々木正人：アフォーダンス入門．講談社，2008.

10) 松本浩司：医療者教育における芸術の活用—新しい教授方法としての意義．医学教育，54（3）：235-243, 2023.

11) 三輪建二：わかりやすい省察的実践．pp66-68，医学書院，2023.

12) Kolb DA：Problem Management：Learning from Experience, in Srivastava & Associates, The Experience Mind, Jossey-Bass, 1983.

13) 山川肖美：経験学習—D.A.コルブの理論をめぐって〔赤尾勝己（編）：生涯学習理論を学ぶ人のために〕．pp141-145，世界思想社，2004.

14) 梶田叡一：教育評価　第2版補訂2版．pp80-83，有斐閣，2010.

15) 世界作業療法士連盟ホームページ：WFOT作業療法士教育最低基準．（2023年10月閲覧）

16) 日本作業療法士協会ホームページ：作業療法教育の最低基準 改訂第4.1版．（2023年10月閲覧）

17) e-GOV法令検索ホームページ：理学療法士作業療法士学校養成施設指定規則．（2023年10月閲覧）

18) 日本作業療法士協会教育部ホームページ：作業療法教育ガイドライン2019，作業療法士養成教育モデル・コア・カリキュラム2019．（2023年10月閲覧）

19) Anderson LT, Reed KL：The History of Occupational Therapy：The First Century. Slack, 2017.

20) 吉川ひろみ：作業療法の話をしよう．医学書院，2019.

21) Colapietro V：John Dewey and Adolf Meyer on a psychobiological approach. European Journal of Pragmatism and American Philosophy 15（2），2023. https://journals.openedition.org/ejpap/3523（2023年10月閲覧）

22) 上野正道：ジョン・デューイ　民主主義と教育の哲学．岩波書店，2022.

23) エリザベス・タウンゼント，ヘレン・ポラタイコ（編著），吉川ひろみ，吉野英子（監訳）：続・作業療法の視点　作業を通しての健康と公正．大学教育出版，2011.

24) World Federation of Occupational Therapistsホームページ：About occupation.（2023年10月閲覧）

25) 日本作業療法士協会ホームページ：作業療法の定義．（2024年8月閲覧）

26) 岡本珠代：デューイと大正デモクラシー．比較思想学会 26：90-98，1999．（2023年10月閲覧）

27) 中央教育審議会ホームページ：幼稚園，小学校，中学校，高等学校及び特別支援学校の学習指導要領等の改善及び必要な方策等について（答申）（中教審第197号），2016．（2024年8月閲覧）

28) パウロ・フレイレ（著），三砂ちづる（訳）：被抑圧者の教育学　50周年記念版．亜紀書房，2018.

29) ケン・ロビンソン，ルー・アロニカ（著），岩木貴子（訳）：CREATIVE SCHOOLS—創造性が育つ世界最先端の教育．東洋館出版社，2019.

30) 日本作業療法士協会ホームページ：生涯教育．（2023年10月閲覧）

第14章

作業療法臨床実習の理解と管理体制

学習のねらい

- 作業療法教育課程における臨床実習の位置づけを理解する．
- 作業療法臨床実習の到達目標と評価について理解する．
- 作業療法臨床実習の指導体制および指導方法について理解する．
- 作業療法臨床実習で求められる学生の資質について確認する．

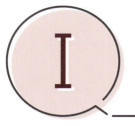

I 作業療法教育課程の理解
―基礎・専門科目と臨床実習の関係―

1. 作業療法教育課程の変遷にみる「臨床実習」

※1 基礎分野：人間性を育む一般教養科目，専門科目のための基本的な知識を修得する科目．

※2 専門基礎分野：医療関連の基礎知識，また専門的知識・技術を学ぶための前提となる科目．

※3 専門分野：専門的知識・技術を修得するための科目．

表14-1に，「理学療法士作業療法士学校養成施設指定規則（以下，指定規則）」による教育課程の変遷を整理した．これをみると，「臨床実習」は，1966年の規定による1,680時間（総時間数の約51％）で始まり，1989年には810時間（全体の約27％）となっている．また1999年には単位制が導入され基礎分野※1 14単位，専門基礎分野※2 26単位，専門分野※3 53単位の総単位数93単位となり，専門分野の「臨床実習」は18単位（総単位数の約19％，専門分野の約34％）となっている．このように臨床実習時間は全体の割合でみると減少した．そして，近年，対象者（患者・利用者：以下，対象者）の高齢化・重症化，平均在院日数の短縮，また対象者の人権配慮，医療安全確保の強化，さらには学生気質の変化に伴い，実習指導の質の格差が大きくなっている．このようななか，厚生労働省は，2017年に5回の「理学療法士・作業療法士養成施設カリキュラム等改善検討会」のなかで，教育課程の単位数の見直しを行い，基礎分野14単位，専門基礎分野30単位（4単位増），専門分野57単位（4単位増）の総単位数101単位（8単位増）とした．特に専門分野の「臨床実習」は**4単位増の22単位**（総単位数の約22％，専門分野の約39％）とし，そのなかに「通所リハビリテーション又は訪問リハビリテーションに関する実習を1単位以上行うこと」となった．また，臨床実習のあり方についても検討がなされた（後述）．なお，この指定規則は2020年度入学生より適用となった．

2. 教育課程の流れと「臨床実習」

※4 大学は，文部科学省の認定のもとに運営されており，この厚生労働省の指定規則101単位に加え，卒業までに124単位以上の履修規定がある．

指定規則に基づいた教育課程（4年制課程および3年制課程）の流れと学習内容の一般的な例を図14-1に示した※4．履修科目の内容は4年制課程の場合，1年次は基礎分野，2年次にかけて徐々に専門基礎分野の比重が多くなる．そして3年次以降は専門分野が履修科目のほとんどを占める．そのなかで臨床実習の配置は，基礎分野，専門基礎分野の履修状況に合わせて，初年次（1年次あるいは2年次）に見学実習（1週間），3年次に評価実習（2～3週間），4年次に総合実習（6～9週間を2回）という配置が一般的である．履修科目における各分野および臨床実習の全体的な流れは，3年制課程においても同じである．地域作業療法学実習（1～2週間）については，初年次から最終学年まで，各養成校でその配置にばらつきがみられる．このように「臨床実習」は，学内で学んだ専門知識・技術をもとに，作業療法士としての臨床能力を修得すべき実践の場として重要な専門教育課程である．

I 作業療法教育課程の理解―基礎・専門科目と臨床実習の関係―

表14-1 カリキュラム改正の変遷にみる臨床実習

1966年　総計3,300時間				
基礎科目	基礎医学	臨床医学	作業療法	実習
120時間	540時間	420時間	540時間	1,680時間

1972年　総計2,730時間				
基礎科目	基礎医学	臨床医学	作業療法	実習
345時間	795時間	—	510時間	1,080時間

1989年　総計3,020時間（選択必須200時間）			
基礎科目	専門基礎科目	専門科目	実習
360時間	855時間	795時間	810時間

1999年　合計93単位		
基礎分野	専門基礎分野	専門分野
14単位	26単位	53単位（臨床実習18単位）

2019年施行，2020年度入学生より適用　合計101単位		
基礎分野	専門基礎分野	専門分野
14単位	30単位	57単位（臨床実習22単位）

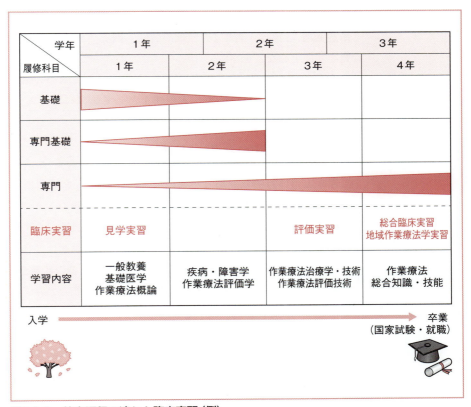

図14-1　教育課程の流れと臨床実習（例）

171

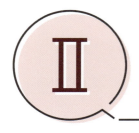

II 作業療法臨床実習の目的と到達目標および評価

1. 作業療法教育における教育目標と「臨床実習」

医学教育における目標は、ブルーム（Bloom SB, 1956年）が提唱した「教育目標分類（Taxonomy）」により「認知領域（Cognitive domain）」「精神運動領域（Psychomotor domain）」「情意領域（Affective domain）」の3つに分類される．

認知領域：「知識」の領域．記憶しているという想起レベル，理解しているという解釈レベル，解決策につなげる問題解決レベルなど，低次から高次レベルへと分類される．

精神運動領域：「技術」の領域である．情報収集，観察，面接，検査測定，治療手技，コミュニケーションなどの技術をさす．

情意領域：「態度・習慣」の領域．興味，関心，態度，習慣，価値観，創造力，探究心，向上心などをさす．

作業療法教育における教育目標についても，この3つの領域に分類され，臨床実習ではこの3領域について作業療法士として臨床における実践能力の獲得を目指す．

2. 作業療法臨床実習の目的と到達目標

臨床実習の目的は、施設や病院での「体験学習」を通して、学内で学んできた知識・技能・態度の統合を図り、将来の作業療法実践のための基本を修得することにある．しかし、"頭でわかっていても、身体はうまく反応できない"といったことは誰でも経験する．作業療法において対応すべき課題は多様であり、対象者によって介入の方法も異なるからである．学生は、対象者の状態を考慮した適切な評価、対象者の生活ニーズに対応した治療といった臨床能力の修得を目指す．

日本作業療法士協会の『作業療法臨床実習指針（2018）』によると、「臨床実習の到達目標とは、臨床実習指導者の指導・監督のもとで、典型的な障害特性を呈する対象者に対して、作業療法士としての、①倫理観や基本的態度を身につける、②許容される臨床技能を実践できる、③臨床実習指導者の作業療法の臨床思考過程を説明し、作業療法の計画立案ができる」である[1]．

イリノイ大学（米国）の医学教育開発センターでは、ブルームの教育目標分類を3段階に分類している．この分類に基づいて、先に述べた作業療法の臨床実習到達目標①～③がどの段階に該当するかを**図14-2**に示した．到達目標①は、作業療法への探究心をもって臨床に参加し、実習指導者の適格な言動や表情、気づき、それを自発的に行動に移すことができる「情意領域（態度・習慣）」における「反応」段階、

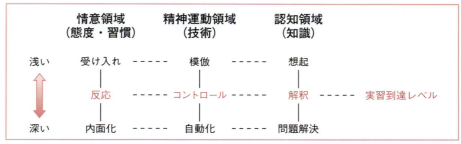

図14-2 教育目標分類（taxonomy）の3領域における実習の到達レベル
（田島，2009）[4]を参考に作成

到達目標②は，実習指導者をモデルとし，その臨床技能の真似ができ汎化できる「精神運動領域（技術）」における「コントロール」段階，到達目標③は，実習指導者の臨床思考を理解し説明できる「認知領域（知識）」における「解釈」段階に相当する．これが"実習到達レベル"である[2]．

3. 作業療法臨床実習の学生評価と方法

作業療法臨床実習における学生評価は，学習課程，実習開始前に学生の準備状態を把握するための「診断的評価」，実習経過において学生の到達度を確認し，その後の学習を促すための「形成的評価」，実習終了後に実習の最終到達度を確認し成績（合否）判定をするための「総括的評価」に分けられる．これらの評価を通して，最終的には，学生が将来作業療法士として臨床実践可能であるかを見極めることになる．評価については，実習指導者と養成校の教員の双方で役割分担し実施するが，科目としての成績判定（合否）については，養成校が責任をもって判定することになる．

具体的には認知領域（知識），精神運動領域（技術），情意領域（態度・習慣）の3側面が評価領域となる．評価内容と方法は以下のとおりである．

認知領域（知識）：臨床実習を通して，評価計画立案，評価結果の理解，目標設定，プログラム立案などの実習指導者の臨床思考過程が評価内容となる．実習指導者によるルーブリック評価[※5]，経験チェックリスト[※6]の活用による評価，また実習終了後，養成校で行われる事例報告で評価する．

精神運動領域（技術）：対人技能，情報収集，面接技法，検査・測定技法，作業療法手技，といった臨床技能が評価内容となる．実習指導者によるルーブリック評価，経験チェックリストの活用，養成校で実習前・実習後に実施されるOSCE[※7]で評価される．

情意領域（態度・習慣）：身なり，挨拶，言葉遣い，時間・期限の厳守，守秘義務の厳守・自身の生活管理，探究心，向上心といった基本的な態度が評価内容となる．実習指導者によるルーブリック評価，経験チェックリストの活用で評価される．この領域の評価については，養成校の教員では確認が困難であり，実習指導者にゆだねる部分が大きい．

※5 評価項目の成功の度合いを示す数値的な尺度とそれぞれの尺度に対応するパフォーマンスの特徴を示した評価規準（例／Ⅰ：できない，Ⅱ：多くの助言・指導があればできる，Ⅲ：少しの助言・指導があればできる，Ⅳ：できる）からなる評価基準表．

※6 クリニカルクラークシップの形態を用いる実習でよく活用される知識・技術の各項目を一覧で示し，何をどこまで経験しているかを学生と実習指導者とが共有できるチェックリスト．

※7 客観的臨床能力試験（Objective Structured Clinical Examination）であり，面接や検査・測定などいくつかの臨床場面のブースを設定，それぞれに模擬患者，評価者を配置し，学生の「技能」「態度」を把握する実技試験．

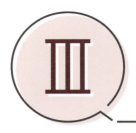 作業療法臨床実習の指導体制（管理・運営）と指導方法

1. 作業療法臨床実習の指導体制（管理・運営）

※8 https://www.mhlw.go.jp/stf/shingi/other-isei_452033.html

2017年「理学療法士・作業療法士学校養成施設カリキュラム等改善検討会」※8にて，教育課程の単位数の見直しとともに臨床実習のあり方が検討され，「指定規則」および「理学療法士作業療法士養成施設指導ガイドライン」の改正が行われた（2018年10月30日公布，2020年4月1日施行）．その報告書によると，検討された改正内容は，「臨床実習施設の要件」「臨床実習指導者の要件」「実習生に対する臨床実習指導者数」「臨床実習の構成，方法等」「臨床実習において学生が実施できる行為」についてである．特に対象者（患者・利用者）の権利意識を尊重した実習形態については，学生の実施できる行為水準を明確にし，これまでの症例基盤型，患者担当制とよばれた実習形態（指導者のもとではあるが，学生が単独で実施する要素が強い）から，「診療参加型」の実習形態が望ましいと提案されている．このような現状から，臨床実習の管理運営において，実習施設と養成校の密な連携は重要であり，その指導体制は必須である．

図14-3に，臨床実習指導体制と「実習施設-養成校」で共有すべき6つの視点を示した．

1）合意（倫理共有）

臨床実習は実習施設と養成校との合意のもとで開始されるが，臨床実習を適切に運用するために共有すべき倫理が存在する．実際の対象者（患者・利用者）および家族の作業療法に学生が参加し実習する際は，対象者および家族の同意のもとに実施されるべきである．「作業療法実習生の担当に関する同意書」の書式については，養成校，実習施設で相談のうえ準備しておく．日本作業療法士協会の『作業療法臨床実習の手引き（2022）』の巻末資料も参考にするとよい[2]．また安全に実習を進めるには，感染症予防，インシデント予防，事故発生時の対応マニュアルなどのリスク管理，事例報告書，デイリーノート記載などにおける個人情報の保護について養成校で十分な指導を実施するとともに，実習施設でも再確認し必要に応じて指導する必要がある．さらには学生の教育指導におけるハラスメント防止についても双方で認識を高め，配慮しなければならない．なお，リスク管理，個人情報の保護，ハラスメント防止の詳細は別章を参照されたい．

2）臨床教育指針の共有

実習指導者と教員間での臨床実習の到達目標，指導方法などの共有が必要であ

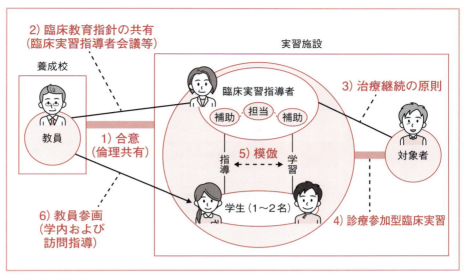

図14-3　臨床実習指導体制と「実習施設-養成校」共有のポイント（丹羽，2010)[6]より改変

り，その臨床実習を通して育成される作業療法士像についても双方の理解を深めておくことは重要である．これらは通常，臨床実習指導者会議や臨床教育に関する研修会等を開催し，双方で確認する．

3) 治療継続の原則

　臨床実習においても，対象者（患者・利用者）の権利を意識・考慮した実習形態，指導方法，また実習で学生が実践する技能項目に対する行為水準を共有しておかなければならない．日本作業療法士協会の『作業療法臨床実習指針（2018）』で示される「臨床実習で許容される臨床技能とその水準」では，「水準1は，学生が行う上で対象者にとってリスクが低く，安全性の高い『指導者の監視下で実施できる項目および状態』とし，水準2は，学生が臨床実習指導者の作業療法の補助として行うならば，対象者にとってリスクが低く，安全性の高い『指導者の監視下で，補助として実施できる項目および状態』とし，水準3は，学生が行う上でリスクが高く安全性が低い『指導者の監視下で，見学にとどめておくべき項目および状態』」[1]（一部抜粋）とされている．

4) 診療参加型臨床実習

　学生は実習指導者とともに対象者を担当し，チーム医療の一員として参加する．そして，実習指導者の指導・監督のもと，実習指導者を手本（モデル）として許容範囲の臨床実践を経験する．その過程において作業療法士として必要な知識・技術・態度を修得していく指導—学習形態（具体的な指導方法については後述する）を共有しておく．なお，日本作業療法士協会の『作業療法臨床実習の手引き（2022）』では，作業療法の臨床実習を"作業療法参加型臨床実習"としている[2]．

第14章　作業療法臨床実習の理解と管理体制

見学	学生が臨床実習指導者の行う作業療法を解説を受けながら観察すること
模倣	学生が臨床実習指導者の行う作業療法を指導を受けながら実際に行うこと
実施	学生が臨床実習指導者の行う作業療法を監督のもと，主体的に実際に行うこと

図14-4　基本的態度・臨床技能・臨床思考過程の修得の流れ
（一般社団法人日本作業療法士協会，2018）[1]

5）模　倣

　"学習の基本は模倣である"とし，実習指導者が臨床実践のなかで，まず自らの技能を見せ，臨床思考過程を説明し，学生はそれを手本（モデル）として真似をしながら学習することを原則とした指導—学習形態で行う．

6）教員参画

　臨床実習において，教員の役割も明確にしておくべきである．教員の実習への参画として，学生の実習遂行が困難なときの双方の連絡方法，またタイムリーな教員の施設訪問やオンラインなどによる学生指導体制が必要となる．他にも事例報告書作成への支援，実習前セミナーの実習準備，実習後セミナーの総括など教員の役割を確認し共有しておく．

2.　診療参加型臨床実習の指導方法

　診療参加型臨床実習の指導は，実習指導者を手本（モデル）とし，**図14-4**に示すように「**見学⇒模倣⇒実施**」の流れ[2]で行う．学生の視点から述べると，作業療法過程における実習指導者の実践場面を，まず見学（見て説明を受ける）し，その実践の目的，実践するうえでの留意点を理解できたなら，模倣（指導を受けながら真似をする）を繰り返す．そして実践するうえでリスク管理が可能となれば，実施（監督のもと主体的に行う）するという段階的な指導で学習する．

　作業療法士教育においては，免許取得と同時に即戦力を求められる現状がある．それを考慮すると，少なくとも1症例は実習指導者の臨床過程を経験することが重要であり，その作業療法過程を症例報告書に整理することで，実習指導者の臨床思考過程を学ぶことができる．しかしながら，以前の症例基盤型，患者担当制といわれた実習形態にみられがちな，症例報告書を重視した知識に偏った指導内容にならないように実習指導者は留意すべきである．そのために，症例報告書の書式をできるだけ簡略化するなどの検討も行い，実践のなかでの指導—学習形態に重点を置き，学生が臨床実践の経験値を高められるよう努める．また，作業療法臨床実習の

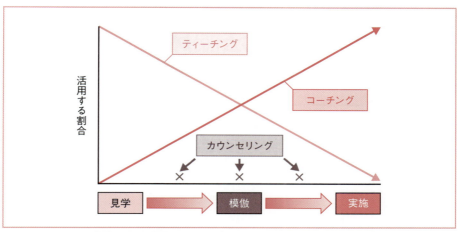

図14-5 見学・模倣・実施過程における「ティーチング」・「コーチング」・「カウンセリング」の介入

過程において，対象者の治療が遅延することのないように，実践する技能難易度，学生の技能レベルにより実習指導者が介入量を調整することが必要である．さらに，この一症例での作業療法過程の経験と並行しながら，他の対象者において，技能単位（ROM測定，筋力検査，上肢機能訓練，ADL訓練など）での「見学⇒模倣⇒実施」により経験値を重ね技能向上を目指す．

　診療参加型臨床実習の「見学⇒模倣⇒実施」による段階的な指導は，基礎知識や技術を教えるという「ティーチング」から，やる気を高めて，支援しながら目的達成へ導くという「コーチング」への比重が大きくなる．またこの指導過程のなかで，遂行困難に悩む学生に対して，共感しゼロ状態（健康状態）に引き上げる「カウンセリング」が必要であり，これについては教員の役割が大きいかもしれない（図14-5）．

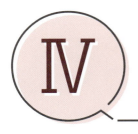

作業療法臨床実習で求められる学生の資質（態度）

　実習の場で対応できる専門的な知識，技術，また医療人としての基本的態度については，実習前に学習し準備しておくべきことである．以下に，実習で求められる学生の資質を8項目挙げる．

「繊細かつ大胆」に取り組む姿勢：臨床実習は学生にとって，心身ともに最もストレスの高い科目といえる．学内で学んだ知識や技術を実際の対象者に自信をもって実践できる学生はほとんどいない．実技を行う際には，作業療法手技の正しい方法を実習指導者に確認し，対象者の心身の状態を十分に考慮しながら行うなどの繊細さは必要である．しかし失敗を恐れていては，前に踏み出せない．リスク管理を怠らないこと，決して慢心しないことは大切だが，実習指導者から「技を盗む」というくらいの気持ちで，勇気をもって積極的に実践していく姿勢も大切である．繊細であるからこそ大胆に行えるのである．

「逃げずに，手段を考え，最後までやり抜く」姿勢：対象者から拒否されて関係が築けない，事例報告書がうまく書けない，実技の失敗を実習指導者から叱られる──こんなこともあるかもしれない．しかし，失敗しても次から修正していけばよい．また実習指導者から少々キツイ指摘を受けても，決して学生の人間性を否定しているわけではない．「だめだ，だめだ！」と悩み続けるより，「なぜうまくいかないのか，どういう方法をとればよいのか」を考え，再度行うことで徐々に修正され，上達し，自信となる．完璧を求めることはなく，決してあきらめず最後までやり抜くことである．

自分自身を知る：実習で危機的な状況に遭遇したときに，誰もが乗り越えられるわけではない．しかし，自分の長所・短所を知り「自分がどんなときに弱気になるのか，どういった対人関係が苦手なのか」などについて客観的に分析しておくと，苦手な場面での対処の仕方を想定できるかもしれないし，弱い部分を乗り越えようとがんばれるかもしれない．また，「あなたがしたいことは何？　幸せと感じるのはどんなとき？」と聞かれたらどう答えるだろうか．なかなか即答できないかもしれない．しかし，そういったことを自問自答しながら己を知ることで，対象者の方々の幸福感に共感できるようになり，よりよい支援方法につながる．

相手の話を聴き，指導を素直に受け入れる姿勢：対人関係において，まずは相手の話に傾聴できること，これが必要最低限のコミュニケーション能力である．また，

実習指導者の指導，助言に対して「でも，私は…」といった返答をする前に，まずは受け入れて実行してみることである．特に診療参加型実習では，実習指導者を"模倣"することが学習の基本であり重要となる．意見することと，頑固さを通すことは違う．

作業療法の専門性に対する探究心：実習施設内には学びの要素がたくさんある．実際の作業療法を見学したり実践に参加したりしながら抱いた疑問を，実習指導者に質問したり，文献で調べたりするなど，その疑問の解明に努力する姿勢が大事である．「作業療法士の役割は何か」「作業療法の効果は何か」「作業療法の技術は何か」を絶えず追究する．

人の生き方に対する論理的思考：人の生き方には，その人なりの理屈がある．「どうして今の生き方をしているのか，その生き方に根拠はあるのか」こういった思考が，対象者の自分らしい生き方への作業療法支援の立案につながる．

感謝の心を忘れない：対象者，その家族をはじめ，実習指導者，他の施設職員，教員，皆が作業療法士育成に尽力している．感謝の気持ちを忘れずに，期待に応えられるよう努力を怠らないようにする．

自分の生活管理ができる：実習中は多くの課題を遂行しなければならない．その日のスケジュールを確認し，時間を有効に使い，一日一日の課題をこなす．また充実した実習にするためにも栄養，睡眠を十分にとり，健康管理に留意する．

　臨床実習は学内で学んだことを，臨床実践の場での経験により応用学習する作業療法士教育の過程である．前述した8つの姿勢に留意して，学生時代にしか経験できない臨床実習に取り組むことで作業療法士としてのプロフェッショナリズムを育成していく．

　学生にとって臨床実習における対象者，実習指導者，教員との関係づくりは，実習を円滑に進めるうえで大きな要因となる．当然のことながら，学生にとっては臨床実習であっても，対象者にとっては治療の場である．対象者の疾病，症状に対応した専門的な対応のみでなく，対象者の治療における権利意識を尊重した言動を心がけることが大切である．また臨床実習は実習指導者の指導，指示によって遂行される．したがって報告・連絡・相談を怠らないことは必須である．一方，教員は入学時からの学生の学力，学習態度を経時的に捉えてきており，実習前に専門職に必要な課題を確認し，学生へ助言を行う．また実習中の不安，悩み，落ち込みなどを感じたときに，ストレス要因を解決するためのカウンセリング時の相談者となるように努める．

　このような関係づくりは，実習を円滑に進めるうえで重要である．

第14章　作業療法臨床実習の理解と管理体制

> **学習課題**

- ・作業療法教育課程における臨床実習の重要性について述べなさい.
- ・作業療法臨床実習の認知領域，情意領域，精神運動領域の各到達目標を述べなさい.
- ・作業療法臨床実習における臨床─教育間で共有すべき事項，実習指導のあり方を述べなさい.
- ・作業療法臨床実習で求められる学生の資質を列挙しなさい.

文献

1) 一般社団法人日本作業療法士協会：作業療法臨床実習指針（2018）．2018．
2) 一般社団法人日本作業療法士協会：作業療法臨床実習の手引き（2022）．2022．
3) 中川法一（編）：セラピスト教育のためのクリニカルクラークシップのすすめ　第2版．三輪書店，2013．
4) 田島桂子：看護学教育評価の基礎と実際　第2版　看護実践能力育成の充実に向けて．p56，医学書院，2009．
5) The research and evaluation section, Center for educational development, University of Illinois, College of Medicine：A revised taxonomy of intellectual processes, 1973.
6) 丹羽　敦・他：これからの臨床実習のあり方─臨学共同による臨床教育への取り組み─．リハビリテーション教育研究，15：94-97，2010．
7) 鈴木敏恵：ポートフォリオ評価とコーチング手法　臨床研修・臨床実習の成功戦略！．pp61-74，医学書院，2011．
8) 山口　昇（編）：作業療法臨床実習マニュアル─指導者と学生のために．三輪書店，2013．
9) 京極　真，鈴木憲雄（編）：作業療法士・理学療法士臨床実習ガイドブック．誠信書房，2009．
10) 日本医学教育学会卒前臨床教育委員会（編）：診療参加型臨床実習ガイド─クリニカル・クラークシップ指導者のために─．篠原出版新社，2005．

> **コラム⑪**　**今の私を支える臨床実習での経験**

　臨床実習ではたくさんの経験をした．まずは臨床実習を機に始まった，初めてのひとり暮らしである．慣れない土地での生活で，食事はもっぱらインスタント食品を温め，ゴミの出し方もわからずキッチンには空の容器が溜まっていった.

　そして，実習先では担当患者Aさんとの関わりが始まった．Aさんは，口数が少なく，厳格な表情をした60代の男性であった．満足に評価もできない私に根気強く付き合っていただいたこともあり，何とか実習は先へ進んだ．しかし，自分が立案した作業療法計画について十分な説明もできず，Aさんの不満そうな表情から「怒っている，嫌われている」と感じ，不安なまま試行錯誤をする日々が続いた．下宿先に帰ってもレポートの作成に夜遅くまで頭を悩ませた．睡魔と格闘し，レポートが未完成のまま朝を迎えることもあった.

　そんな臨床実習の9週間はあっという間に過ぎてひとり暮らしにも慣れ始めた頃，実習最終日を迎えた．Aさんには感謝とともに，不甲斐ない自分で申し訳ないという思いを感じながら，最後の挨拶の後握手をして別れた．Aさんは変わらず口数が少なかったが，車椅子を進めると，私に背を向けたまま手を振り「がんばれよ，応援しとるで」と優しく声をかけてくださった.

　実習中はしんどく辛いこともたくさんあるが，Aさんの言葉をふと思い出しては救われ，またがんばろうと思えた．それは作業療法士になってからも同じである．臨床実習での経験は，作業療法士として働く今の私に，確実に活かされている.

第15章

作業療法士のキャリア開発

学習のねらい

- 作業療法の実践知を理解する．
- 作業療法士の資格認定制度のしくみを理解する．
- 学会，研修会への参加・発表方法を理解する．
- 大学院進学や国際貢献の方法を理解する．
- ワークライフバランスを理解したうえで，自身のキャリア開発を考察する．

I 臨床と実践知と研究

1. 専門職の学び

生命科学の進展とともに医療の内容や倫理問題が複雑化している．作業療法士が専門職であるためには，組織としての成長と同時に一人ひとりの知識や技能を更新し続けることが求められている．学生の頃に獲得した知識のままでは専門職としての役割を果たすことはできない．目の前のクライアントが生きる現在，そして未来が開かれることを支援するために作業療法士は生涯にわたり学び続ける必要がある．

1) 臨床における実践知

作業療法の実践は対象者との具体的応答であり，その都度の判断が必要となってくる．そのために，不確定な状況に対処する力量の養成が求められている．この力のことをポランニー（Polanyi M）は暗黙知※1（tacit knowledge）とよび[1]，スターンバーグ（Sternberg RJ）らは実践知※2（practical intelligence）[2]とよんだ．さらに，実践家や専門家が身につけている，実践のなかで新奇な状況であっても自然に無意識的にうまく対応できる知を，ショーン（Schön DA）は行為のなかの省察※3（reflection in action）とよんでいる（図15-1）．

2) 実践知を習得する

ではこうした専門職の実践知を習得するには，どのような学習が効果的なのだろうか．レイヴ（Lave J）とウェンガー（Wenger E）は，状況的学習（situated learning）を提示した※4．社会的な実践共同体（communities of practice）への参加の度合いを増すことを通して学習が成立するとしている[4]．学習者は自分が「本物だ」と思う共同体に主体的に参加し，最初は周辺の仕事をしながら古参者の仕事を見よう見まねで覚え，周辺的な位置から徐々に中心的な役割を果たすようになっていく．このプロセスを通じて共同体の一員としてのアイデンティティは発達する．つまり学習を，学習者が知識を内化するプロセスとしてではなく，重層的に構築された実践共

※1 言語化や意識化が困難な知識をさし，身体感覚として習得される身体知とも近い関係にある．

※2 職業領域や日常生活のなかで活性化される知．

※3 行為に対する省察（reflection on action）が実践のなかで考えてから行為に移るのに対し，行為のなかの省察（reflection in action）は，行為的直観によって状況に臨機応変に対応する力をさす[3]．

※4 この中心概念は正統的周辺参加（legitimate peripheral participation）である．

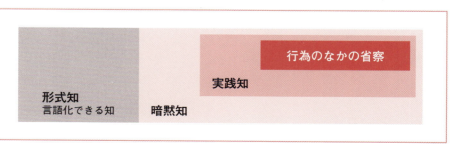

図15-1　行為のなかの知

I 臨床と実践知と研究

表15-1　認知的徒弟制論 (Cognitive Apprenticeship) による段階づけ

モデリング (modeling)	支援者がモデルを示し学習者はそれを観察学習する
コーチング (coaching)	支援者がきちんと指導する
足場かけ (scaffolding)	支援者の支援を受けつつ学習者が自分でやってみる
足場はずし (fading)	支援者は徐々に支援を減らし，最後に学習者が自立的に学習できるようにする

(Knowles, 2013)[5] をもとに作成

同体に関わる度合いとして捉えた．支援者は自らも実践共同体に参加し，学習者の参加を促すしかけづくりを行う役割を担うことになる．

　この考え方が社会的学習理論と結びついて発展したのがコリンズ (Collins AB) らのいう**認知的徒弟制論**である (**表15-1**)．そこで重要となるのが支援者との協働関係のあり方であり，ヴィゴツキー (Vygotsky S) が唱えた発達の最近接領域論と通底する問題である．1人では達成が困難だが，誰かと共同でならば，あるいは支援者の手助けがあれば達成可能な課題がある．手助けしてもらいながら経験を繰り返していくうちに，手助けがなくても自力でできるようになっていく．この手助けの範囲と内容が，発達の最近接領域である[5]．学習者の状況によって異なる手助けの範囲と内容を検討していくことが作業療法の臨床において重要な課題である．クリニカルクラークシップで，学習者の経験を重視する理由もここにある．

2. 実践と研究

　日々の実践は「問い」と向き合うことでもある．教科書を調べ，先輩に尋ね，先行研究を検索しても「問い」が解決できないとき，研究を行う目的が生まれる．研究は，体系的な情報収集とその分析を通じて他者に伝達可能な意味のある知を生み出すためのプロセス全般である[4]．

　研究を行うにあたっては，特に人を対象とする研究の場合は十分な倫理的配慮のもとで行うことが強く求められている (第10章)．研究の途中経過は研究会や学会などで発表し，参加している実践者や研究者，あるいは当事者との議論の俎上に載せることで，データの新しい解釈や修正点に気づくことができる．研究成果は報告書や論文として臨床実践に還元できる形で提示される．国際標準化機構 (ISSN) に登録されている雑誌に受理された論文は，図書館や一部の電子ジャーナルのデータベースによる検索が可能となり，広く人々に届く機会を得る．よい研究は，作業療法士や対象者にも参照され引用されていくだろう．作業療法の実践と研究は，お互いを補い，触発し合う関係にあり，作業療法士として成長するうえで重要な営みなのである．

183

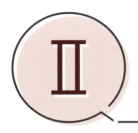

Ⅱ 作業療法士の資格認定制度（認定作業療法士・専門作業療法士）

*5 本項（p184〜185）は，2024年度8月時点の日本作業療法士協会における生涯教育制度の現行制度である．

作業療法士免許を取得し，現場で作業療法実践を開始すると，生涯にわたり質の高い作業療法を提供するために継続的な自己研鑽が必要となる．一般社団法人日本作業療法士協会（以下，協会）は，設立以来，作業療法の質の維持・向上を図るため，「知識と技術に関して，つねに最高の水準を保つ」「後輩の育成と教育水準の高揚に努める」「学術的研鑽及び人格の陶冶をめざして相互に律しあう」などの行動目標のもと，さまざまな研修を開催し，会員への学習の機会を提供してきた．また，有資格者の増加，職域の拡大，社会的ニーズの多様化への対応が要求され，同時に作業療法の質の保証が課題となり，より組織的，かつ系統的な生涯教育の体制整備が求められた．このような背景のなかで，2003年に「生涯教育制度」[*5]を創設し，運用してきている．

現行の生涯教育制度は，「基礎研修制度」「認定作業療法士制度」「専門作業療法士制度」で構成され，階層構造としている（**図15-2**）[6]．基本的には，基礎研修から開始し，基礎ポイント研修を5年ごとに50ポイント以上取得し続ける．これが継続的な自己研鑽となる．同時に，2つの資格認定制度が上位に位置づけられ，基礎ポイント研修と同時にさまざまな要件を取得し，資格認定を目指す．

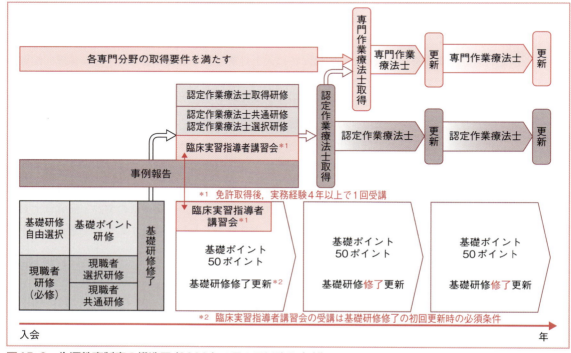

図15-2 生涯教育制度の構造図（2020年4月1日以降入会者）

（日本作業療法士協会）[6]

1. 資格認定制度：認定作業療法士と専門作業療法士

協会では，生涯教育制度のなかで2つの資格認定制度を運用している．

1) 認定作業療法士制度

「作業療法士の質の向上，作業療法に関する水準の維持・向上及び作業療法士の専門性と社会的地位の一層の確立を図るため，日本作業療法士協会が一定の基準を設けて作業療法士の養成・審査・認定を行い，もって国民の保健・医療・福祉に寄与すること」を目的としている[7]．また，認定作業療法士とは，「作業療法の臨床実践，教育，研究及び管理運営に関する一定水準以上の能力を有する作業療法士を日本作業療法士協会が認定した者」である[7]．簡単にいうと，作業療法士免許を単に取得しただけでなく，その後，決められた研修などを受講し，一定水準以上の自己研鑽を積み上げ，その水準に到達したことを協会が認めるものである．これは「作業療法士の品質保証」であり，作業療法士全体の水準の底上げのしくみである．

2) 専門作業療法士制度

認定作業療法士である者のうち，特定の専門分野において「高度かつ専門的な作業療法実践能力」を有する者を専門作業療法士として認定することとしている．専門作業療法士とは，ある分野をより深く知り，その分野における高度な課題解決能力を有する作業療法士であり，次の3つの役割を果たす能力を備えている[8]．

①専門分野において，高い見識（物事を見通す優れた判断力）と優れた技術力（技術の向上・洗練と新しい技術の開発応用能力）によって卓越した作業療法を実践することができる能力

②専門分野において，困難な事例に対応できる能力

③認定作業療法士のもつ能力を専門分野で応用できる能力．すなわちその能力とは，作業療法士の実践能力を向上させるための教育能力，専門家集団を率いて統率・指導を行う能力，専門知識および技術の向上ならびに開発を図るために実践の場における研究活動を行う能力

さらに，専門作業療法士は国民の健康・障害への意識や医療福祉制度が急激に変化する社会において，作業療法がどのように貢献できるのかを示す重要な役割を担っている．

3) その他の資格認定制度

協会では，「生活行為向上マネジメント研修制度」「臨床実習指導者講習会」などを運用している．いずれも作業療法士の日々の実践に不可欠な能力を修得，認定するものである．

2. 自己研鑽・資格取得の勧め

前述のとおり，作業療法士の継続的な自己研鑽は必須のものである．同時に，作業療法士の質の評価，選択される時代も間近に迫っている．さまざまな資格認定にチャレンジし，来るべき時代に備えることを勧めたい．

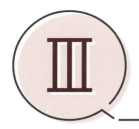

III 新しい生涯学修制度 ―登録作業療法士について―

1. 新しい生涯学修制度

※6 新制度では，卒前と卒後の教育および学修の連続性を考慮し，より多くの会員が参画しやすい仕組みの構築を目指している．最新情報については日本作業療法士協会ホームページを参照されたい．

　一般社団法人日本作業療法士協会（以下，協会）では，2025年4月より新しい生涯学修制度（以下，新制度）を開始する[※6]．新制度では，作業療法士がその職責を果たすために必要な学びを自ら行い，それを生涯継続するものであると考え，従来の「生涯教育」という言葉を「生涯学修」に改め，自主的，継続的学びの重要性を強調している．協会が新制度を構築する目的は，作業療法士免許を取得した者が，多様な臨床実践場面において，よりよい作業療法を提供する力を獲得するための研鑽を支援し，作業療法の専門性を向上させ，各々のキャリア形成に資することである．新制度では，新たに「登録作業療法士制度」を導入することにより，すでに運用中の「認定作業療法士制度」，「専門作業療法士制度」とともに，学びの到達点（目標）をより段階的に示すことが可能となる．それが，作業療法士の生涯にわたる自主的，継続的学びを促進すると考えられる．

2. 登録作業療法士制度と今後の展望

　登録作業療法士制度は，本制度の基盤となるもので，5年間を通して標準的な作業療法を実践する力と後輩や学生の指導ができる力を身につける．前期研修の講義と後期研修の一部は，多くの作業療法士が円滑に受講できるようICTを活用する．前期2年間・後期3年間で現場での実地経験を積み，その他いくつかの要件を満たして登録作業療法士となる（図15-3）．また，登録作業療法士などの到達水準を示すために，作業療法士に必要な力を4つの実践能力として言語化し，キャリア形成の柱となるクリニカルラダーを作成した．ラダーに示す4つの実践能力とは，対象者の生活行為のニーズを捉える力，生活行為の向上に向けてセラピーする力，生活行為の達成のために協働する力，成果・結果を吟味し伝える力を示しており，登録作業療法士は「ラダーレベルⅤ」に相当する（図15-4）．

　国民の生活・健康・幸福に寄与する作業療法士の育成には，学修制度の構築だけでなく，それを効果的に運用する実践の場が必要である．新制度に多くの作業療法士が参画することで，作業療法の質を向上させ，個々のキャリア形成に役立ち，そして学び続けるモチベーションを向上させるために，協会のみならず，都道府県作業療法士会，養成施設，そして臨床現場である医療機関，地域の介護・福祉施設等との連携が必要不可欠である．これからの時代を見据え，国民に選ばれる作業療法士の育成とともにキャリア形成の一翼を担うことができるよう，新しい生涯学修制度の効果が期待される．

III 新しい生涯学修制度─登録作業療法士について─

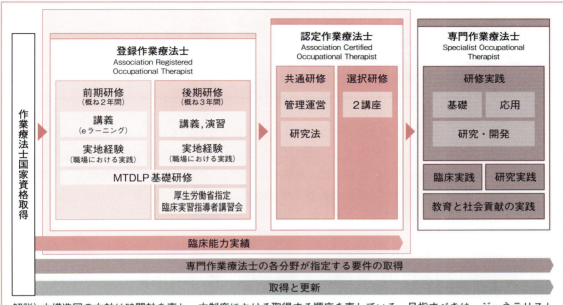

解説）本構造図の右軸は時間軸を表し，本制度における取得する順序を表している．目指すべきは，ジェネラリストおよびスペシャリストである．登録作業療法士と認定作業療法士の大きさの違いは，幅広い知識や技能，視点を持っているのが認定作業療法士であり，そこに至る過程にあるのが登録作業療法士である．このため，登録作業療法士よりも認定作業療法士の枠を大きく表現している．また，認定作業療法士の先には，専門作業療法士を目指していくことができるが，スペシャリストである専門作業療法士は，ジェネラリストとしての認定作業療法士の視点を生かしながら，国民に高品質のサービスを提供するプロフェショナルである．このように，作業療法士は，組織および地域における多職種協働に必要なマネジメント能力を有するジェネラリストとしての力は，専門作業療法士においても欠くことのできないため，認定作業療法士と専門作業療法士の枠は同じ大きさで表現している．

図 15-3　新しい生涯学修制度の構造図　　　　　　　　　　　　　　　（日本作業療法士協会教育部生涯教育課)[9]より改変

作業療法の核となる4つの実践能力		レベル I 1-2年目の目安	レベル II 2-3年目の目安	レベル III 3-4年目の目安	レベル IV 4-5年目の目安	レベル V 6-7年目の目安
		基本的な作業療法プロセスに従い必要な指導のもと作業療法を実践することができる	標準的な作業療法プロセスに従い必要な（最小限の指導）助言のもと作業療法を実践することができる	標準的な作業療法プロセスに従い独力で作業療法を実践することができる	標準的な作業療法プロセスに従い独力で作業療法を実践することができ，上級者の助言・指導を得て後輩の指導ができる	標準的な作業療法プロセスに従い独力で作業療法を実践することができ，後輩への指導とともに学生の指導ができる
		基本的作業療法プロセス	標準的作業療法プロセス			
生活行為のニーズを捉える力 （問題発見力）		前期研修：基本的作業療法プロセスとは， 　一連の作業療法の過程を構成する基本的な要素を行う過程をいう．それは，各領域において頻繁に用いる評価，治療・指導・援助，結果・成果の吟味，記録・伝達，労働管理，他職種・他部署との協働，他者への教育・指導，最新の情報・知見の収集などの実践である．			後期研修：標準的作業療法プロセスとは， 　自身が従事する実践領域において頻繁にかかわる疾患や障害がある者に，最新の知見に基づいて実践する一連の作業療法の過程である．	
生活行為の向上に向けてセラピーする力 （問題解決力）		^			^	
生活行為の達成のために協働する力 （リーダーシップとマネジメント力）		^			^	
成果・結果を吟味し伝える力 （研究力，教育・指導力）		^			^	

図 15-4　登録作業療法士のレベル　　　　　　　　　　　　　　　　　（日本作業療法士協会教育部生涯教育課)[9]より改変

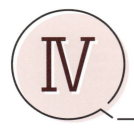

IV 大学院進学

大学院への進学者の数は年々増加している（**表15-2**）．大学院と聞くと，研究が好きな人が行くところ，教員になりたい人が行くところなど，さまざまなイメージがあるだろう．実際には，進学する目的は人それぞれで，大学院はあくまでもそのための手段のひとつである．本項では，大学院の種類や進学方法について説明し，作業療法士のキャリアとしての進学という選択肢について紹介する．

1. 大学院の種類

大学院には，**修士課程（前期博士課程）・博士課程（後期博士課程）**がある（**図15-3**）．修士過程に入学するためには，まず大学において学士を修了している必要があり[※7]，博士課程の場合は修士号を取得している必要がある．修士課程では単位取得の他に，研究活動を経て修士論文を執筆する必要がある．博士号取得のための基準は大学院によって異なるが，単位取得の他に自身の研究を中心とした複数の論文が査読を経て学術誌に掲載されていることが条件となる場合も多く，より高度な研究実績が求められる．

[※7] 4年過程の専門学校で「高度専門士」の学位が得られる専門学校を卒業していれば修士課程での出願が可能である．

2. 大学院進学のタイミング

大学院に進学するタイミングについては，卒後すぐに進学する場合と，しばらく働いてから進学する場合がある．**卒後すぐに進学**するメリットは，慣れ親しんだ環境のなかで卒業研究から継続して研究活動が実施できる点や，フルタイムの学生として進学することで研究のみに没頭できるという点である．

一方，**卒後働いてから進学**するメリットは，臨床経験に基づいた研究疑問（臨床疑問）に対する研究ができる点である．また，仕事を続けながら就学できる大学院も多いため，自身の職場を研究フィールドとして活用でき，臨床と研究を両立しやすいという点もある．それぞれのよさがあるため，自身のキャリアプランを考えながら，自分にとって一番よいタイミングで進学を検討するとよい．

表15-2 大学院数および在籍する院生数

	2015年	2016年	2017年	2018年	2019年	2020年
大学院数	71	75	77	80	80	51
修士課程（博士課程前期）	286	276	367	418	374	365
博士課程後期	193	136	248	314	360	266
合計（名）	479	412	615	732	734	631

（教育部「作業療法教育関係資料調査報告」より抜粋）（日本作業療法士協会，2023）[10]

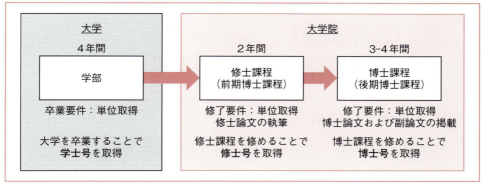

図15-3 大学院のシステム

3. 大学院の選び方

※8 進学先は、自分がよく読む雑誌や文献などから興味のある研究室を探してみるとよい.

　大学院において研究活動は必須となるため,自身の興味のある**研究テーマ**を専門としている研究室を選ぶことが望ましい[※8].また,研究テーマは異なっても,**研究手法**(質的・量的研究,特殊な解析方法)などで研究室を選ぶこともある.さらに,作業療法以外の専門分野(心理学や社会学など)の大学院に進学することも可能であり,作業療法を他分野から捉えることで,研究に深みが出てくる.

　また,大学院には専門職の養成を目的とした専門職大学院もあり,公認心理士の養成過程や,経営学修士(MBA),公衆衛生学修士(MPH)などの専門的な学びができる大学院は,その後のキャリアにも活かせる可能性が高い.

4. 大学院での過ごし方

※9 奨学金としては,日本学生支援機構や都道府県が定めるものから,大学が独自に提供しているものまであるので,出願前に大学院に問い合わせておくとよい.

　大学院では研究活動に従事することになる.自身の研究疑問を明確にし,それを明らかにするための文献レビューや,研究デザイン,分析方法についても学んでいく.また,**ゼミや研修会・学会**を通して他者の研究を見聞きすることは,人脈が広がるだけでなく,さまざまな研究方法について知識を深めるためにも重要である.

　社会人として働きながら進学する場合は,**仕事や家庭との両立**が必要になるため,周囲の理解と協力を得る必要がある.また,学費などの経済的な負担については,奨学金制度[※9]など大学院の資源を有効に活用するとよい.

5. 大学院の先に

※10 教員になるためには,修士や博士の学位だけでなく,教育学の履修と,5年以上の臨床経験が必要となる.

　大学院を修了後も研究活動を継続する場合は,修士課程の場合は進学し,博士課程の後には研究所で**博士研究員(ポスドク)**として就職するなどの道がある.また,教員となり作業療法養成校で教育に携わる人もいる[※10].実際には,大学院を修了したのちも臨床で働き続ける人が多い.学位を取得することで給与が若干上がる職場もあり,学会発表や論文発表などの業績を積むことで役職者としてのキャリアアップにもつながり得る.大学院での研究で培った論理的思考や分析力,人脈などは,臨床・教育・研究のどの分野でも大きな強みとなるといえる.

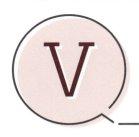

V 国際貢献
―作業療法士として活躍する―

1. 世界作業療法士連盟（WFOT）の活動に参加する

世界作業療法士連盟（World Federation of Occupational Therapists：WFOT）は，1952年に設立された作業療法士による国際レベルでの職業団体であり，作業療法の技術・教育・研究を国際的に推進し，作業療法士の活躍や社会貢献を推進することを目的としている．WFOT加盟協会数は，2023年現在107か国・地域[※11]で，日本は1970年に準加盟，1972年に正加盟した．WFOTは災害や難民などをテーマにしたオンラインモジュールを開講しており，WFOT個人会員[※12]は無料または低価格で受講が可能である．また，2年に一度，WFOT加盟協会の代表者が集い，新規加盟組織の承認，作業療法教育基準の改定の検討，プロジェクトの進捗報告などが行われる．そして，4年に一度，世界作業療法連盟大会を行っており，世界の作業療法士が交流する貴重な機会となっている．また，WFOT加盟の地域グループのひとつであり，2023年7月現在，日本を含む19か国・地域が加盟するアジア太平洋作業療法地域グループ（Asia Pacific Occupational Therapy Regional Group：APOTRG）は，4年に一度アジア太平洋作業療法学会を開催している．

近年，WFOTは世界保健機関（WHO）と連携し，国際プロジェクトのメンバー募集なども行っている．精神障害や慢性疾患へのリハビリテーション，福祉用具ガイドラインの作成など，さまざまなプロジェクトのメンバーが随時募集されている．WFOT加盟協会のなかでも，日本は協会員数がアメリカに次ぎ世界第2位とその存在感は大きく，これらのプロジェクトへの積極的な参画によって日本の臨床経験に基づいた見解を発信することは，世界の作業療法やリハビリテーションの発展に大きく寄与できるだろう．WFOTやAPOTRGが開催する学会やプロジェクトに参加することで，国際貢献に対する見識と，プロジェクトを企画・遂行するための実行力を高めることができる．

[※11] 2023年現在，正加盟81協会，準加盟19協会，地域グループ7協会が加盟している．

[※12] 日本作業療法士協会員は，日本作業療法士協会を通じてWFOT個人会員としての入会が可能．

2. 海外の作業療法士免許の取得を目指す

WFOTによる「作業療法教育基準2016年改訂（Minimum Standards for the Education of Occupational Therapists 2016：MSEOT）」は，作業療法教育プログラムの基準を設定すること，質の保証を推進することの2つを目的としている．WFOT認定等教育水準審査で**WFOT認定**を受けた養成校は，WFOTから各養成校へ認定証が発行され，日本作業療法士協会のホームページで公開される[11]．日本にはWFOT未認定の養成校も多いが，近年，日本の作業療法士免許を海外で書き換えるためには，WFOT認定校の卒業生であることを最低必須要件に定めている国も

表15-3　JICA海外協力隊派遣実績（2023年7月31日現在）

派遣中（全体）	帰国（全体）	派遣中（作業療法士）	帰国（作業療法士）
1,086（609）	54,630（24,090）	21（14）	422（314）

（　）内の数値は女性隊員内数　　　　　　（独立行政法人国際協力機構 青年海外協力隊事務局提供データ）[13] より作成

多い．海外での就労を希望する場合，WFOTの「Occupational Therapy International Practice Guide」を確認し，各国・地域の作業療法協会に作業療法士としての登録条件，試験の有無，具体的手続きなどについて確認することが重要である．

3. JICA海外協力隊に参加する

※13 応募できるのは20～69歳，日本国籍，募集時期は年2回（春・秋），活動分野は農林水産，保健衛生，教育文化，スポーツ，計画・行政など多岐にわたる．長期の派遣期間は原則2年間（JICAホームページより）．

　作業療法士の国際貢献として広く認知されているのが，国際協力機構（JICA）の**JICA海外協力隊**※13 である．全世界の開発途上国からの要請に基づき派遣され，現地の人々とともにその国や地域の課題解決に取り組んでいる．帰国後は日本や世界で協力隊での経験を活かした活躍が期待されている[12]．1965年以降，JICAは99か国へ計55,716名（2023年7月末現在）の隊員を派遣してきた．作業療法士は，1976年にマレーシアに派遣されたのが始まりで，それ以降，2023年7月末までに青年海外協力隊やシニア海外協力隊などすべての派遣形態の総数443名（うち女性328名）が活動を行ってきた（**表15-3**）[13]．近年の作業療法士の要請内容は，対象となる年齢層や障害・疾病が幅広く，地域リハビリテーション（Community Based Rehabilitation：CBR）の実践・普及，入院・外来患者への支援，社会福祉施設やNGOへの支援，小児の療育支援など多岐にわたり，要請の約7割が臨床経験3年以上の作業療法士を求めている．海外で活動してみたいと思っている作業療法士は，キャリアアップとしてJICA海外協力隊への参加を検討するとよい．開発途上国の現状を学べるだけでなく，現地の人々に英語または現地語で日本の作業療法を伝えることで，自身が提供する作業療法をより客観的に捉え，理解できるようになるだろう．

4. 障害分野NGO連絡会（JANNET）・国際医療技術財団（JIMTEF）などのNGOの活動を知る

　1993年に設立された**障害分野NGO連絡会**（Japan NGO Network on Disabilities：JANNET）は，アジア太平洋およびその他の地域において障害分野の国際協力を行っている民間の市民社会組織（CSO，NGO）のネットワークである[14]．日本作業療法士協会も正会員として加盟し，各種イベントの企画運営に携わっている．外務省のグローバルフェスタJAPANへの参画，日本障害者リハビリテーション協会との「リハ協カフェ」の共催，勉強会・研究会の開催を行っており，会員として登録することで障害分野の国際協力や開発に関するさまざまな情報を得ることができる．また，**国際医療技術財団**（JIMTEF）は，保健医療分野の課題の解決に必要不可欠な医療技術の振興，医療技術者の育成および医療サービスの改善などに取り組んでいる国際協力NGOである[15]．災害医療研修の企画や医療技術の国際協力，国際交流を推進するための普及・啓発活動を行っており，これらイベントへ参画することも国際貢献・国際協力の方法を学ぶ1つの手立てとなる．

VI 学会・研修会

近年の作業療法士を取り巻く環境はつねに変化しており，職域の拡大，社会的ニーズの多様化などへの対応が求められるようになってきている[17]．そのため卒後教育に加え，学会や研修会に参加し，作業療法士としての質の向上を目指していく必要がある．

1. 学会とは

一般的に学会は，学術研究の振興などを目的として設立され，学会誌の刊行や大会の開催などを通して研究交流や学術情報流通を促進し，特定の学術分野を支える役割を果たしている[18]．現在，作業療法関連における学会は，269団体[19]存在している．専門性の高い学会や一般の方も参加しやすい学会など活動内容や開催形態は多岐にわたる．

2. 研修会とは

※14 近年，あらゆる学会で会員数が減少している．そのなかで日本作業療法士協会は会員数を伸ばしている数少ない勢いのある団体である．

研修会とは，ある特定の分野の学問や技芸を磨き修める会をさす．日本作業療法士協会[※14]（以下，協会）は，設立以来，作業療法の質の維持・向上を図るためにさまざまな研修を開催し[※15]，会員に生涯学習への機会を提供してきた[17]．各都道府県士会主催の研修会に加え，その他の団体の研修会を合わせると幾多の研修会が毎年開催されている．

3. 学会に参加しよう

※15 日本作業療法士協会ホームページを参照．https://www.jaot.or.jp/kenshuukai/

学会とはじつに出会いにあふれた場である[20]．最先端の研究や参考となる事例報告との出会いは，日々の臨床への応用や自身の課題の解決に役立つ．また，視点の異なる考えとの出会いによって，視野が広がるだけでなく，自身の臨床や研究に対する理解を深めることができる．そして仲間や旧友，恩師との出会い・再会がある．そこでは学生時代の思い出話に花を咲かせ，臨床や研究，作業療法について語り合い，さらに新たな人脈の構築の可能性を秘めている．

1) 作業療法分野の学会への参加

※16 全国学会は，最先端の研究や事例報告も多く，著名な講師陣による講演会やシンポジウムが聴講できる．またセミナーなど，さまざまな企画がなされている．

国内の作業療法に関する学会は多々存在するが，身近な学会としては各都道府県士会が主催する都道府県学会がある．開催場所も自身の生活圏内であり，時間や費用の面においても気軽に参加しやすく，初めて学会に参加・発表しようと考えている方には特にお勧めしたい．次に，より幅広い知見を得たい，専門性を高めたいという場合には地方学会や全国学会がある[※16]．

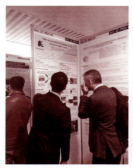

図15-4　国際学会でのポスター発表風景

2) 作業療法分野以外の学会への参加

臨床医学系の学会は，学会が認定しているさまざまな資格[※17]やそれに関連した研修・講習などを担っている場合が多い．さらに，規模が大きい学会では，いろいろな職種が集う．職種ごとのセッションや多職種を交えてのセッションなどがあり，各セッションのテーマも多岐にわたる．また，他の職種の発表を聞くことで，他職種への理解が深まる．そして自分自身が発表することで，作業療法を他職種に理解してもらえる場になる．厳しい意見をたくさんいただくことも多いが，自分自身の臨床や作業療法をより客観的に捉えることができる．作業療法の理解もよりいっそう深まり，自身の専門性の向上にもつながる．

3) 国際学会への参加

協会のホームページには国際学会情報[※18]があり，日程や場所が確認できるようになっている[※19]．国際学会の参加にあたって，大きな障壁となり得るのが語学力（英語力）である．英語に対して苦手意識をもっていたとしても，国際学会の舞台で発表を行うことで自信にもつながるであろう．

また，海外の作業療法士の発表を聞くことで，世界の作業療法士たちの方向性が見えるのと同時に，世界との差や日本の作業療法士の立ち位置などの確認も行える．近年，スマートフォンのアプリにおいて便利な翻訳機能も多々ある．参加する際はこのような機能も活用しながら，積極的に海外の作業療法士と意見交換するとよい．

4. 学会で発表してみよう（図15-4）

学会での発表というと，日常臨床から少しかけ離れていると思われるかもしれない．しかし，基礎研究はともかく臨床研究や事例報告は日常臨床と密接につながっている[21)]．日々の臨床に丁寧に取り組むこと（臨床で生じる疑問に対し，仮説を立て，検証すること）が学会発表への近道だと思われる[※20]．

作業療法実践の質的向上を図るため，まずは事例報告をお勧めしたい．示唆に富む事例というのは，その1事例からいくつものメッセージを拾うことができる．しかし，そのすべてを伝えようとしても聞いている側には伝わらないことが多い．「この事例を通して何を伝えたいか」という質問を自分に投げかけて，1つのメッセージに絞ることが重要である．そのためには先輩や上司とよく相談し，先行文献も参考にしながら検討する必要がある．

[※17] 3学会合同呼吸療法認定士，心臓リハビリテーション指導士，日本義肢装具学会認定士，認知症ケア専門士，福祉住環境コーディネーターなどがある．

[※18] 日本作業療法士協会ホームページを参照．https://www.jaot.or.jp/international/kokusai/

[※19] 世界作業療法士連盟大会（WFOT Congress），アジア太平洋作業療法学会（APOTC），ヨーロッパ作業療法学会（COTEC Congress）などがある．

[※20] 学会発表までのおもな流れは，「発表テーマを決める，先行文献を探す，データを収集する，抄録を書く，発表資料を作成する，発表内容を練る，発表する」である．

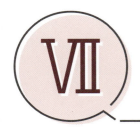

Ⅶ ワークライフバランス

1. ライフステージに合わせた働き方の選択

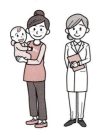

　少子高齢社会において女性の社会参加が進み，勤労者世帯の過半数が共働きになるなど，人々の生き方が多様化している．結婚・出産・育児，親の介護や病気など，ライフステージによって**ワークライフバランス（仕事と生活の調和）**は変化する．たとえば，出産や育児，介護によってワーク（仕事）よりもライフ（生活）にバランスをシフトしたい，子育てが一段落したのでもっと仕事に力を入れたい，などである．つまり，その時々の状況やライフステージに応じて，就労によって経済的に自立するために希望する働き方を選択しながら健康で豊かな生活のための時間も同時に確保できる社会のしくみが必要となる．

　2007年には内閣府の「ワーク・ライフ・バランス憲章」で，「国民一人ひとりがやりがいや充実感を感じながら働き，仕事上の責任を果たすとともに，家庭や地域生活などにおいても，子育て期，中高年期といった人生の各段階に応じて多様な生き方が選択・実現できる社会」と定義され[22]，実現する社会の姿を構成する3つの柱とそれぞれの数値目標が示されるなど取り組みが推進されている．たとえば，女性が出産後も継続して仕事をするためには社会や男性の意識改革と具体的行動が必要であり，男性側の育児休業の取得率や育児・家事関連時間を増加させること，また雇用者側の目標として残業時間を減らすためのワークシェアや有給休暇の取得を推奨するなどの職場環境の整備が盛り込まれており，取り組みの進捗状況と今後の課題が総括文書としてまとめられている（**図15-5**）[23]．

2. 個々の希望に合ったワークライフバランスを実現するために

　作業療法士の活躍の場は，病院から訪問看護などの在宅現場や特別支援学校などの教育現場へ，さらには作業療法士の知識や技術を必要とする一般企業などへと大きく拡大した．また，作業療法士は国家資格をもつ専門職であるために，いったん仕事を離れた後にも再就職しやすい．自らの希望に合わせたワークライフバランスを展開するためには，自らのキャリアの発達を目指すと同時に，ライフステージごとに希望に合わせた「仕事」「生活」「個人」の将来目標を描き，計画的に働き方や職場を選択することで相乗効果を創造する努力が重要である[24]．「理学療法士・作業療法士の勤務実態及び働き方の意向等に関する調査」によるとPT，OTで10年先も現在と同じ分野での仕事を継続したいと考えている人は33.1％であり，それ以外は異なる分野や領域での仕事を希望していた[25]．人材を管理するうえで，一人ひとりの生活や働き方に対する希望に寄り添うことができる人間関係の構築と職場環境の

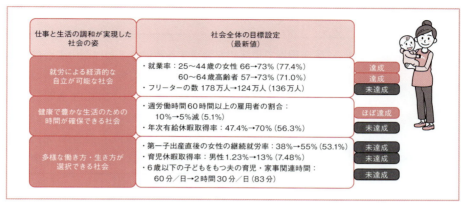

図15-5 仕事と生活の調和がとれた社会の実現のための数値目標設定指標と動向

(内閣府)[23]より作成

※21 日本作業療法士協会も，学会や研修会での託児サービスや両立支援窓口の設置・復職支援研修会開催などさまざまな取り組みを進めている[26]．

整備が必要となる（図15-6）※21．

3. 豊かな生活を実現するためのキャリア発達

図15-6 働きやすい職場環境の一例

　同職種のみならず他職種ともチームで仕事をすることが多い作業療法士は，専門的なキャリア発達と同時にマネジメント力も身につけなければならない．図15-7はその成長イメージの一例である．若い間は先輩のもとで技術を身につけたい，子育てが一段落したら組織のリーダー的な役割を担いたいなど自身の希望するキャリア発達を実現しながら，作業療法士としても社会人・組織人としてもワーク（仕事）に充実感を感じ続けることで，ライフ（生活）も豊かで幸せな一生を送ることができる．

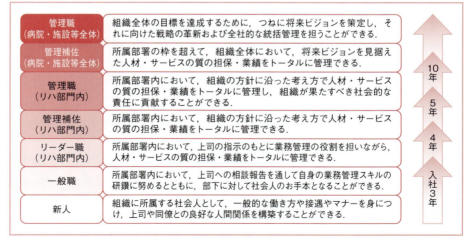

図15-7 組織におけるマネジメント職の成長イメージ

第15章　作業療法士のキャリア開発

> **学習課題**
>
> ・臨床現場で実践知を習得するということはどのようなことですか？
> ・認定作業療法士と専門作業療法士の資格制度を説明しなさい．
> ・大学院の種類とキャリアへのメリットについて説明しなさい．
> ・学会・研修会への参加方法・発表方法を説明しなさい．
> ・ワークライフバランスを実現するための社会全体の行動目標を説明しなさい．
> ・あなたの将来のキャリア開発について考えましたか？

文献

1) Polanyi M（著），高橋勇夫（訳）：暗黙知の次元．筑摩書房，2003.
2) 金井壽宏・楠見　孝（編）：実践知　エキスパートの知性．有斐閣，2012.
3) Schön, DA（著），柳沢昌一・三輪建二（監訳）：省察的実践者とは何か—プロフェッショナルの行為と思考．鳳書房，2007.
4) Lave J, Wenger E（著），佐伯　胖（訳）：状況に埋め込まれた学習—正統的周辺参加．産業図書，1993.
5) Knowles M（著），堀　薫夫・三輪建二（監訳）：成人学習者とは何か—見過ごされてきた人たち．pp336-340，鳳書房，2013.
6) 日本作業療法士協会ホームページ：基礎研修制度現職者共通研修現職選択研修　運用マニュアル・研修シラバス．
7) 日本作業療法士協会ホームページ：認定作業療法士の申請および更新に関する手続き等　解説書．
8) 日本作業療法士協会ホームページ：専門作業療法士の認定取得のための手引き　総論—第2.0版—．（2021年7月閲覧）
9) 日本作業療法士協会教育部生涯教育課：2025年4月から新生涯学修制度がスタートします！～選ばれる作業療法士になるために～．日本作業療法士協会，148：20-21，2024.
10) 一般社団法人 日本作業療法士協会：作業療法白書2021．一般社団法人 日本作業療法士協会，2023.
11) 日本作業療法士協会ホームページ：作業療法士養成校一覧（2023年度版）．（2023年8月閲覧）
12) JICA海外協力隊ホームページ：JICAボランティア事業の概要．（2023年8月閲覧）
13) JICA海外協力隊ホームページ：事業実績/派遣実績．独立行政法人国際協力機構 青年海外協力隊事務局提供データ（2023年7月末現在）．
14) JANNETホームページ：JANNET（障害分野NGO連絡会）とは？（2023年8月閲覧）
15) 公益財団法人国際医療技術財団ホームページ：JIMTEFとは．（2023年8月閲覧）
16) WFOTホームページ：Occupational Therapy International Practice Guide．（2023年8月閲覧）
17) 日本作業療法士協会ホームページ：生涯教育制度　基礎研修制度　現職者共通研修・現職者選択研修　研修シラバス・運用マニュアル　第5.0版．（2023年6月閲覧）
18) 埴淵知哉，川口慎介：日本における学術研究団体（学会）の現状．E-journal GEO，15（1）：137-155，2020.
19) 日本作業療法士協会ホームページ：SIG等認定一覧．（2023年6月閲覧）
20) 丸山慎太郎：Opinion研究の現場から　第98回"出会い"目的の学会参加．実験医学，36（13）：2299，2018.
21) 井上堯文：発表テーマを決めよう．レジデントノート，20（16）：2711-2719，2019.
22) 内閣府ホームページ：仕事と生活の調和（ワーク・ライフ・バランス）憲章．（2024年8月閲覧）
23) 内閣府ホームページ：仕事と生活の調和（ワーク・ライフ・バランス）総括文書-2007-2020-．（2024年8月閲覧）
24) 近末清美：子育てをしながら病院に勤務する看護職のワークライフバランスと職業　キャリア成熟との関連性．日看管会誌，19（2）：67-75，2015.

25) 「理学療法士・作業療法士の勤務実態及び働き方の意向等に関する調査」報告書研究班：平成
29年度厚生労働科学研究費補助金（地域医療基盤開発推進研究事業）課題番号 H29-医療-指
定-009「医療従事者の需給に関する研究」追加交付事業 「理学療法士・作業療法士の勤務実
態及び働き方の意向等に関する調査」報告書. 2018.
26) 香山明美：女性会員の協会活動への参画を促進するために. 日本作業療法士協会誌, 47：33-
37, 2016.
27) 遠藤千冬：作業療法士のキャリアデザインを考える. OT ジャーナル, 55 (7)：634-635,
2021.

コラム⑫　作業療法士としての自分，母としての自分

　私は二児の母というライフステージに立っている．仕事と育児はどちらも未熟で胸を張って両立でき
ているとはいえないが，「作業療法士としての自分」には「母としての自分」を支える力が，「母としての
自分」には「作業療法士としての自分」を支える力があると感じている．

　「作業療法士としての自分」が支えてくれたこと，それは育児に行き詰まったとき，子どもの運動や認
知機能を評価してみよう，声かけを段階づけてみようと自分の目で向き合えたこと．そうすると子ども
の作業から学ぶことが多くあり，これは作業療法に役立つのではと育児の日々を楽しめた．それでも家
の中だけだと滅入ってしまうが，働くことで社会とのつながりをもち，子どもとの時間も大切にでき
た．職場の方々に助けられ，仕事も育児も一人ではないと感じられたように思う．

　「母としての自分」が支えてくれたこと，それは仕事で落ち込んでも，託児所にお迎えに行くと跳びつ
いて来る子どもの存在．その存在に励まされ明日も頑張ろうと思えた．また，母になったことで人生の
先輩である患者さんやご家族に近づけたと感じたこと．仕事にはブランクができたけれど，出産や育児
を経験したことで人と人が関わるこの仕事がもっと好きになり，誇りをもてるようになった．

　「作業療法士としての自分」と「母としての自分」，それぞれから学び，励まされることで，未熟ながら
も家庭と仕事を両立することができている．今後新たなライフステージに立っても，2つの力がきっと
背中を押してくれると思う．

コラム⑬　家族ができて変わった，私の作業療法観

　この2年で私の生活は一変している．私事になるが，「自分中心の実家暮らし」から「夫婦の時間を大
切にする新婚生活」，さらに「子どもを中心に過ごす父親」へと息をつく間もなく変化している．そのな
かでもとりわけ大きな変化は子どもとの生活である．まだ1歳に満たないわが子は，目に入れても痛く
ないほど愛おしい存在である反面，腹這いでどこへでも行き，頭をぶつけ，泣いてしまう目が離せない
要注意人物なのである（笑）．そんな話を自然と患者や同僚に話すようになったことに私自身が驚いて
いるが，それが患者やその家族にとって，かけがえのない思いを引き出させるきっかけとなるのだ．他愛
のない会話の変化から始まったこの経験は，生活と作業療法のつながりを私に強く印象づけた．

　また，家族ができて変わったもう1つの点は，患者の家族へも視野が広がったことだ．この変化は普
段から家事と子育ての両立に奮闘する妻の生活を間近で見ているからであろう．当然ながら子どもは保
護者の支えなしには生活ができないのである．子どもの成長には妻や私の心身の健康が不可欠であり，
これは患者やその家族も同じではないだろうか．こう思うようになってから，患者とともに生活する家
族やその地域にも目を向けることが作業療法を実践するうえで重要であると再認識した．

　作業療法観とは，自身の変化や経験を通して培われていくものだと痛感する．そう考えるとこの先に
待つであろう「パパイヤ期」も待ち遠しいものだ．

巻末表

巻末表1　臨床作業療法部門自己評価表（第2版）の一部

第2章-Ⅳ

| 部門名 | | 評価年月日 | | 評価者名 | | 得点 | |

評価
3：はい　1：いいえ
2：どちらともいえない　0：該当せず

評価項目

Ⅰ　施設全体における作業療法（関連）部門の位置付け

1	施設全体における作業療法（関連）部門の位置づけが明らかにされているか	3	2	1	0
2	作業療法（関連）部門を統括するポストに作業療法士が配置されているか	3	2	1	0
3	作業療法士の採用（決定）に作業療法士が関与しているか	3	2	1	0
4	作業療法士（関連）部門における職員の組織図が明らかにされているか	3	2	1	0
5	作業療法士（関連）部門に作業療法士数は充足しているか	3	2	1	0
6	施設内の関係委員会等へ作業療法士が委員として参画しているか	3	2	1	0
7	作業療法（関連）部門へのアクセスは利用者の立場から配慮されているか	3	2	1	0
8	作業療法（関連）部門の物理的空間は十分か	3	2	1	0

Ⅱ　業務管理

1	作業療法（関連）部門の事業計画は年度初めに職員に明らかにされているか	3	2	1	0
2	作業療法（関連）部門の運営要綱があるか	3	2	1	0
3	作業療法職員の職務（担当・役割）が明らかにされているか	3	2	1	0
4	作業療法（関連）部門の運営会議は定期的にもたれているか	3	2	1	0
5	毎年の作業療法業務実績は明らかにされているか	3	2	1	0
6	定期的な業務の見直しがされているか	3	2	1	0
7	作業療法法倫理綱領や職業倫理指針は遵守されているか	3	2	1	0
8	個人情報保護に関する対応がなされているか	3	2	1	0
9	情報公開に関する対応がなされているか	3	2	1	0
10	権利擁護に関する対応がなされているか	3	2	1	0

Ⅲ　対象者への評価に関すること

1	評価に必要な各種用具・用紙は整備されているか	3	2	1	0
2	対象者について医学的情報等関連する情報の収集が十分行われているか	3	2	1	0
3	対象者に必要に応じた評価を行っているか	3	2	1	0
4	対象者または家族に評価内容を説明し，了解（同意）を得ているか	3	2	1	0

Ⅳ　対象者への作業療法治療（援助・指導）定義に関すること

1	対象者に対し作業療法初回プログラムを作成し明示しているか	3	2	1	0
2	対象者に対し必要に応じて作業療法プログラムを組立て直しているか	3	2	1	0
3	治療（援助・指導）に必要な設備，備品，消耗品は整備されているか	3	2	1	0
4	対象者または家族に治療（援助・指導）内容を説明し了解（同意）を得ているか	3	2	1	0
5	対象者に対し，フィードバックを得ながら治療（援助・指導）を進めているか	3	2	1	0
6	治療（援助・指導）技術に関して対象者が評価する体制が備わっているか	3	2	1	0

（日本作業療法士協会，作業療法ガイドライン2018年度版より抜粋）

巻末表

巻末表2　臨床1～3年目程度の人事考課シート（例）

第2章-Ⅳ

(1) 理念・基本方針・目標（組織への貢献）

		着眼点	自己評価	一次考課
病院の理念	1	病院の理念を，正しく理解し行動できる．	3　2　1　0　NA	3　2　1　0　NA
病院の基本方針	2	病院の基本方針を，正しく理解し行動できる．	3　2　1　0　NA	3　2　1　0　NA
病院の目標	3	病院の目標を，正しく理解し行動できる．	3　2　1　0　NA	3　2　1　0　NA

(2) 到達目標

		着眼点	自己評価	一次考課
常識的行動	1	職業人，社会人としての自覚をもち，常識的な行動をとることができる．	3　2　1　0　NA	3　2　1　0　NA
	2	臨床や勉強会等を通して，リハの知識・技術を深めることができる．	3　2　1　0　NA	3　2　1　0　NA
定型的業務	3	指導を得れば，定型的なリハ業務が責任を持って実施できる．	3　2　1　0　NA	3　2　1　0　NA
目標の理解	4	リハ科の目標を理解し，自己の目標を立て実施できる．	3　2　1　0　NA	3　2　1　0　NA

(3) リハビリ実践能力

		着眼点	自己評価	一次考課
評価	1	時に指導を要するが，スクリーニングを適切に行い，必要な評価が行える．	3　2　1　0　NA	3　2　1　0　NA
	2	時に指導を要するが，医師や他職種が必要とする項目を考慮して評価を行える．	3　2　1　0　NA	3　2　1　0　NA
	3	時に指導を要するが，定期的または患者の変化に応じて再評価が行える．	3　2　1　0　NA	3　2　1　0　NA
	4	時に指導を要するが，評価結果を記録できる．	3　2　1　0　NA	3　2　1　0　NA
	5	時に指導を要するが，評価結果から，問題点の抽出ができる．	3　2　1　0　NA	3　2　1　0　NA
	6	時に指導を要するが，医師や他職種から，必要な情報収集が行える．	3　2　1　0　NA	3　2　1　0　NA
プログラム作成・治療	7	時に指導を要するが，患者の全体像を把握したプログラムを作成できる．	3　2　1　0　NA	3　2　1　0　NA
	8	時に指導を要するが，患者や家族のニーズを踏まえ，問題点に対する一般的な治療計画の作成および実施ができる．	3　2　1　0　NA	3　2　1　0　NA
	9	時に指導を要するが，再評価の結果等に基づいてプログラムの変更ができる．	3　2　1　0　NA	3　2　1　0　NA
生活評価	10	時に指導を要するが，必要に応じて自宅での生活・環境を評価し，変更すべき点の説明，必要書類作成，業者・ケアマネジャーとのやり取りを行ない，記録することができる．	3　2　1　0　NA	3　2　1　0　NA
	11	時に指導を要するが，退院後の生活を把握し，家族への指導，必要に応じて医師への報告ができる．	3　2　1　0　NA	3　2　1　0　NA
報告書作成	12	時に指導を要するが，実施計画書，施設関連絡票，研修報告書，経過報告書などの報告書を期限内に作成できる．	3　2　1　0　NA	3　2　1　0　NA
	13	時に指導を要するが，医学用語を適切に使用し，簡潔に報告書を作成することができる．	3　2　1　0　NA	3　2　1　0　NA
カルテ作成	14	カルテを毎日記録できる．時に指導を要するが，カルテは法令遵守（日時，実施時間，内容，変化など）し作成できる．	3　2　1　0　NA	3　2　1　0　NA
装具関連業務	15	時に指導を要するが，装具の必要性や具体的な内容を含めて患者，家族および医師に提案し作成することができる．	3　2　1　0　NA	3　2　1　0　NA
福祉用具関連業務	16	時に指導を要するが，福祉用具ごとの長所，短所などの特徴や価格に関する知識を備え，福祉用具を選択し，ケアマネジャー，医師，患者，家族などに説明できる．	3　2　1　0　NA	3　2　1　0　NA
生活の質の向上	17	時に指導を要するが，患者の生活の質の向上を考えることができる，さらに必要に応じて患者の活動性の向上・就業・社会参加などに関する情報提供や促しを行える．	3　2　1　0　NA	3　2　1　0　NA
	18	時に指導を要するが，患者が安心して在宅生活が送れるよう精神面にも配慮することができる．	3　2　1　0　NA	3　2　1　0　NA
患者指導・家族指導	19	時に指導を要するが，患者に対して自主トレの指導，家族への介助指導などができる．	3　2　1　0　NA	3　2　1　0　NA

(4) 自己評価・一次考課の評価基準

評　価	基　準
3	部門の誰もが抜群と認める内容であった．他者の模範となるような行動であった．自ら進んで行う姿勢が顕著に表れていた．
2	期待される行動を実施していた．仕事量，出来栄えともに，期待される行動を実施していた．
1	期待される行動がほとんどできていなかった．仕事量・出来栄えのどちらかの面で，期待される行動を実施していなかった．
0	期待される行動がまったくできていなかった．患者や利用者，同僚などに迷惑をかけていた．自ら改善・向上させる意欲がみられなかった．
NA（該当なし）	職種・役割から考課項目に該当していなかった．

巻末表

(5) マネジメント能力

		着眼点	自己評価					一次考課				
勤務状況	1	体調管理に心がけ，事前に申請した勤務表に従い，自己管理ができる（突然の遅刻，早退を含め），計画に沿った勤務が遂行できる．	3	2	1	0	NA	3	2	1	0	NA
環境整備	2	日々の清掃，整理整頓に積極的に勤めることができるだけでなく，周囲の環境整備にも配慮することができる．	3	2	1	0	NA	3	2	1	0	NA
患者スケジュール管理	3	時に指導を要するが，問診及び訓練が時間内に終了できる．また，次の時間帯に割り込まないような配慮を行なうことができる．	3	2	1	0	NA	3	2	1	0	NA
	4	時に指導を要するが，曜日による偏りがなく，患者のスケジュール管理ができる．	3	2	1	0	NA	3	2	1	0	NA
	5	時に指導を要するが，誤って二重予約がないよう，患者のスケジュール管理ができる．	3	2	1	0	NA	3	2	1	0	NA
	6	時に指導を要するが，患者の状態を考慮して，一回の単位数を設定することができる．	3	2	1	0	NA	3	2	1	0	NA
	7	時に指導を要するが，患者の状態を考慮して，訓練の頻度を設定することができる．	3	2	1	0	NA	3	2	1	0	NA
業務管理	8	時に指導を要するが，必要以上に時間をかけず，報告書やカルテの作成ができる．	3	2	1	0	NA	3	2	1	0	NA
委員会・係	9	自己の担当する係りなどの活動に対して，積極的かつ協力的に取り組むことができる．	3	2	1	0	NA	3	2	1	0	NA
ミーティング	10	ミーティングにおいて，時間を厳守して参加することができる．決定事項に対し遵守することができる．	3	2	1	0	NA	3	2	1	0	NA
	11	資料や会場の設営，準備・手伝いなど，ミーティングの運営に協力できる．	3	2	1	0	NA	3	2	1	0	NA
	12	自分の考えを発言することができる．	3	2	1	0	NA	3	2	1	0	NA
コスト請求	13	実施した治療など（PT・OT・ST治療のほか，加算，検査など）の請求を行うことができる．個人業務日誌の記載を適切に行うことができる．	3	2	1	0	NA	3	2	1	0	NA
実施単位数	14	1日の目標単位数を実施しようと努力している．	3	2	1	0	NA	3	2	1	0	NA

(6) 人間関係能力

		着眼点	自己評価					一次考課				
顧客志向性	1	使命感，責任感をもって，患者との関係構築に努力することができる．	3	2	1	0	NA	3	2	1	0	NA
	2	適切な言葉使い，振る舞い，身だしなみができている．笑顔で挨拶ができる．他施設，他部署からの来客者に挨拶ができる．	3	2	1	0	NA	3	2	1	0	NA
	3	時に指導を要するが，患者の性格や状態に合わせた対応ができる．	3	2	1	0	NA	3	2	1	0	NA
インフォームド・コンセント	4	指導を得ながら，インフォームド・コンセントにおいて患者に評価の必要性，評価結果，治療目的，治療計画を説明できる．	3	2	1	0	NA	3	2	1	0	NA
	5	時に指導を要するが，インフォームド・コンセントにおいて患者にわかりやすく説明するとともに，希望を十分引き出し，説明事項に対する意思確認をすることができる．	3	2	1	0	NA	3	2	1	0	NA
患者および家族への対応	6	患者および家族と良好な関係をとることができる．また，伝えるべきことを（わかりやすく）説明することができる．	3	2	1	0	NA	3	2	1	0	NA
	7	時に指導を要するが，入院当初より，家族と関わり，リハに対する説明，介助指導，啓蒙を行える．	3	2	1	0	NA	3	2	1	0	NA
個人情報保護	8	時に指導を要するが，個人情報に関する規約を遵守し，細心の注意を払って適切な対応をすることができる（カルテ，電子媒体，写真の管理など）．	3	2	1	0	NA	3	2	1	0	NA
他施設との連携	9	指導を得ながら，ケアマネジャーや他施設のスタッフと情報交換などの連携を図り，患者の在宅生活をサポートできる．	3	2	1	0	NA	3	2	1	0	NA
他科との連携	10	時に指導を要するが，患者の病前，入院中，退院後を考慮し，他科スタッフとの連携（連絡・報告・依頼・相談）を行うことができる．	3	2	1	0	NA	3	2	1	0	NA
病院の他部署との連携	11	時に指導を要するが，病院や他事業所の他部署スタッフ（医師・看護師・ケアマネジャー）などとの連携（連絡・報告・依頼・相談）を行える．	3	2	1	0	NA	3	2	1	0	NA
リハスタッフ間の連携	12	病院のリハスタッフとの連携（連絡・報告・依頼・相談）を行う努力をしている．スタッフと良好な人間関係が保てる．	3	2	1	0	NA	3	2	1	0	NA
カンファレンス等	13	カンファレンス・サービス担当者会議など他職種を交えた会合において，専門職として発言することができる．	3	2	1	0	NA	3	2	1	0	NA
医師との連携	14	時に指導を要するが，状況報告，評価，経過報告，リスク確認等，医師との連携をとることができる．	3	2	1	0	NA	3	2	1	0	NA
	15	時に指導を要するが，医師の指示のもとでリハを行えている（自己判断や思い込みによるリハを行っていない）．	3	2	1	0	NA	3	2	1	0	NA
管理者への協力	16	院長，看護部長，主任業務などに対して，組織の一員として協力することを理解している．	3	2	1	0	NA	3	2	1	0	NA

巻末表

(7) 教育研究能力

		着眼点	自己評価	一次考課
勉強会・研修会	1	院内外で行われる勉強会や研修会に積極的に参加できる.	3 2 1 0 NA	3 2 1 0 NA
研究的活動	2	研究的な取り組みを理解している. 指導を受けながら院内での症例発表や学術集会などで発表を行うことができる.	3 2 1 0 NA	3 2 1 0 NA
症例検討会	3	症例検討会において自らが症例を積極的に提示するなどしてアドバイスを受けることができる.	3 2 1 0 NA	3 2 1 0 NA
実習生指導	4	学校の目標に沿って, 見学実習・評価実習におけるアドバイスを行うことができる.	3 2 1 0 NA	3 2 1 0 NA
勉強会など	5	勉強会に時間通りに参加するとともに, その意義を理解している.	3 2 1 0 NA	3 2 1 0 NA
	6	目標をもち年間の研修受講を計画的に考え, 予定を事前に提出することができる.	3 2 1 0 NA	3 2 1 0 NA
研修申請・受講・伝達講習会など	7	研修申請書, 研修趣意書, 出張許可願書, 参加報告書等の手続きを間違いや洩れなく行うことができる.	3 2 1 0 NA	3 2 1 0 NA
	8	受講した学会や研修会などの発表を他スタッフに向けて行うことができる. また, 伝達講習会の重要性を理解している.	3 2 1 0 NA	3 2 1 0 NA
研鑽	9	臨床や業務上わからないことを積極的に, かつ謙虚に学ぼうとする姿勢がある. また, 学んだことは後輩に伝えるなど, リハ部内で共有することを理解している.	3 2 1 0 NA	3 2 1 0 NA
	10	わからないことを自ら調べることができる. 文献や書籍で調べたりして, 積極的に理解しようと努めている.	3 2 1 0 NA	3 2 1 0 NA

(8) 医療安全

		着眼点	自己評価	一次参課
リスク管理	1	時に指導を要するが, 身体的, 環境的な安全管理を行うことができる.	3 2 1 0 NA	3 2 1 0 NA
報告・連絡・相談	2	管理者や関連部署に対する報告, 連絡, 相談を速やかに行うことができる.	3 2 1 0 NA	3 2 1 0 NA
問題解決	3	クレームなどの問題が大きくならないうちに, スーパーバイザーや管理者に相談して対処できる.	3 2 1 0 NA	3 2 1 0 NA
安全管理・事故防止	4	安全管理 (事故防止) の意識を高くもち, インシデントレポートを提出できる. 医療安全管理チームの活動を理解し参加している.	3 2 1 0 NA	3 2 1 0 NA
	5	時に指導を要するが, 評価結果からリスクを抽出し, 安全管理をしながらリハを行える.	3 2 1 0 NA	3 2 1 0 NA
	6	時に指導を要するが, 患者のリスク情報の交換を医師・他スタッフ等と適切に行ない, 安全管理 (事故防止) に努めている.	3 2 1 0 NA	3 2 1 0 NA

(9) 目標管理

		目標に沿って自分の目標を設定する テーマ (何を), 目標値 (どのレベルまで), 方法 (どのように) など具体的に記載	
行動化能力 開発目標			
	振り返り	本人コメント	上司コメント

人事使用欄		一次考課者 氏名	
		二次考課者 氏名	

201

巻末表

巻末表3　リハビリテーション計画書　別紙様式21の6

第3章-Ⅲ

(別紙様式21の6)

リハビリテーション実施計画書

事業所番号＿＿＿＿＿＿＿＿＿　　□入院 □外来 ／ □訪問 □通所 ／ □入所　　計画作成日: 令和 [ ] 年 [ ] 月 [ ] 日

氏名: [＿＿＿＿＿＿＿＿＿] 様　　性別: 男・女　生年月日: [＿＿＿]年 [＿]月 [＿]日 ([＿]歳)　□要支援 □要介護 [＿＿]

リハビリテーション担当医 [＿＿＿＿＿＿＿＿]　担当 [＿＿＿＿＿＿] (□PT □OT □ST □看護職員 □その他従事者(　　　　　))

■本人の希望(したい又はできるようになりたい生活の希望等)	■家族の希望(本人にしてほしい生活内容、家族が支援できること等)

■健康状態、経過

原因疾病		発症日・受傷日: 　年　月　日	直近の入院日: 　年　月　日	直近の退院日: 　年　月

治療経過(手術がある場合は手術日・術式等):

合併疾患・コントロール状態(高血圧、心疾患、呼吸器疾患、糖尿病等):

これまでのリハビリテーションの実施状況(プログラムの実施内容、頻度、量等):

目標設定等支援・管理シート:□あり □なし　　日常生活自立度:自立、J1、J2、A1、A2、B1、B2、C1、C2　　認知症高齢者の日常生活自立度判定基準:自立、Ⅰ、Ⅱa、Ⅱb、Ⅲa、Ⅲb、Ⅳ、M

■心身機能・構造

項目	現在の状況	活動への支障	特記事項(改善の見込み含む)
筋力低下	−	−	
麻痺	−	−	
感覚機能障害	−	−	
関節可動域制限	−	−	
摂食嚥下障害	−	−	
失語症・構音障害	−	−	
見当識障害	−	−	
記憶障害	−	−	
高次脳機能障害 (　　　　　)	−	−	
栄養障害	−	−	
褥瘡	−	−	
疼痛	−	−	
精神行動障害(BPSD)	−	−	
□6分間歩行試験 □TUG Test			
服薬管理	−		
□MMSE □HDS−R			
コミュニケーション の状況			

■活動(基本動作、活動範囲など)

項目	リハビリ開始時点	現在の状況	特記事項(改善の見込み含む)
寝返り	−	−	
起き上がり	−	−	
座位保持	−	−	
立ち上がり	−	−	
立位保持	−	−	

■活動(ADL)(※「している」状況について記載する)

項目	リハビリ開始時点	現在の状況	特記事項(改善の見込み含む)
食事	−	−	
イスとベッド間の移乗	−	−	
整容	−	−	
トイレ動作	−	−	
入浴	−	−	
平地歩行	−	−	
階段昇降	−	−	
更衣	−	−	
排便コントロール	−	−	
排尿コントロール	−	−	
合計点			

■リハビリテーションの短期目標(今後3ヶ月)	■リハビリテーションの長期目標
(心身機能) (活動) (参加)	(心身機能) (活動) (参加)

■リハビリテーションの方針(今後3ヶ月間)	■本人・家族への生活指導の内容(自主トレ指導含む)

■リハビリテーション実施上の留意点
(開始前・訓練中の留意事項、運動強度・負荷量等)

■リハビリテーションの見通し・継続理由	■リハビリテーションの終了目安
	(終了の目安となる時期:　　　ヶ月後　)

利用者・ご家族への説明:　令和＿＿＿＿年＿＿＿＿月＿＿＿＿日

特記事項:

(厚生労働省)[1]

202

巻末表

巻末表4　医療保険と介護保険におけるリハビリテーション施設基準　　第6章-Ⅱ

	医療保険			
	脳血管リハ（Ⅰ）	運動器リハ（Ⅰ）	呼吸器リハ（Ⅰ）	心大血管リハ（Ⅰ）
広さ	160m²	病院：100m² 診療所：45m²	病院：100m² 診療所：45m²	病院：30m² 診療所：20m²
設備/備品/機器など	歩行補助具，訓練マット，治療台，砂嚢などの重錘，各種測定用器具（角度計，握力計等），血圧計，平行棒，傾斜台，姿勢矯正用鏡，各種車椅子，各種歩行補助具，各種装具（長・短下肢装具等），家事用設備，各種日常生活動作用設備　等	各種測定用器具（角度計，握力計等），血圧計，平行棒，姿勢矯正用鏡，各種車椅子，各種歩行補助具等	呼吸機能検査機器，血液ガス検査機器等	酸素供給装置，除細動器，心電図モニター装置，トレッドミル又はエルゴメータ，血圧計，救急カート，運動負荷試験装置

	介護保険		
	介護老人保健施設	通所リハ	訪問リハ
広さ	1m²に入所定員を乗じた面積以上	3m²に利用定員を乗じた面積以上	利用申込の受付，相談等に対応するのに適切なスペースを確保する．
設備/備品/機器など	必要な器械・器具を備えること	指定通所リハビリテーション介護予防通所リハビリテーションを行うために必要な専用の器械及び器具，消火設備，その他の非常災害に際して必要な設備	病院，診療所または介護老人保健施設であること． 個人情報保護のために鍵付き書庫を備える． 感染症予防に必要な，手指を洗浄するための設備を設置する． 設備及び備品等は，医療機関の診療用のものと兼用でもかまわない．

(厚生労働省ホームページ)[2]，(e-Gov法令検索)[3,4]

参考文献

1）厚生労働省ホームページ：診療報酬の算定方法の一部改正に伴う実施上の留意事項について．
2）厚生労働省ホームページ：特掲診療料の施設基準等．
3）e-Gov法令検索：指定居宅サービス等の事業の人員，設備及び運営に関する基準．
4）e-Gov法令検索：介護老人保健施設の人員，施設及び設備並びに運営に関する基準．

巻末表

巻末表5　OJTチェックシート

OT部門

所属：　　　スタッフ氏名：　　　　　　　対象者氏名：　　　　　疾患名：　　　　　□　典型例

実現化したい作業名：「　　　　　　　　　」　実現化したい作業の目標（具体像）：

項　目	自己評価	他者評価	チェック項目
作業の実現化に向けた計画の妥当性（カルテのOTまとめの内容を確認）	□	□	希望する作業の理由と現在の想いを聴取できている
	□	□	希望する作業の具体的な内容と環境を聴取できている
	□	□	長期目標が具体的に設定されている
	□	□	長期目標の具体像が明確に記載されている
	□	□	短期目標が具体的で実現可能な内容になっている
	□	□	短期目標を達成するためのアセスメントが適切に記載されている
	□	□	短期目標を達成するためのプログラムが適切に設定されている
1．接遇	□	□	自分から笑顔で気持ちのよい挨拶をすることができる
	□	□	その場にふさわしい態度・礼節を保つことができる
	□	□	対象者・家族に適切な言葉遣いをすることができる
	□	□	わたしたちの約束に沿った身だしなみができている
2．対象者への関わり	□	□	対象者への関わりについて課題あり
	□	□	対象者に寄り添い・諦めないで粘り・一緒に悩み考えることで信頼関係を形成できる
	□	□	具体策を提案でき，やる気を引き出す作業療法が実践できる（寄り添う，過介助になりすぎない
3．安全管理（リスク・事故対策）	□	□	リスク管理について課題あり
	□	□	一部不十分な点はあるが典型例に対し，リスク管理を行い安全に訓練が実施できる
	□	□	典型例に対し，リスク管理を行い安全に訓練が実施できる
	□	□	非典型例に対し，リスク管理を行い安全に訓練が実施できる
4．評価（実動作の分析）	□	□	評価（実動作の分析）に課題あり
	□	□	一部不十分な点はあるが典型例に対し，対象者が希望した作業を分析し課題を抽出できる
	□	□	典型例に対し，対象者が希望した作業を分析し課題を抽出できる
	□	□	非典型例に対し，対象者が希望した作業を分析し課題を抽出できるor背景因子から大切な作業を
5．分析結果と訓練目的の説明	□	□	分析結果と訓練の目的の説明に課題あり
	□	□	一部不十分な点はあるが典型例に対し，作業分析の結果と訓練プランの目的を説明できる
	□	□	典型例に対し，作業分析の結果と訓練プランの目的を説明できる
	□	□	非典型例に対し，作業分析の結果と訓練プランの目的を説明できる
6．作業療法の直接的な支援	□	□	作業療法の直接な支援に課題あり
	□	□	一部不十分な点はあるが一般的な作業療法が実践できる
	□	□	一般的な作業療法が実践できる
	□	□	応用的な作業療法が実践できる
	□	□	対象者に作業療法を教え，対象者自身で作業療法が出来るように支援できる（自分の能力がわか

【OTの専門性に関するフィードバック】

◆良かった点（自己評価）：

◆課題（自己評価）：

◆OTの専門性向上に向け取り組む課題：

◆課題解決に向けた具体的行動：

【実現化したい作業の分析とアプローチ】　※動画を確認しながらケースの作業分析と作業の実現化に向けたコメント

◆担当者の実現化に向けたアセスメント：

◆評価者のアドバイス：

◆学び：

◆作業の実現化に向けた改善策：

【1か月後】

◆OTの専門性向上に向け取り組んだ具体的行動の達成度とコメント：達成度　　　／5

◆実現化したい作業の実現度：□実現　□変化あるが未実現　□変化なし

◆対象者の満足度：　　／10

◆担当の振り返りコメント（未実現の場合は実現に向けた戦略）：

【評価の視点】

・安全管理（リスク・事故対策）	1）訓練中の転倒転落・疾患リスク・中止基準・禁忌肢位・嚥下障害等のリスクについて評価・対応できる	
・分析結果と訓練の目的の説明	1）分析結果を整理して，課題を焦点化し対象者へ分かりやすく説明ができる	2）訓練の目的を作業の実現化と絡
・作業療法の直接な支援	1）訓練設定の妥当性（内容・場所・方法・環境・姿勢・難易度調整・負荷量等）	2）援助技術（FBのタイミン

巻末表

第8章-I

OJTチェックシート

□ 非典型例　　　実施回数：　　回目　　　　実施日時：　年　月　　日
　達成時期：

	コメント（良かった点と課題）
で見守れる，諦めないで粘る，一緒に悩み考える）	
推察し課題を抽出できる	
り，自身で課題に気づき自己解決できる）	
	【最終結果】 ◆支援期間：〇か月 ◆実現化したい作業の実現度：□実現　□変化あるが未実現　□変化なし ◆対象者の満足度：　　／10 ◆振り返りコメント：
評価者名：	
めてわかりやすく説明できる　　3）対象者相談に対して適切に対応できる	
グや内容の適切性や徒手療法など）	

索 引

和 文

あ

アカデミック・ハラスメント
………………………… 125
アクシデント ………………… 50
　——報告 …………………… 55
足場かけ ……………………… 183
足場はずし …………………… 183
アポイント …………………… 88
アルコール …………………… 62
アンドラゴジー ……………… 160

い

易感染性宿主 ………………… 58
意欲 …………………………… 14
医療過誤 ……………………… 50
医療サービス …………… 43, 45
医療事故 ……………………… 50
医療の質 ……………………… 46
医療保険制度 ………………… 132
医療倫理の四原則 …………… 119
インクルーシブ教育 ………… 156
インシデント ………………… 50
　——報告 …………………… 56
インフォームド・アセント
………………………… 123
インフォームド・コンセント
………………………… 123

う

ウィリアム・ラッシュ・ダントン
……………………………… 4

え

エイジング …………………… 161

か

介護給付 ……………………… 141
介護サービス計画 …………… 138

介護支援専門員（ケアマネジャー）
………………………… 138
介護保険制度 ………………… 136
介護予防 ……………………… 150
　——・日常生活支援総合事業
………………………… 150
カウンセリング ……………… 177
学会 …………………………… 192
学習 …………………………… 160
課題基盤型学習 ……………… 163
学会発表 ……………………… 193
学校教育 ……………………… 156
カネ …………………………… 4
カリキュラム改正 …………… 171
環境管理 ……………………… 75
環境整備 ……………………… 72
環境設定 ……………………… 14
玩具メーカー ………………… 115
患者の権利宣言案 …………… 122
感染経路 ……………………… 59
　——別予防策 ……………… 63
感染症予防対策 ……………… 72
感染性廃棄物容器 …………… 63
感染対策 ………………… 58, 59
感染予防 ……………………… 58
管理者 …………………… 13, 21
管理職 ………………………… 195

き

危険予知トレーニング ……… 52
基礎分野 ……………………… 170
客観的臨床能力試験 ………… 173
キャリア発達 ………………… 195
給与のしくみ ………………… 97
教育 …………………………… 160
　——心理 …………………… 161
　——の原理 ………………… 160
　——評価 …………………… 163
　——方法 …………………… 162
　——目標分類 ……………… 173

行政機関 ……………………… 102
　——で働く作業療法士 …… 103
業務分掌 ……………………… 21
居宅サービス事業 …………… 138
ギリーズ ……………………… 3

く

空気感染対策 ………………… 63
クロストリジウム・ディフィシル
　感染 ………………………… 60
訓練等給付 …………………… 141

け

敬意 …………………………… 31
経験チェックリスト ………… 173
経済性 ………………………… 76
継続的専門能力開発 ………… 166
見学 …………………………… 176
研究倫理 ……………………… 120
研修会 …………………… 68, 192
権利尊重 ……………………… 29

こ

コアサービス ………………… 42
公共職業安定所 ……………… 153
構築主義 ……………………… 162
行動主義 ……………………… 162
コーチング ……………… 177, 183
コーピング ………………… 85, 86
顧客 …………………………… 40
国際医療技術財団 …………… 191
国際学会 ……………………… 193
国際貢献 ……………………… 190
国民皆保険 …………………… 132
個人識別符号 ………………… 28
個人情報 …………………… 28, 74
個人の権利と利益 …………… 29
個人防護具 …………………… 60
コミュニケーション ………… 30
　——エラー ………………… 30

索　引

コンティンジェントサービス
　　　　　　　　　　　　 42
コンピテンシーモデル ……… 70

さ

サービス …………………… 38
　──業 …………… 39, 96
　──提供過程 ………… 47
　──の結果 …………… 47
　──の構成要素 ……… 42
　──の構造 …………… 43
　──の特性 …………… 40
災害支援 ………………… 115
災害時の作業療法士の役割 ‥ 104
作業療法ガイドライン …… 114
作業療法管理学 ……………… 2
作業療法管理システム ……… 3
作業療法教育 …………… 164
　──課程 ……………… 170
　──の最低基準 …… 164
作業療法士 ……………… 110
　──が関わった医療事故 ‥ 54
　──教育の基準 …… 165
　──数 ………………… 110
　──の職域 ………… 110
　──の法的責任 …… 120
作業療法の質の評価ツール
　（QUEST） …………… 23
作業療法の定義 ………… 109
作業療法部門 …………… 92
　──組織 ……………… 20
　──の業務管理 ……… 92
作業療法臨床実習 ‥ 172, 174
　──指針 ……………… 175
　──の手引き ………… 174
サブサービス …………… 42
産業保健分野 …………… 115

し

ジェンダー・ハラスメント ‥ 125
支援費制度 ……………… 140
時間節約 ………………… 88
時間増大 ………………… 88
時間の地図 ……………… 89
自己管理 ………………… 31

自己決定（権） ………… 122
事故防止マニュアル ……… 55
事故予防対策 …………… 72
支出 ……………………… 77
施設基準 ……… 132, 133, 134
施設サービス事業 ……… 138
しつけ …………………… 75
実施 ……………………… 176
実践知 …………………… 182
失敗学 ……………… 53, 56
児童福祉法 ……………… 157
社会的学習論 …………… 162
社会保障制度 ……… 108, 130
就学支援 ………………… 156
習慣化 …………………… 75
就業規則 ………………… 20
修士課程 ………………… 188
住宅メーカー …………… 115
集団 ……………………… 15
収入 ……………………… 76
就労系障害福祉サービス …… 154
就労支援 ………………… 152
手指衛生 …………… 60, 63
守秘義務 ………………… 28
情意領域 …………… 163, 172
生涯学修制度 …………… 186
生涯教育 ………………… 161
　──制度 ……………… 184
障害支援区分認定 ……… 141
障害者就業・生活支援センター
　　　　　　　　　　　　 153
障害者就労 ……………… 152
障害者自立支援法 ……… 140
障害者総合支援法 ‥ 140, 154
障害者福祉制度 ………… 140
生涯発達 ………………… 161
障害分野NGO連絡会 …… 191
小集団 …………………… 15
消毒 ……………………… 60
情報 ………………… 4, 26
　──の動き …………… 80
　──の階層性 ………… 27
　──の共有 …………… 83
　──の把握 …………… 81
　──のマネジメント …… 80

　──収集 ……………… 80
　──提供 ……………… 82
職業倫理 ……… 31, 118, 120
　──指針 ……………… 121
職務を全うする責任 ……… 8
自立訓練事業（機能訓練） …… 143
自律尊重の原則 ………… 119
事例検討会 ……………… 68
事例レポート …………… 70
人格尊重の原則 ………… 121
人件費 …………………… 96
人材育成 ………………… 96
人事考課 ………………… 94
　──シート ………… 199
新人教育 ………………… 68
新人作業療法士 ………… 96
診療記録 …………… 32, 34
診療参加型教育 ………… 70
診療参加型臨床実習 …… 175
診療情報 ………………… 32
診療報酬 ……… 132, 133, 135

す

スケジューリング ……… 88
ストレス反応 …………… 84
ストレスマネジメント …… 84, 86
ストレッサー …………… 84
スポルディング分類 …… 60

せ

生活介護事業 …………… 143
生活環境評価 …………… 104
生活不活発 ……………… 104
正義（の）原則 ……… 119, 121
清潔 ……………………… 75
精神運動領域 ……… 163, 172
成人教育原理 …………… 160
清掃 ………………… 60, 75
整頓 ……………………… 75
整理 ……………………… 75
世界作業療法士連盟 ‥ 164, 190
咳エチケット …………… 60
セクシャル・ハラスメント ‥ 124
接触感染対策 …………… 63
接触感染予防カート …… 63

善行（の）原則 ················ 119, 121
洗浄 ·································· 60
専門基礎分野 ····················· 170
専門作業療法士 ··················· 184
専門分野 ··························· 170

そ
相談支援専門員 ··················· 143
ソーシャルサポート ················ 86
組織マネジメント ·················· 12
措置制度 ··························· 140

た
大学院進学 ························ 188
第三次産業 ························· 39
大集団 ····························· 15
タイムマネジメント ···· 84, 87, 88
対話型教育 ························ 166
多職種連携 ························· 30
タスク ····························· 88
単位 ······························ 137

ち
地域 ······························ 100
地域ケア会議 ······················ 149
地域支援事業 ······················ 150
地域障害者職業センター ············ 153
地域包括ケアシステム ·············· 148
チーム医療 ························· 30
チーム基盤型学習 ·················· 163
知識 ······························· 4
中集団 ····························· 15

て
手洗い ····························· 61
ディーセント・ワーク ·············· 152
ティーチング ······················ 177
データ ····························· 26
点 ································ 137
電化機器メーカー ·················· 115
電子カルテネットワーク ············· 74

と
動機づけ ···························· 8
同時性 ····························· 40

登録作業療法士 ··················· 186
都道府県作業療法士会 ············· 112
ドラッカー ······················ 2, 87
トランスアクショナル・モデル
······························· 85

な
難民支援 ··························· 115

に
日本国憲法 ························ 108
日本作業療法士協会 ················ 112
日本作業療法士連盟 ················ 112
ニュールンベルグ綱領 ·············· 122
人間中心主義 ······················ 162
認知主義 ··························· 162
認知的徒弟制論 ···················· 183
認知的評価 ························· 86
認知領域 ····················· 163, 172
認定作業療法士 ··················· 184

は
ハインリッヒの法則 ················ 51
博士課程 ··························· 188
ハラスメント ······················ 124
　──防止 ························· 126
バランスト・スコアカード ········ 17
ハローワーク ······················ 153
パワー・ハラスメント ·············· 124
　──の6類型 ··················· 125
反転学習 ··························· 163

ひ
被災者 ···························· 105
ヒト ······························· 4
避難所アセスメント ················ 104
飛沫感染対策 ······················ 63
ヒヤリハット ······················ 50
　──報告 ························· 56
ヒューマンエラー ·············· 50, 52
病院組織 ··························· 16
病院の種類 ························ 133
標準予防策 ························· 59
日和見感染 ························· 58

ふ
付加価値 ··························· 97
不顕性感染 ························· 58
物品管理 ··························· 72
ブルーム ·························· 172

へ
ペダゴジー ························ 160
ヘルシンキ宣言 ··················· 122
変動性 ····························· 40

ほ
防災対策 ··························· 73
ほう・れん・そう ·················· 64
ポートフォリオ ···················· 163
ホームセンター ···················· 115
保険医療機関 ······················ 132

ま
マタニティ・ハラスメント ··· 125
まちづくり ························ 101
マネジメント ···················· 2, 4
　──プロセス ····················· 6

み
未来社会Society 5.0 ············· 115

む
無危害の原則 ······················ 119
無形性 ····························· 40

め
滅菌 ······························ 60

も
目標 ······························· 69
　──管理 ························· 8
　──自己管理シート ············· 93
　──設定 ························· 93
モデリング ························ 183
モノ ·······························
　──のマネジメント ············· 72
模倣 ······························ 170
問題解決型教育 ··················· 16

208

索　引

よ
要介護認定 ……………………… 136
要配慮個人情報 …………………… 29

り
リーダーシップ …………………… 71
　──の段階性 …………………… 71
理学療法士及び作業療法士法
　…………………………………… 108
リスク管理 ………………………… 97
リスクマネジメント ……… 50, 54
リハビリテーション加算 …… 143
リハビリテーション計画書 … 202
リハビリテーション施設基準
　…………………………………… 203
臨床業務のマネジメント ……… 94
臨床作業療法部門自己評価表
　…………………………………… 198
臨床実習 ………………………… 170
倫理 ……………………………… 118
　──綱領 ……………………… 121

る
ルーブリック評価 ……………… 173

れ
連携 ………………………………… 98
　──のマネジメント ……… 98, 99
連絡 ………………………………… 98

ろ
労務管理 ………………………… 20

わ
ワークライフバランス ………… 194

数字・欧文

数字
5S活動 ……………………………… 75

B
Balanced Scorecard（BSC）…… 17
Bloom SB ………………………… 172

D
Drucker PF ………………………… 2
Dunton WR ………………………… 4

E
ESBL ……………………………… 60

G
Gillies DA ………………………… 3

H
Health for all …………………… 100

J
JICA海外協力隊 ………………… 191

M
MRSA ……………………………… 60

N
N95マスク ………………………… 63

O
Off-the-Job-Training …………… 95
OJTチェックシート …………… 204
On-the-Job-Training …………… 95
OSCE …………………………… 173

P
PDCAサイクル ………………… 6, 47
Personal Protective Equipment
　（PPE）………………………… 60

Q
Quality Evaluation Strategy Tool
　（QUEST）……………………… 23
Quality Indicator Framework
　（QIF）………………………… 23

S
SMARTの原則 …………………… 9
SOAP記録 …………………… 33, 35
Standard Precaution …………… 59

T
transmission-based precaution
　…………………………………… 63

W
WFOT …………………………… 164
WFOT認定 ……………………… 190
World Federation of
　Occupational Therapists
　（WFOT）……………………… 190

【編著者略歴】

大庭潤平（おおば じゅんぺい）

1996年	熊本リハビリテーション学院作業療法学科卒業
同 年	兵庫県社会福祉事業団兵庫県立総合リハビリテーションセンター勤務
2002年	神戸大学大学院医学系研究科理学作業療法専攻博士前期課程修了
2005年	国際医療福祉大学リハビリテーション学部助手
2006年	同大学福岡リハビリテーション学部助教
2009年	同大学大学院福祉援助工学分野福祉援助工学領域博士課程修了
同 年	神戸学院大学総合リハビリテーション学部医療リハビリテーション学科講師
2015年	神戸学院大学総合リハビリテーション学部作業療法学科准教授（大学院）
2020年	同教授（大学院）
専門分野	作業療法学・義肢装具学・福祉工学
資格	博士（保健医療学） 認定作業療法士・日本義肢装具学会認定士
受賞	日本義肢装具学会飯田賞奨励賞（2012年） 日本作業療法士協会特別表彰（2023年）

作業療法管理学　第3版　　　　　ISBN978-4-263-26680-9

2018年 8 月15日　第1版第1刷発行（作業療法管理学入門）
2021年12月10日　第2版第1刷発行
2024年10月10日　第3版第1刷発行（改題　作業療法管理学）

編著者　大 庭 潤 平
発行者　白 石 泰 夫
発行所　**医歯薬出版株式会社**

〒113-8612　東京都文京区本駒込1-7-10
TEL. (03) 5395-7628（編集）・7616（販売）
FAX. (03) 5395-7609（編集）・8563（販売）
https://www.ishiyaku.co.jp/
郵便振替番号 00190-5-13816

乱丁，落丁の際はお取り替えいたします.　　　　　印刷・真興社／製本・愛千製本所
© Ishiyaku Publishers, Inc., 2018, 2024. Printed in Japan

本書の複製権・翻訳権・翻案権・上映権・譲渡権・貸与権・公衆送信権（送信可能化権を含む）・口述権は，医歯薬出版（株）が保有します.
本書を無断で複製する行為（コピー，スキャン，デジタルデータ化など）は，「私的使用のための複製」などの著作権法上の限られた例外を除き禁じられています. また私的使用に該当する場合であっても，請負業者等の第三者に依頼し上記の行為を行うことは違法となります.

[JCOPY] ＜出版者著作権管理機構 委託出版物＞
本書をコピーやスキャン等により複製される場合は，そのつど事前に出版者著作権管理機構（電話03-5244-5088，FAX 03-5244-5089，e-mail：info@jcopy.or.jp）の許諾を得てください.